中國近現代頤養文獻彙刊·導引攝生專輯

第一册

劉曉蕾 主編

八段錦圖解
新編八段錦
易筋經外經圖説（附八段錦圖）
訂正八段錦
八段錦舞
分級八段錦

U0275441

廣陵書社

圖書在版編目（CIP）數據

中國近現代頤養文獻彙刊 ： 導引攝生專輯 / 劉曉蕾著. -- 揚州 ： 廣陵書社, 2024.3
ISBN 978-7-5554-2313-3

Ⅰ. ①中… Ⅱ. ①劉… Ⅲ. ①養生（中醫）－醫學文獻－彙編－中國－近現代 Ⅳ. ①R212

中國國家版本館CIP數據核字（2024）第057133號

書　　名	中國近現代頤養文獻彙刊·導引攝生專輯
主　　編	劉曉蕾
責任編輯	鄒鎮明
設計製作	北京中圖智業有限責任公司
出版發行	廣陵書社
	揚州市四望亭 2-4 號　郵編 225001
	（0514）85228081（總編辦）　85228088（發行部）
	http://www.yzglpub.com　E-mail：yzglss@163.com
印　　刷	天津和萱印刷有限公司
開　　本	880 毫米 ×1230 毫米　1/32
印　　張	321.75
版　　次	2024 年 3 月第 1 版
印　　次	2024 年 3 月第 1 次印刷
標準書號	ISBN 978-7-5554-2313-3
定　　價	8980.00 元（全 21 册）

編委會名單

主　任

孔憲菲

副主任

潘玲霞　王國良

編　委

張　兵　張　華　耿　瑋　劉　麗　黄　强　陳　晨　錢　松　荆本禹
楊　琳　黄春鑫　楊馥瑜　苗石慧　毛書漢　段自奇　田家樂

主　編

劉曉蕾

副主編

馬勇志　張　彤　楊　鈞

參　編

徐言平　朱紅燕　李希穎　徐京朝　李　蕾　戚建軍　劉崇慧　楊　慧
莊永昌　王曉軍　王巾軒　彭翔吉　張永宏　段立穎　孫麗麗　方喊秀
秦　霞　常月瑶　黎　芳　李　鋮　吕傳芬　付子福　劉婷婷　王曉雯
楊　涵　楊　睿　江瑞珂　張金開　唐思琪　李　汪　楊予軒　周　穎
陳　蓓　李昕豫　張　羽　原田雅楠

總序

縱觀中華民族五千年的發展歷史，養生學脉源遠流長，存續數千年，其内容豐富，代有發展，爲我們民族的繁衍生息做出了不可磨滅的貢獻。其中歷代養生文獻古籍是養生文化傳承數千年的重要知識載體，是中國現代養生學繼承、發展、創新的源頭。

中國傳統養生是我們中華民族的祛病延年之術，歷史上别稱較多，一般以『養生』謂之，又稱攝生、道生、衛生、保生等。養生之『養』，含有保養、修養、培養、調養、補養、護養等意；『生』，即指生命。概言之，養生學就是保養、延續、健旺族群生命的學説。早在我國春秋時期，《管子》中《幼官》《白心》《立政九敗解》三篇就有『養生』用詞。從學術源流與内涵來看，養生主要源起于道家，《道德經》中稱之爲『攝生』，其後的《莊子》等道家典籍中，均以『養生』爲定稱。中醫學歷史上，被譽爲『醫家之宗，奉生之始』的《黄帝内經》中，也多次出現『養生』的提法，如『以此養生則壽……以此養生則殃』『智者之養生也』等。

養生在我國歷史長河的發展過程中，海納中華文化中的多種健康長壽知識與智慧，形成各具特色的不同流派，發展出豐富多彩的理論和方法，這些都極大地拓展了養生學脉的内涵與外延。縱觀中華養生學的發展歷史，傳統養生學所奉行的基本養生原則，大體而言有以下幾個要點：法于陰陽，和于術數，調養精神，起居有常，飲食有節，不妄作勞。就養生各派所尊奉的學術理念而論，傳統養生學派可分爲：一、養神學派，二、動形功法學派，三、調氣學派，四、固精學派，五、食養學派，六、藥養學派。而各派的基本思想又可大致歸納爲：一、天人相應論，二、形神合一論，三、精、氣、神論，四、陰陽五行論，五、經絡學説，六、臟象學説，七、氣血津液學説，八、體質學説，九、食養學説，十、藥養學説，十一、運動健身學説。而從義理宗派的角度出發，養生又可分爲道家養生、儒家養生、佛家養生、醫家養生（中醫養生）與民間養生等。

中國近現代時期是我國養生學發展歷史進程中一個特殊時期。此前的三千多年，養生學在中國傳統文化和社會環境中逐漸形成并自成獨立的發展體系，然而這種與傳統養生學相適應的文化與社會環境在清末民初發生了劇烈的變化。首先是逐步傳入中國的西方現代科學與現代醫學得到了相當大的發展，自一九〇五年清政府廢除科舉、興辦新式學堂以來，大批留學生的回歸讓越來越多的人接受了近現代西方的科學和文化理念，與養生學相適應的傳統文化土壤開始發生質變，社會輿論和學術界有人開始懷疑傳統養生術的科學性，甚至公開排擠指斥養生功法、功夫；北洋政府對此也秉持貶抑的態度。可以説，這一時期傳統養生學發展進入了比較困難的時期。然而，儘管這個時期的養生學術環境遭逢了异常的波折，但傳統養生著作的撰著和刊行却并不寂寞。這一時期出版了數百種養生、保健類的書籍。一方面，出版家整理、覆刻重印中國歷代養生經典古籍；另一方面，養生家又在前人的基礎上發展創新，撰寫了不少優秀的理論與實踐作品。如汪昂著的《醫方集解》，收集了許多前人練功的方法。沈金鰲著的《雜病源流犀燭》卷首有運動總結，專論練功方法，提出了運動十二則。張璐在《張氏醫通》一書中，專門論述了氣功偏差産生的原因及糾治方法。潘霨在《衛生要術》中提出了氣功防病的觀點，後經王祖源重編，改名《内功圖説》，近人席裕康（抱仁子）又增圖補充，改名爲《内外功圖説輯要》。其中有圖一百二十四幅，分二十八門，詳細論述了諸病導引的治則和八段錦、易筋經圖説以及按摩調息法等。還有蔣維喬（因是子）的《因是子静坐法》、伍廷芳的《延壽新法》，胡宣明的《攝生論》、沈宗元的《中國養生説輯覽》，等等。

這一時期涌現出一批學養深厚的養生家和頗具特色的養生學著作。這些養生家社會閱歷豐富、學術爐火純青，他們在清代考據學風氣的影響下，重視對養生古籍的考證、校勘和詮釋，整理輯校出一大批考據精詳、論理準確的養生古籍文獻，體現了當時養生學術的較高水準，對傳播和發展養生學術起到了積極推動作用。這一時期養生家的寶貴學術經驗與實踐智慧，成爲中國養生學寶庫中的重要組成部分，他們的成就對于我國現代養生保健事業的發展，有着重要的參考價值和指導意義，一個多世紀以來影響了幾代養生學者與實踐家。但令人扼腕的是，此一時期的養生學著作，從未被全面搜集，成系統整理，并成規模地結集出版過，這是我們這一代人的巨大遺憾。

另外，儘管中國近現代這一歷史時期距離我們衹有百年之距，但不少養生保健古籍自付梓問世以來，一直未得重印，絕大部分的養生圖書文獻資料到目前已基本絶版，更因爲種種歷史的原因，許多重要的著作根本無法在較大範圍内流傳，中華人民共和國成立後能够重印再版的文獻更是極其稀少，百不得一；且存世的圖書也因管理混亂、損毀嚴重，無法供讀者查閲，給當代的學科研究和實際應用造成極大困難；又由于當時的造紙和印刷技術落後，紙張與裝幀質量較差，圖書容易破損，導致這一時期的文獻利用率低下，其文獻價值，遠遠未被充分挖掘與開發利用，這不能不説是我們民族養生文化巨大的損失與遺憾。爲了搶救這些瀕危的養生學文獻史料，繼承保護養生文化傳承成果，我們擬分批、成規模、成系統地搜集整理，籌備建立中國近現代養生文獻數據庫，并限量印刷複製相關史料文獻，定向交流于海内外有研究需求的科研院所、學術機構、養生保健中心，以期拯救文獻，豐富積纍，嘉惠于學術，爲高等學校的教學與科研提供豐厚的學術資源支持。相關圖書的出版又能極大地拓展養生文化的影響範圍，惠及社會上廣大人民群衆的養生保健事業。

本書采集文獻範圍主要限定于清代中晚期至民國時期中國境内的正式、非正式出版物，約略搜集了海外印行的中文文獻（大多爲日本、南亞、東南亞以及北美等地華人編印的書籍），以及中國香港、澳門、臺灣等地編印的中文文獻。文獻刊印的時間跨度大致爲自一八〇〇年至一九四九年，約一百五十年。

養生學文獻在内容上大體可分爲情志調攝養生、功夫功法養生、針灸推拿養生、導引氣功養生、藥物養生、社交養生、飲食養生、起居養生、房事養生、雅趣養生、沐浴養生、養生學史、養生名家學説、養生家傳記、中醫護理康復、中醫養生、養生醫話、養生論、少數民族養生學等十餘類。

中國傳統養生學歷史源遠流長，内容豐富，是經過長期實踐，由歷代養生學家、醫學家、宗教家不斷總結和補充而形成的智慧財富，中國古代思想家、文學家及學者也都對此做出過重要貢獻。它的優勢特點是與中國古代哲學、傳統醫藥學密切相關，具有完整系統的理論體系，擁有豐富多樣的養生方法。如『天人合一』『陰陽平衡』等是中國古代哲學的重要理論，中國養生學正是以這些思想爲指導，提出形神合一、陰平陽秘、臟腑和合、氣血通達、精氣内守等養生理論。同時還開創性地發展出以八段錦、太極拳、五禽戲、易筋經等功夫套路爲代表的養生功法和針灸、按摩、氣功、食養、藥物等豐富的養生醫術，這些功法與醫術都具有簡便易行、經濟實用、效果神奇的特點。養生文化早已成爲我國千古盛行的、綿延不衰的、特有的文化和社會現象，也是中華民族爲世界醫學和人類健康長壽事業貢獻的獨特寶藏。

開展近現代養生文化史料的采集、挖掘、研究，充分發揮養生史料的惠民作用，古爲今用，有助于促進傳統養生文化的傳承、創新、發展。爲應對我國正面臨人口老齡化的趨勢，讓養生文化成爲中華民族健康生活的一種共識，讓養生作爲防病健身、預防衰老、延年益壽的有效手段，讓老有所爲、老有所學、老有所樂、老有所養成爲一種潮流，爲中華民族的繁衍昌盛、强健地屹立于世界民族之林，爲健康中國早日實現，我們北京市社會體育管理中心組織編纂出版了這一套圖書，希望能爲之盡上一份責任。

編　者

二〇二四年二月二十三日

總目録

八段錦圖解

濂浦　鐵崖　合編

商務印書館

民國十七年九月十四版

八段錦圖解

八段錦圖解

濂浦 鐵崖 合編

商務印書館發行

八段錦圖解

此書有著作權翻印必究

中華民國六年二月初版
中華民國十七年九月十四版

每冊定價大洋壹角
外埠酌加運費匯費

編纂者 濂浦 鐵崖

發行兼印刷者 上海寶山路 商務印書館

發行所 上海及各埠 商務印書館

ILLUSTRATED PU-TUAN-CHEN
By
Lien Pu and Tieh Ya
1st ed., Feb., 1917 14th ed., Sept., 1928
Price: $0.10, postage extra
THE COMMERCIAL PRESS, LTD.
Shanghai, China
All Rights Reserved

五二七一沈

八段錦圖解目次

附錄

八段錦圖解

岳武穆八段錦。吾鄉人多能之。其姿勢。與坊間印本。大同小異。某歲。余父以事過鄭。旅舍遇老人蒼顏白髮相貌奇特。年逾古稀。而舉止神情無異少壯。余父見而異之。曰、此必柔術家也。前與語。叩以所能。老人曰。余無能也。固請之。老人乃曰。實告君。柔術之事。余素不習。所能者。武穆八段錦耳。余父曰。八段錦。余固能之。今試一演。先生亦肯進而教之乎。老人曰。可。余父演畢。老人笑曰。是蓋世間印本所傳。失其眞矣。嘉君好學。請以所能者告君。老人乃自演示余父。果大異。余父驚喜。卽求指正。老人逐處解析。理乖正誤。頃刻畢事。老人又曰。余今年且八十矣。家中丁口數十。無男女老幼。皆能八段錦。四十年來。全家不知醫藥爲何物。君但持之以恆日日爲之。必能證余言之不謬也。余父歸而授余。余賦性疏懶。不克承父志。客歲多病。不得已。乃日行功一次。爲時約四五分鐘。一年以來。無或間斷。諸病全消。體力漸壯。間或不愼。偶感風寒。則加功行之。不藥自愈。行功之時。腹中鼓盪作響。聲聞數武外。汗亦涔涔下。功畢。氣舒神旺。怡然自得。於是知老人之言。誠不我欺。使世之人。不似余之疏懶。勤加習練。神仙不難致矣。嗚呼。自興學以來。體育之科。步趨隨人。禮失而求諸野。道失而學在夷。有心世道者。同聲一慨。亦寧知吾高妙之柔術。尚有未盡滅絕者耶。閱報。見有以印本八段錦。編作學校體操者。是蓋有心人也。余不敢祕。謹將所知。公諸當世。尚祈天下通家。進而教之。其不知者。勿以我爲迂也可。

鐵崖曰、濂浦余八段錦之師授者也、曩余負笈清華、游美之期伊邇、而忽染沉疴、幾以不起、雖幸獲治、然病弗能學、是時同學中有結社習拳術者、余亦與焉、因識濂浦、濂浦中州學子、質樸誠實、與余頗契、余習八段錦、於茲已兩載餘、病亦愈什八九、病之愈雖非悉由於是、而是實大有造於吾也、吾師友亦多有就余學者、咸得其效、吾於是頗有意編爲一書以公世、師友亦慫恿之、第以養疴之中、不欲過費腦力、更期異日訪老於斯道者、再加研究、是以未遽草率從事、余叔父因是子著靜坐法者也、亦素好是、得教育雜誌社中王君懷琪所著八段錦體操舉以示余曰、汝所學者與此迥異、盍舉所知、以供教育界之研究、余乃欣然從事、稿成、並攝影爲圖、將付刊矣、而社中適又得濂浦八段錦商榷稿、余遂舍己稿以從濂浦、惟其稿僅有姿勢圖說、恐閱者不能瞭

然、因逐段加以案語、又附入之圖、亦仍用余之攝影焉、時乙卯冬月也、

站勢 兩足相距約二足半。開胯曲膝。兩臂下垂。面前身直。平心靜氣。（如第一圖）

第一段 提地托天理

第一圖

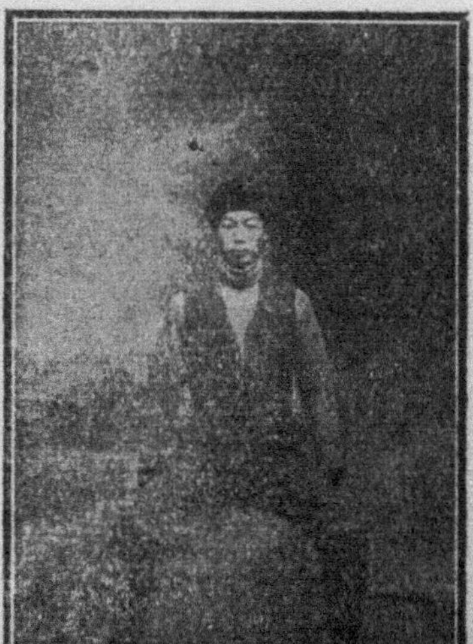

第二圖

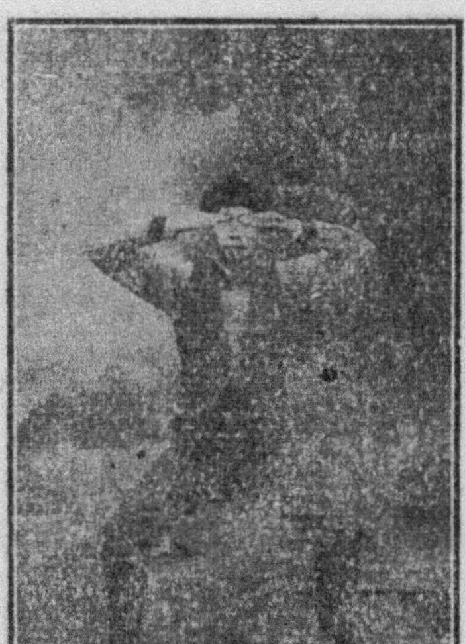

三焦

一、兩手自兩傍上舉。與眉齊。手指相對。(如第二圖)

二、貼身下壓。全身下伏。手將及地、止。(如第三圖)

鐵崖案 自(一)式貼身下壓。當兩

第三圖

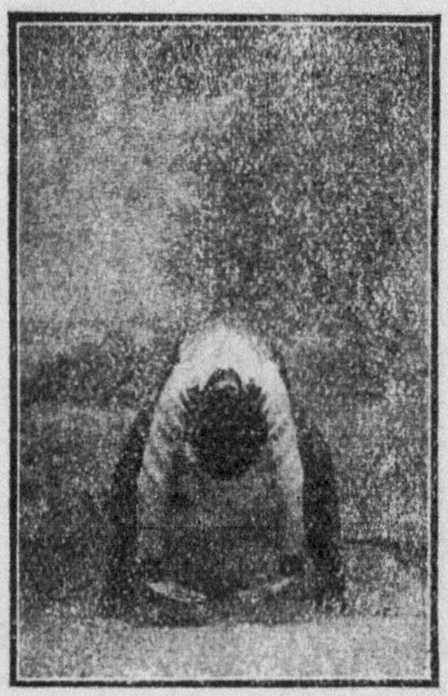

第四圖

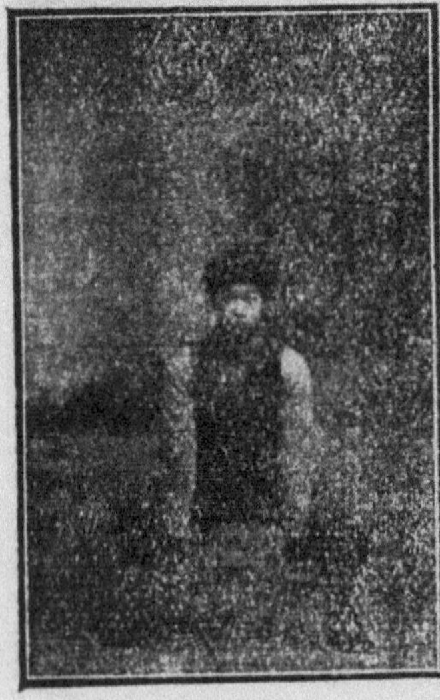

手自眉際落至胸際時。可作合掌狀。手指向天。掌心相對。而相離約四五寸。手背與小臂成九十度直角然後指尖對指尖。隨身下按。蓋藉此可以著力練其手腕也。

三、轉肘。使手心向前。

手握拳。與身俱上提。意若將地帶起。至乳前止。（如第五圖）

第五圖

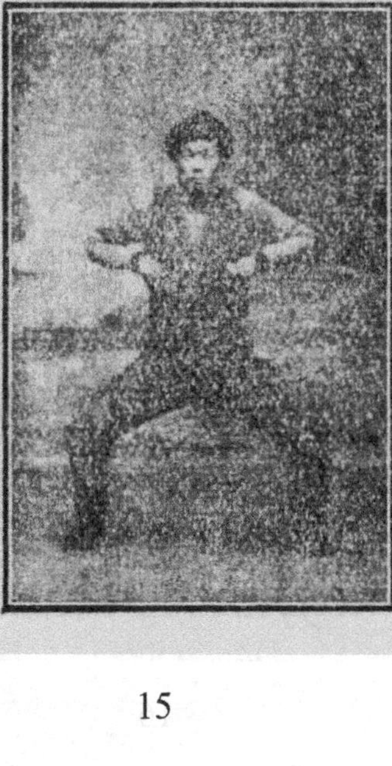

鐵崖案　轉肘握拳時。勢宜帶疾上提時兩臂宜直。（如第四圖）直提至無可再提。乃屈肘再提。提至乳前

而止。

四、伸掌。指尖向後。手心朝天。用力上擎。兩意若將天托住。兩臂成圓形。指與指對。目視指尖。（如第六圖）稍停。收勢如第一圖。

鐵崖案 轉肘伸掌。由肩窩下托出。兩手擎天。須得勢得力。

第六圖

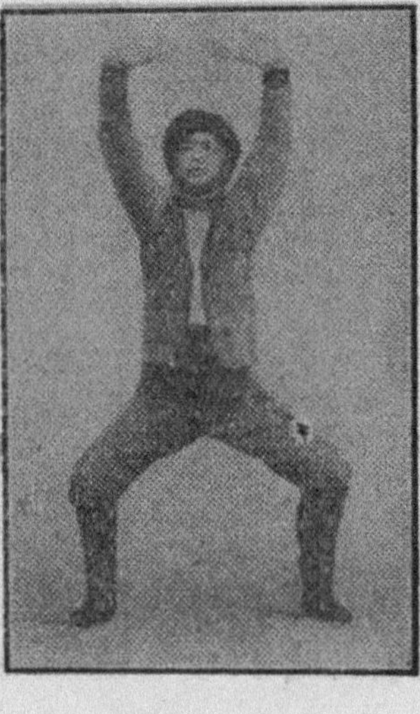

第二段 左右開弓如射鵰

一、兩手握拳於左肩前。（如第七圖）

鐵崖案　兩手握拳置肩前。有若把弓。亦宜以目神注之。蓋練八段錦不獨練勢練力尤宜練神也各段皆仿此。

第七圖

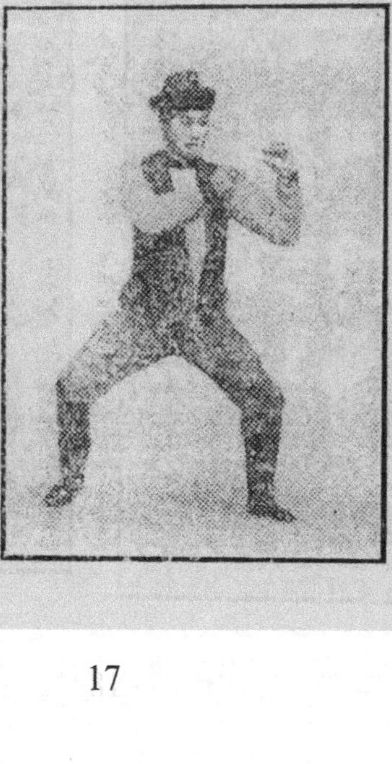

二、兩手分開。如開重弓目神注左手。右肘與肩平。身不可倚歪。(如第八圖)

鐵崖案　左手向左面。斜向上伸出。首微轉仰注視。如向空射飛鵰。

三、轉首。目注右肘。（如第九圖）

鐵崖案　轉首者。一視肘之與肩平否。二亦回旋以運動頭頸也。

四、轉首。目復注左手。（如第八圖）

以上爲左開弓。作畢。再爲右開

第八圖

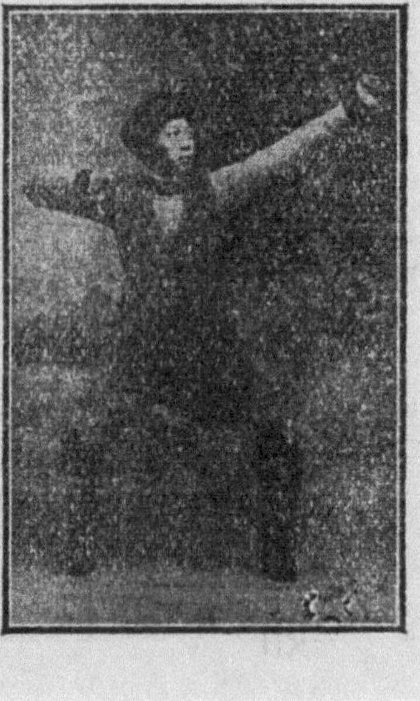

第九圖

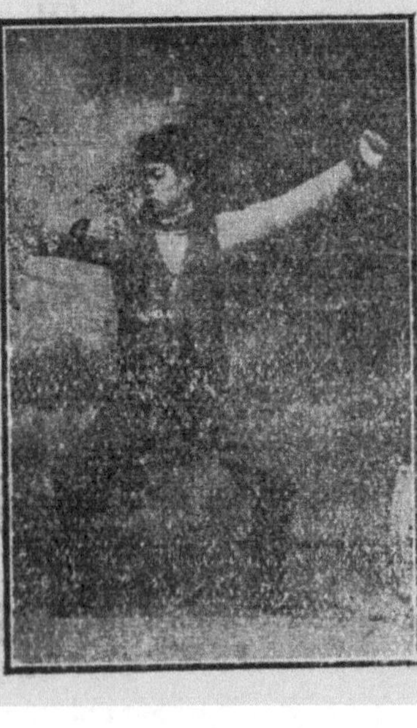

弓。亦分四節。方向相反。姿勢則同。畢。收勢如第一圖。

注意。

鐵崖案 當左右斜向上作射飛鵰狀時。軀幹最易向右左傾倚。練者須注意矯正其軀幹。久練之後。雖弗留意。自屹然不傾斜矣。

第三段 健理脾胃須單托

一、身右轉。足不動。左手舉至面旁。裹肘。右手置胸

第十圖

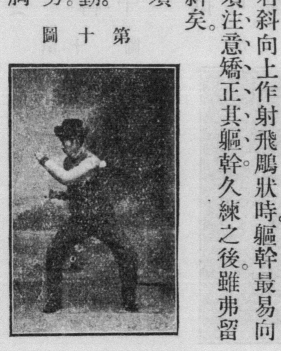

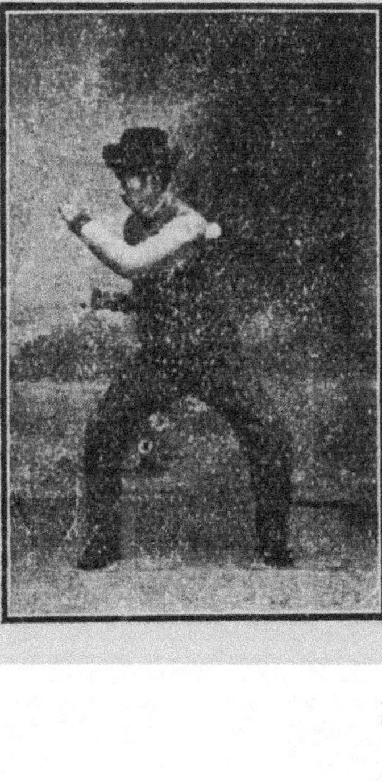

前手心朝天。（如第十圖）

二、全身竭力拗轉伏地。（如第十一圖）

鐵崖案　竭力拗轉伏地時。手指可同時舒伸。左掌駢指向下劈去。

三、拗轉向左。至極

第十一圖

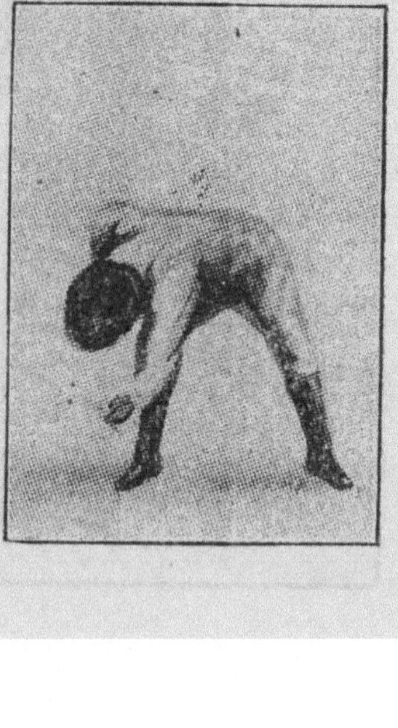

第十二圖

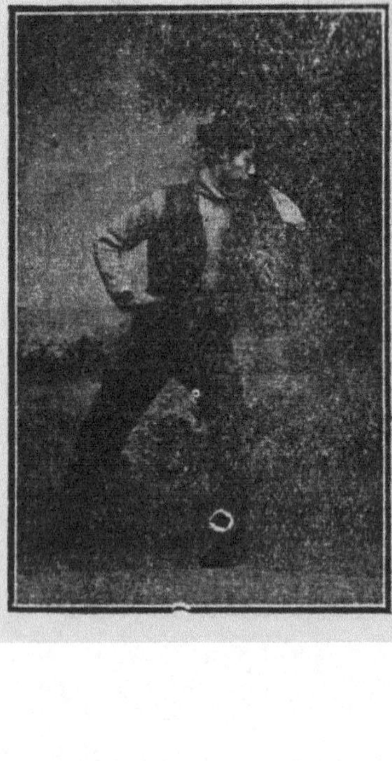

度左手心朝上。右手心朝下（如第十一圖）

鐵崖案 拗轉向左時。左掌亦同時自右足尖直劈至左足尖。再轉過左足至後面。掌心仍內向。身軀隨同左轉。足不動。此卽拗轉至極度之謂。然後提臂至肩窩內。轉左手心向上。預備托出。（此節姿勢。攝正面不能明顯。故斜攝之。如第十二圖）

四、左手向天單托。右手向下平壓。目神注左手指。

第十三圖

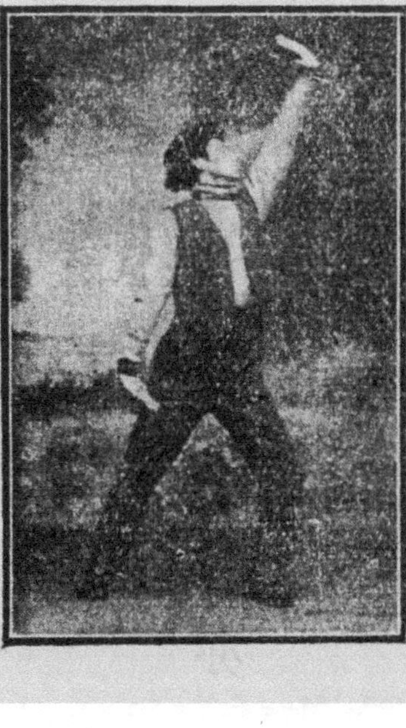

（如第十三圖）

鐵崖案　此圖則仍從正面攝之。

以上爲左手單托。作畢。再爲右手單托。姿勢與前同。亦分四節。惟方向變易。畢。收勢如第一圖。

第四段　五勞七傷向後瞧

一、兩手相叉。左手在外。右手在內。

（如第十四圖）

二、身拗向左。兩臂分開。右手向上。

第十四圖

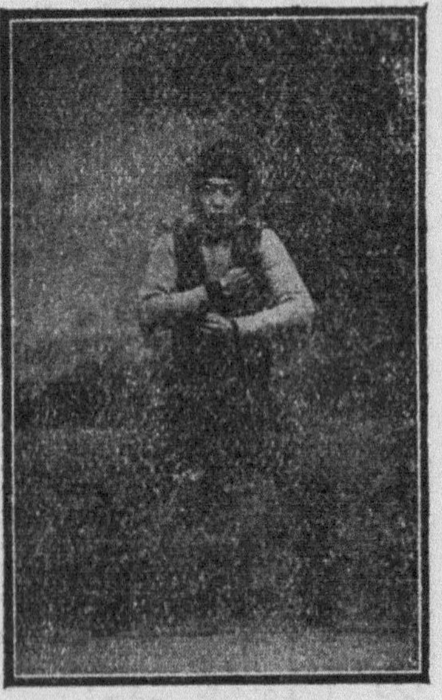

左手向後。目隨左手。以能視右足跟為止。（如第十五圖）

第十五圖

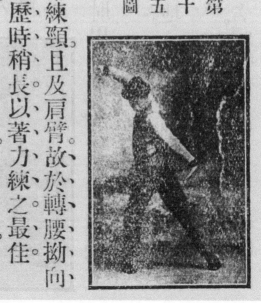

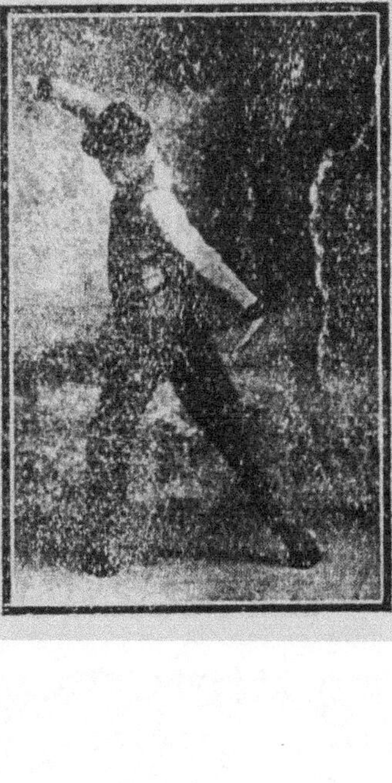

鐵崖案　此段最重要運動。專在練腰亦帶練頸。且及肩臂。故於轉腰拗向左而瞧視後足跟時能歷時稍長以著力練之最佳。以上為自左後瞧。作罷。再為自右後瞧。亦分二節。與前同。惟方向變易。作罷。收勢如第一圖。

第五段　搭拳瞪目加膂力

握拳胸旁。目向前直視。聚精會神。如臨大敵。稍停收勢如第一圖。（如第十六圖）

第十六圖

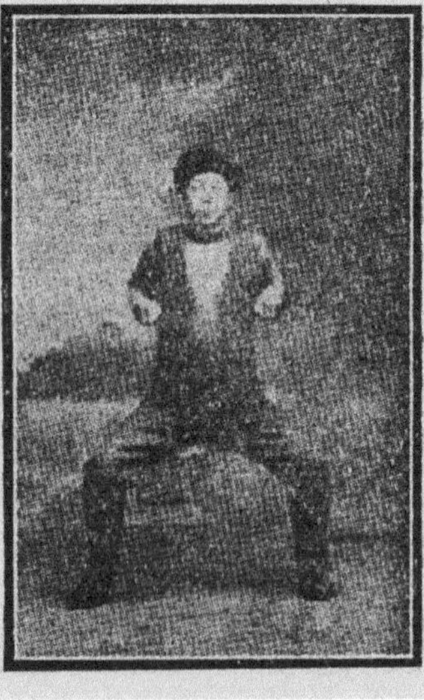

鐵崖案　握拳胸旁。置肩窩下。拳心向上。兩肘用力往後。

第六段　搖頭擺尾固腎腰

一、身伏作獸形。手不著地。（如第三圖仿彿惟手勢從第十七圖、）

二、頭搖向右。臀亦擺向右。頭搖向左。臀亦擺向左。搖擺

無定數。畢。收勢如第一圖。（如第十七圖）

鐵崖案 頭、尾、搖、擺、時。背脊不宜彎曲◯凡練八段者。於搖頭擺尾一段。多立而爲之。而瀟浦得之老人者。則俯身像獸狀。其所持理由則謂『既學其搖頭擺尾。則俯身像其形。似覺著更有些道理。』余默念之下。俯身作獸狀。則全身筋骨緊張。脊髓亦受影響。如是作搖頭擺尾一段。更爲著力多多。而臀部搖擺。尤

第十七圖

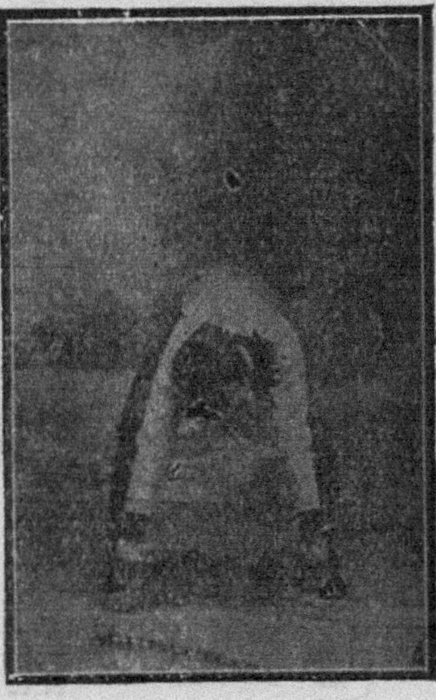

爲吃勁也。

再、凡見所謂八段錦者。一律作搖頭擺尾去心火兩手攀足固腎腰二語。而濂浦授余者則反是。（搖頭擺尾固腎腰兩手搬足去心疾）以理度之則前說較當。惟當余在北方習拳時。於八段初未前知。故未能舉以質疑。余念濂浦得諸老人者。或另有說。亦未可知。茲附註之以俟學者。

第七段　雙手搬足除心疾

一、左足向前舉起。雙手搬定足心。稍停。（如第十七八圖）

二、右足亦如之。畢。收勢如第一圖。

鐵崖案　如是交互爲之。約六七次。扳足時立足宜直。再、六段搖擺之後。七段扳足之前。宜稍間以休息。作深呼吸最佳。七八段之間亦如之。

第八段　馬上七顛百病消

一、兩手置胸旁。掌心

第十八圖

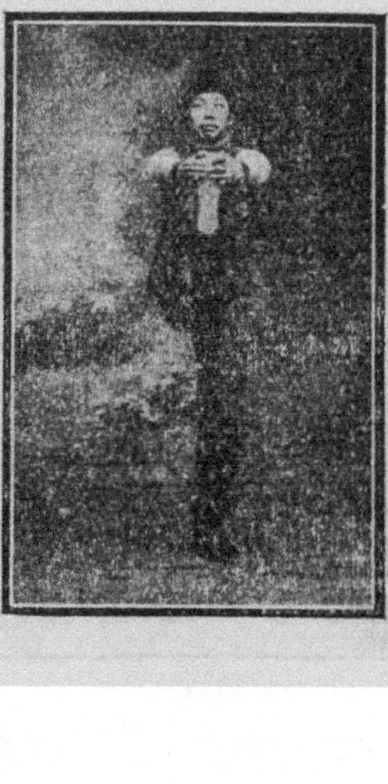

第十九圖

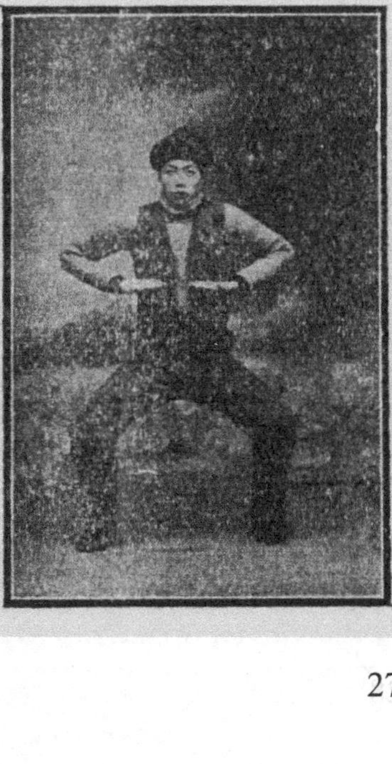

朝上。(如第十九圖)

二、兩掌推出。與心平。掌心向外。身稍前俯。同時足跟離地。(如第二十圖)

◯原圖身太下俯、勢過猛烈、應稍高、使手掌與心平、與第二十一圖撤回勢

第二十圖

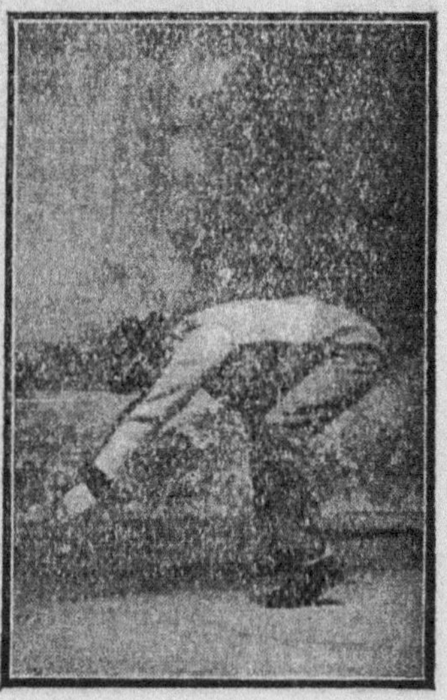

第二十一圖

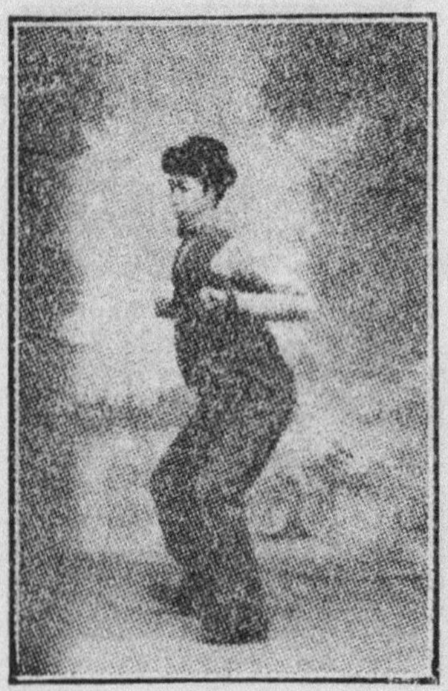

稱）

三、兩手撤回。身亦起仰。如第一節。同時足尖離地。（如第二十一圖）

二、三兩節合爲一顚。至七顚止。收勢如第一圖。

鐵崖案　八段之中。此段最爲劇烈。練畢之後。宜作深呼吸數次。一時尤不宜遽爾停止其肢體之運動。宜緩緩以兩臂自兩旁舉起。同時緩緩舉其足踵。而作深長之吸氣。再緩緩將兩臂自兩旁垂下。同時緩緩下其足踵。而呼氣。如是三四次後。再以兩臂自前面舉至頭上。而自兩旁垂下。同時緩緩上下足踵而爲深長之呼吸。

約二、四次。然後卽可隨意緩步。再呼吸若干次而畢事。或竟卽停止運動。亦無妨害矣。第六七與七八段之間。間以休息。乃爲初學者而語之。若久鍊之後。筋骨堅強。則無需此。

汴意。濂浦述老人言。謂仿本失傳。然余細察所謂通行之仿本者。亦殊未可厚非。余叔父因是子。則謂我國之學術技藝無一不有南北兩派。大抵南派毗於柔。北派毗於剛。而各有其優點。今八段錦之派別亦猶是耳。理或然歟。仿本之第一段爲雙手托天理三焦。其式、立正上托。雙臂直。十指交叉。於是上下其踵若干次。（如甲圖）

余謂。以。此。爲。第。一。段。深。有。至。理。（與近今柔軟體操之道暗合）較諸提地托天勢各有優點。（而按諸體育之道似猶有過之者）或學者於練八段之先加練此節。最佳質之通人。以爲何如。鐵崖附誌。

甲圖

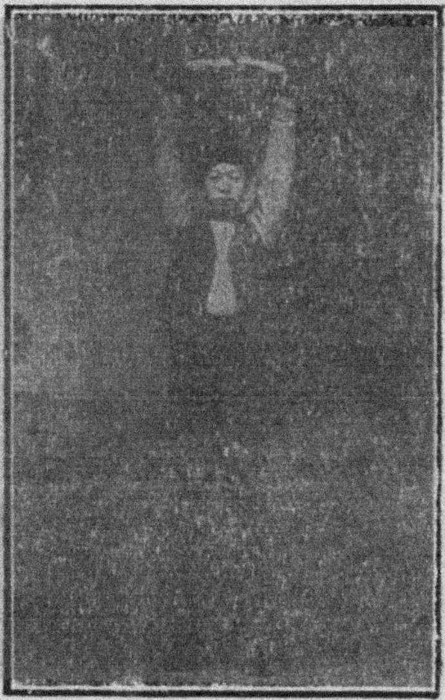

此圖係按照南方通行仿本。作托天勢。手指並不交叉。然實則以交叉爲佳。見前註。

附錄

王懷琪八團錦體操

偶於舊書攤畔。見有八團錦一書。爲山左八十老翁梁世昌先生實地經驗後所著。雖字句間有蟲跡。然按文尙可研求。其原書序云。余氣體素弱。中年多病。適於友人處。得八團錦一書。朝夕依法練習。不數月間。果覺身體舒暢。諸病全消。年叨八旬以外。謂非此書之功力歟。因出銅元兩枚。袖之以歸。每晨依法練習。身體亦得益不淺。乃按其圖中姿勢。編成簡明方法。以作小學校敎材。惟自分學識譾陋。訛謬必多。倘冀海內大家有以是正。不勝感佩。

第一段 (原題)兩手擎天理三焦 四四動作

(一)兩臂由左右上高舉。掌心向上。十指交錯。兩肘毋屈。同時兩踵高起。

(二)休止。

(三)兩臂由左右下垂。踵亦放下。

(四)休止。

如法連行三次。至四之(四)時足尖閉合。

第一段

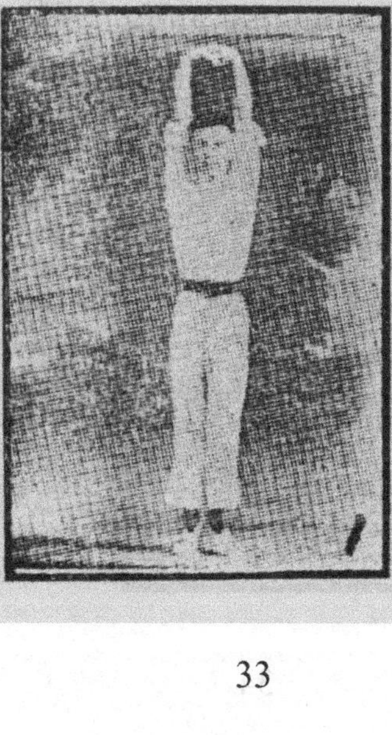

第二段 (原題)左右開弓似射鵰 四四動作

(一)右手握拳。臂向右舉。食指向上。左手握拳平屈於肩前。(拳孔向上)目注右食指。同時右足向右一步。屈膝作騎馬式。(兩踵毋起、兩膝屈下、身體正直、如騎馬狀、)

(二)足膝不動。而左臂向左舉。食指向上。右臂平屈於肩前。手握拳。目注左食指。

(三)(四)同(一)(二)。

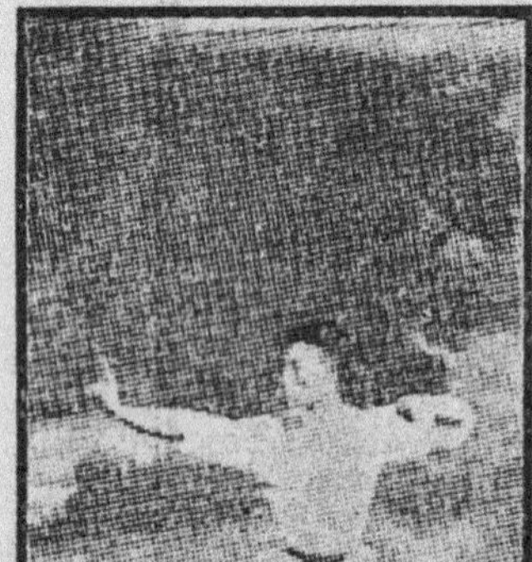

第二段

如法連行三次。至(四)之(四)時。兩臂下垂。體亦起立。右足併上。

第三段 (原題)調理脾胃單舉手 四四動作

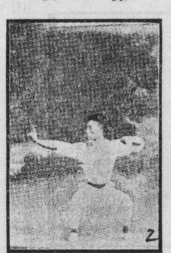

(一)右臂右上高舉。掌心向上。手指向左。左臂垂於左側掌心向下。手指向前。

(二)左臂左上高舉。掌心向上。手指向右。右臂垂於右側。掌心向下。手指向前。

第三段

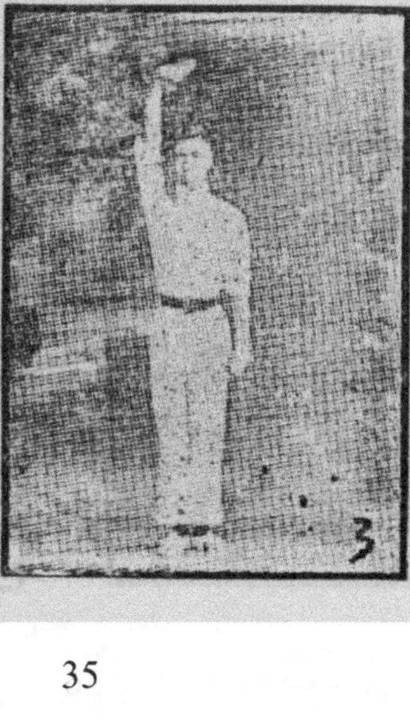

(三)(四)同(一)(二)。

如法連行三次至(四)之(四)時。兩臂俱垂下。

第四段 (原題)五勞七傷望後瞧 四四動作

(一)頭向右轉。目視後方。

(二)頭復正。

(三)頭向左轉。目視後方。

(四)頭復正。

如法連行三次。至(四)之(四)時。足尖閉合。

第五段 (原題)搖頭擺尾去心火

四四動作

(一)右足向右踏出。屈膝作騎馬式。同時頭向右深屈。

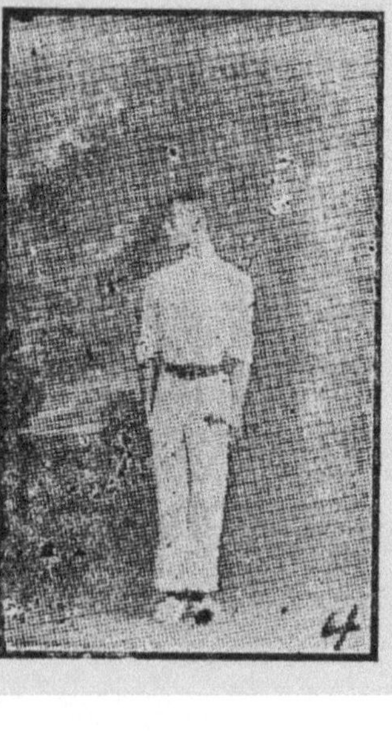

第四段

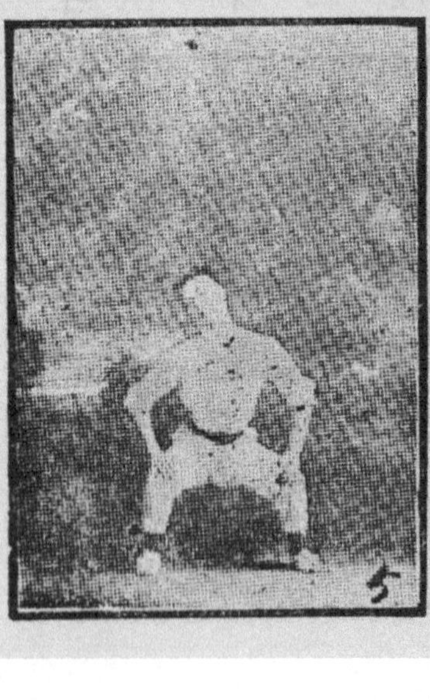

第五段

（二）頭復正。

（三）頭向左深屈。

（四）頭復正。

如法連行三次。至（四）之（四）時。體卽起立。左足併上。足尖仍閉。兩踵高舉。

第六段（原題）背後七顛百病消

四四動作

（一）兩踵放下卽舉起。

（二）（三）（四）同（一）。

第六段

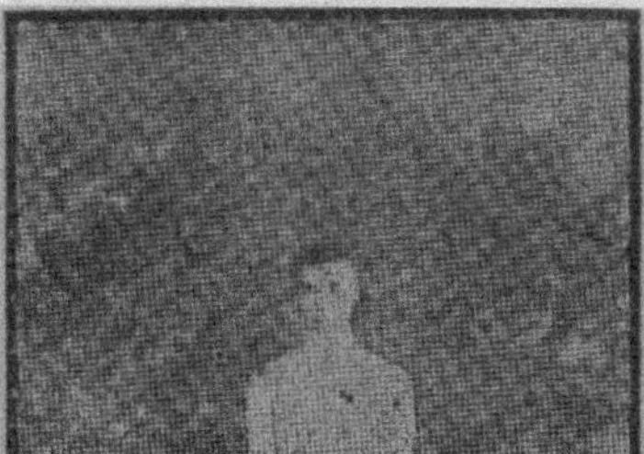

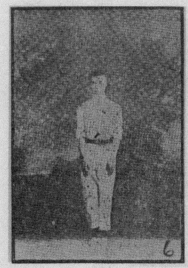

如法遶行三次至（四）之（四）時。兩踵下。

第七段　（原題）攢拳怒目增氣力　四四動作

（一）右足向右踏出。屈膝作騎馬式。同時右拳向右舉。拳孔向上。左臂肩前屈。拳孔向上。目突出視前方。

（二）左臂向左伸。右拳肩前屈。

第七段

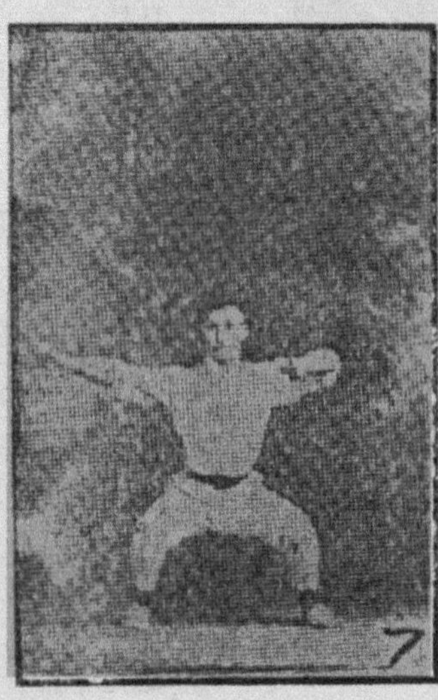

（三）（四）同（一）（二）。

如法連行三次至（四）之（四）時。兩臂下垂。體卽起立。足不併上。

第八段 (原題)兩手攀足固腎腰 四四動作

(一)上體深向前屈。(愈下愈好、惟膝不可屈、)同時兩臂下垂。兩手握住兩脚足尖。頭向後屈。目注後方。

(二)休止。

(三)上體復正。臂亦還原。

(四)休止。

如法再行三次。至(四)之(四)時。左足併上。足尖分開。畢則面向陽。行深呼吸數次。

第八段

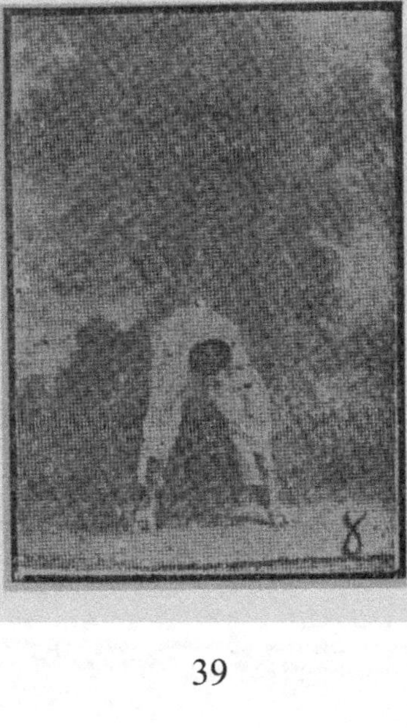

新編八段錦

王懷琪　編著

上海國光書店

民國三十六年四月再版

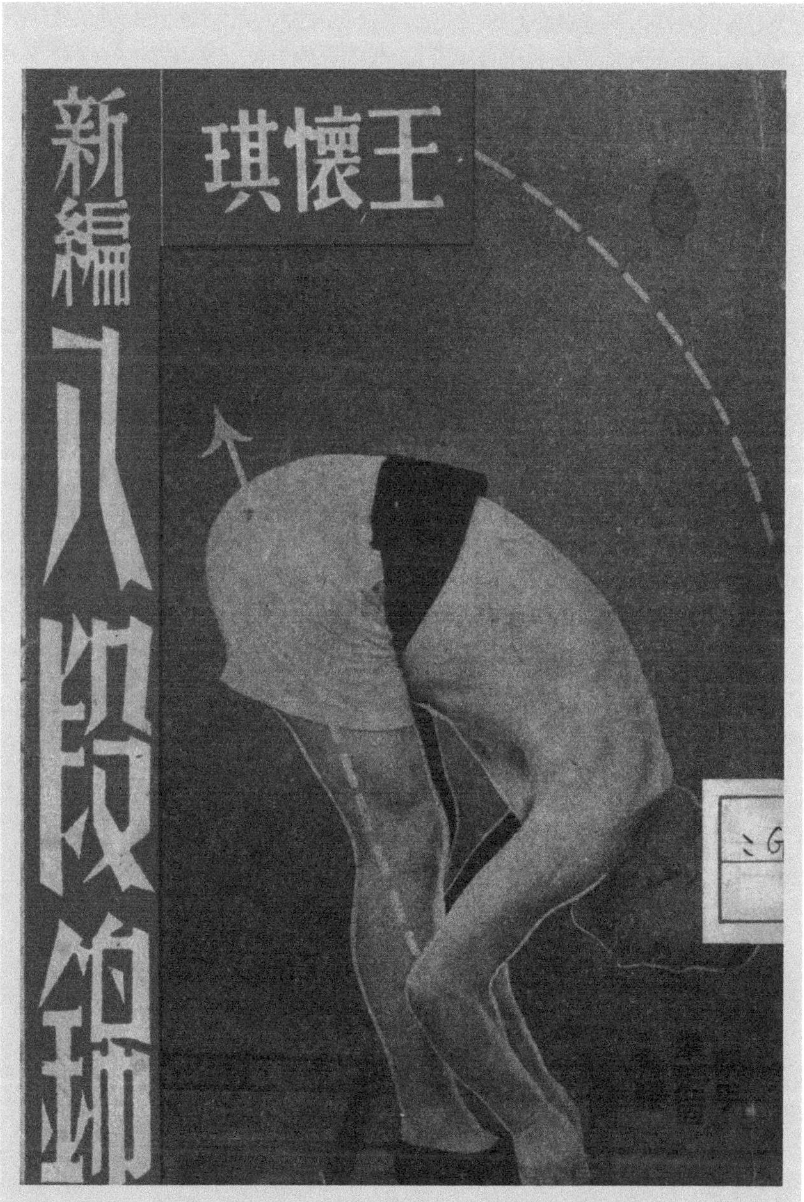
新編八段錦
王懷琪

版權所有‧翻印必究

全書一冊：（外埠酌加郵匯費）

編著者　王懷琪

發行人　顏聽濤

印刷者　國光書店

出版者　國光書店

經售處　全國各大書局

總發行所　上海山東路一二八衖　國光書店

中華民國三十六年四月再版

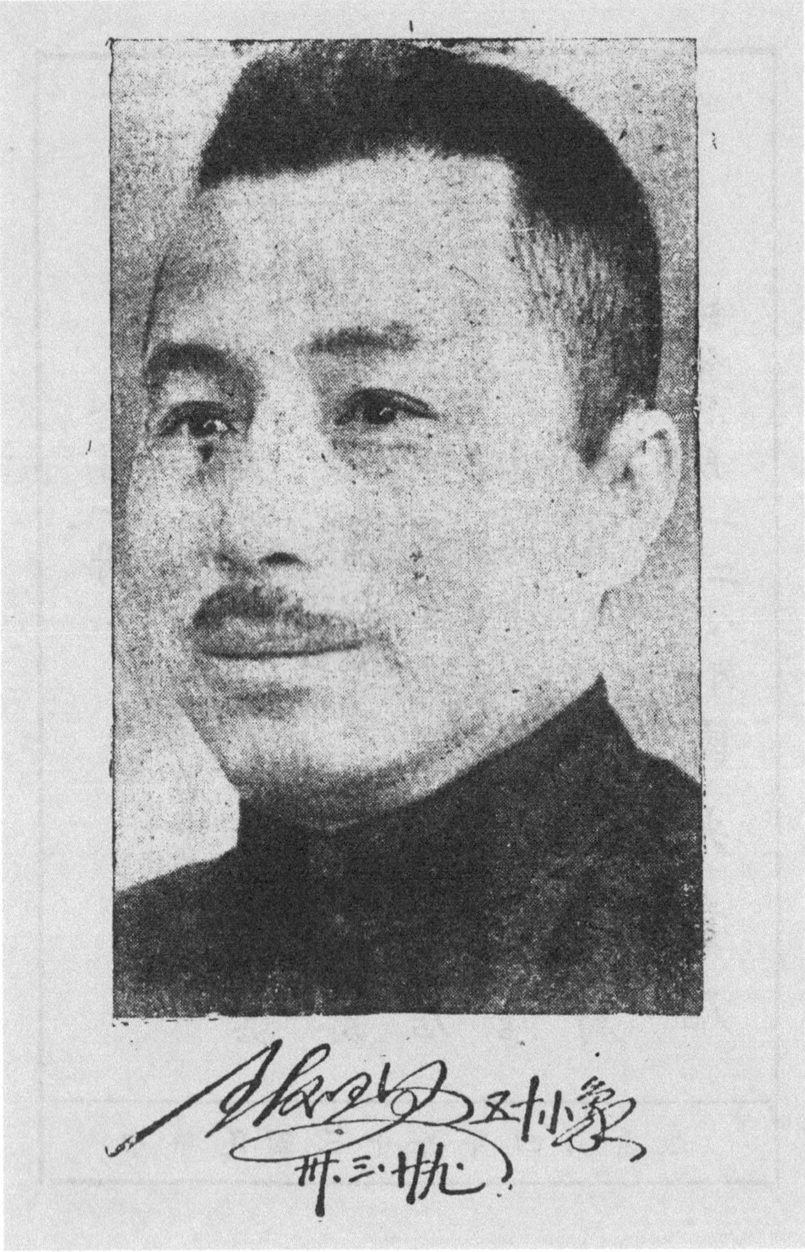

·編者履歷·

民前一年，畢業於上海中國體操學校。

民一，任上海商團公會立尚武小學校體育教員，——任職一年。

民二春，任上海中國體操學校，兼任湖州旅滬公學暨甲種商業學校體育教員，——任職一年。

民三秋，任上海澄衷學校小學部體育教員，兼中學部國術教員，——任職三年半。

民七春，任江蘇省立（南京）第一中學校體育主任，——任職一年半。

民八暑期，任青浦縣立小學體育教員講習會主講，秋任山西督軍署參謀處體育教官，兼任陸軍教導團中國體操教官暨留日預備學校國民師範學校體育教員，——任職半年。

民九春，任上海精武體育第一分會幹事，兼任中國公學暨培德公學國術教員，——任職半年。秋任江蘇省立（南京）第四師範學校體育主任，——任職一年。

民十秋，任浙江省立（溫州）第十師範學校體育主任，——任職一年又半。創辦社會體育勵志社。

民十一暑期任浙江平陽縣立小學教員體育講習會主講。

民十二春，任浙江省立（嚴州）第九師範學校體育主任，兼任第九中學校國術教員——任職半年。秋任浙江省立第九中學校體育主任——任職一年。

民十三秋，任浙江省立（處州）第十一中學體育主任，——任職一年。

民十四秋，任上海澄衷中學體育主任，——任職？年。

民十五春，兼任東亞體育學校，暨愛國女學校體育科教員，——兼任一年。

民十九秋，兼任東南女子體育師範學校教員，——一年。

民二十秋，兼任蘇州中山體育學校教員，——一年。

民二五夏，參加中華體育考察團赴歐，在柏林加入世界運動學員研究營，參觀第十一屆世界運動會。考察德意，丹麥，瑞典，奧地利，捷克，匈牙利七國體育。秋兼任正始中學校體育主任，——一年。

民二六春，兼任肇和中學校體育主任，——半年。

民二七暑期，兼任上海國際紅十字會教育委員會，國術名譽總指導，暨難民收容所體育指導訓練班教員。

民二八春，兼任上海難民救濟協會，教育組體育視導，——半年。

民二九春，兼任紹興七縣旅滬中學校體育主任，——？年。

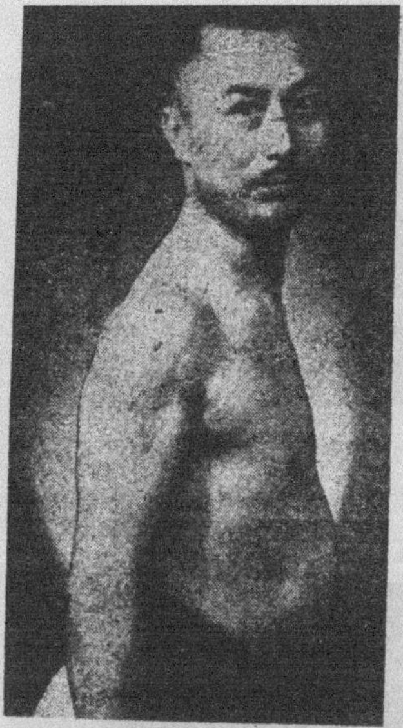

一包稻草

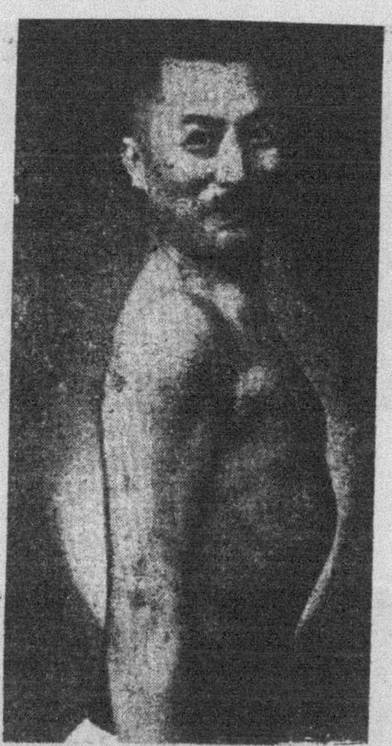

腹中空空

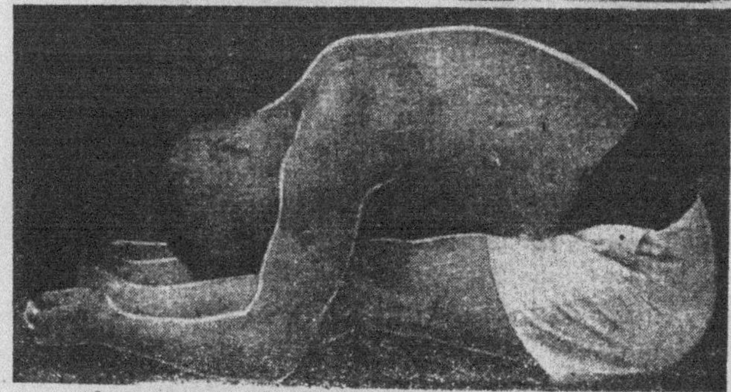

吻膝

蛙跳

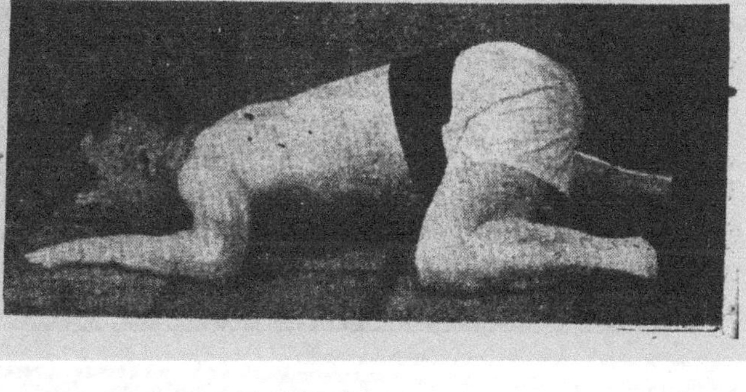

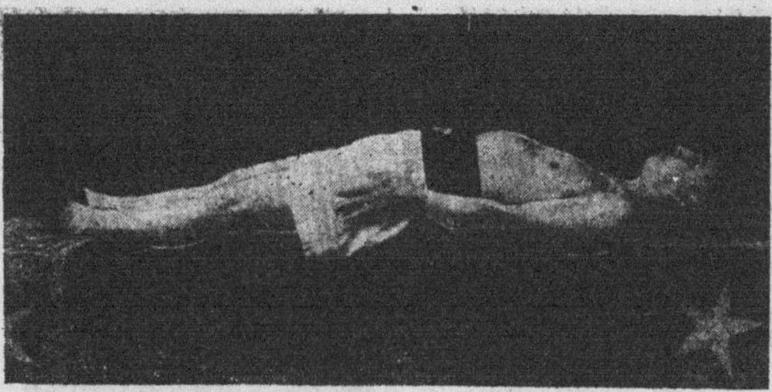

人橋

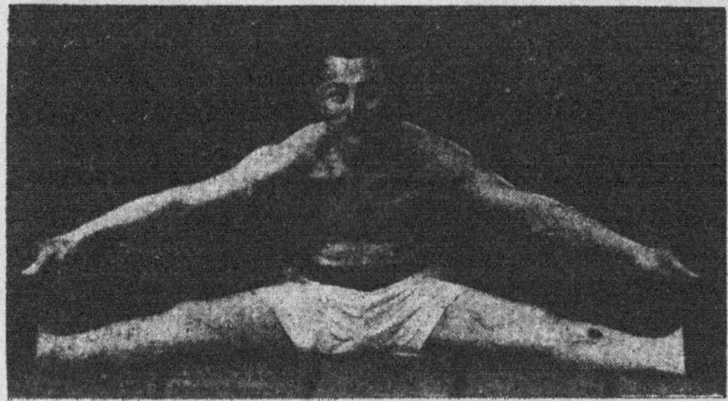

正面一字

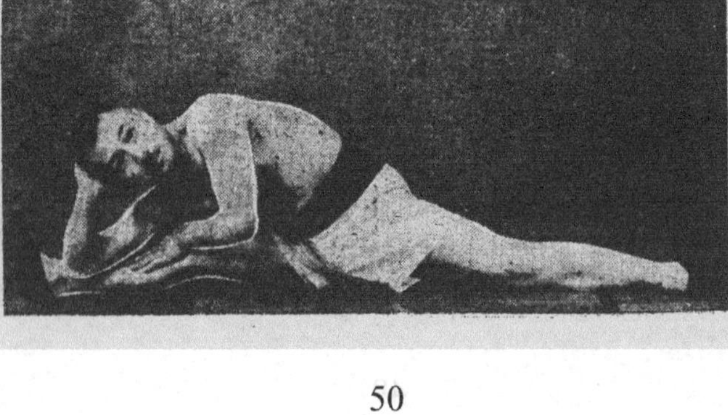

側面一字

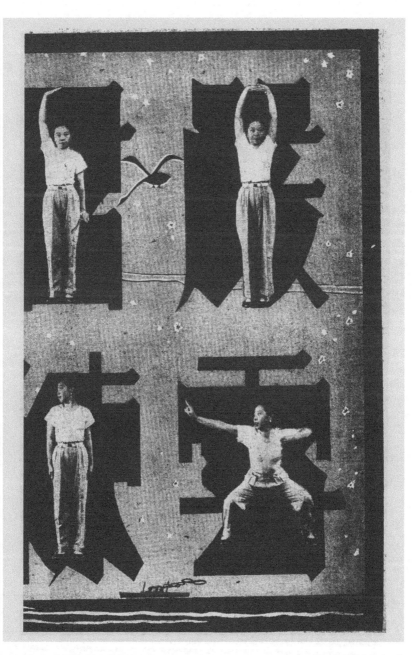

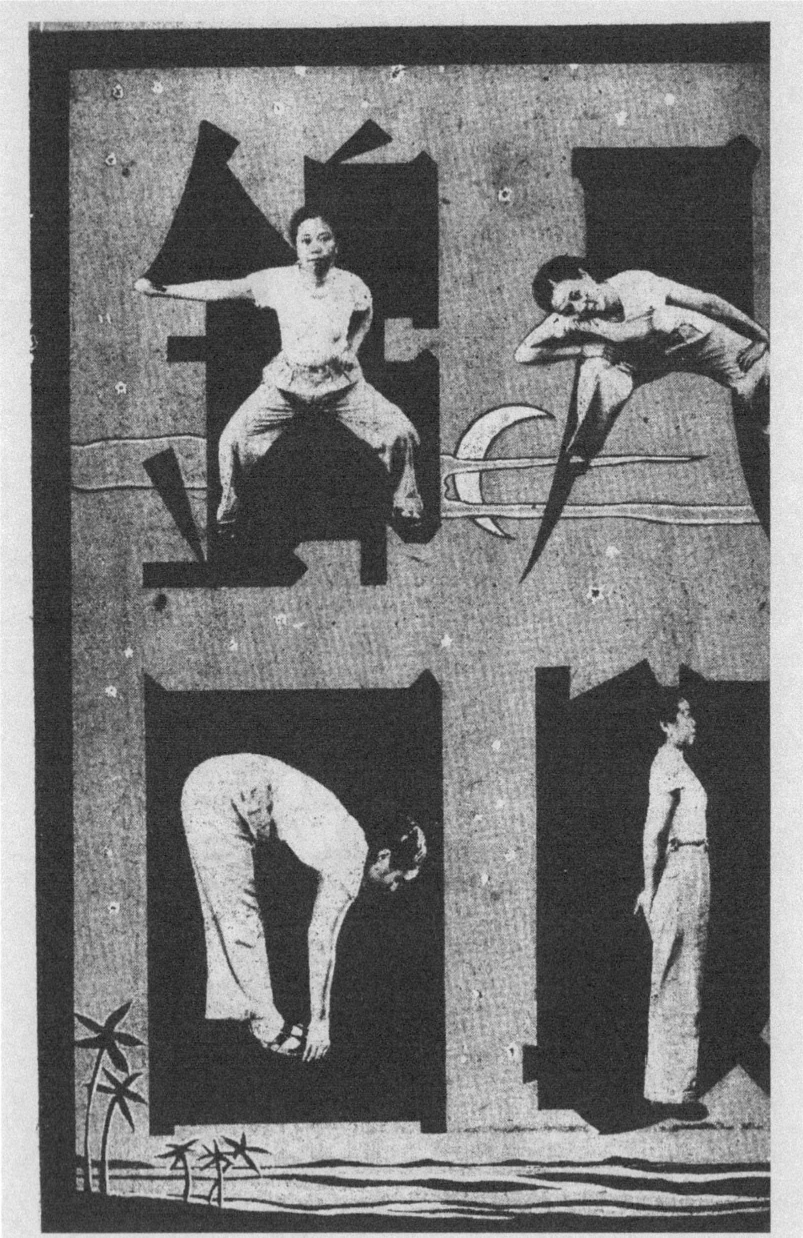

王懷琪新編八段錦　自序

自序

二十五年秋，攷察德丹麥瑞典捷克匈牙利奧意七國體育，歸國後，就要想將「八段錦」再加以改進。無奈何天不從願，慘遭鼓盆之戚！內子雪君不待我歸，先以物化，編者受是猛烈的刺激，百般皆空，萬念俱灰。不一年，「八一三」滬戰爆發，蝸居與「健學社」適當其衝。致將二十六年血汗的建築，一旦毀滅無存。自知悲痛無益，不如苟延殘喘，就本位上努力，復興民族，或可稍盡本職。

二十七年暑期，上海難民教育，辦體育指導訓練班，編者擔任國操教課。余授以「八段錦」暨本編八段錦等。在課後餘暇，草草屬稿，雖經幾度的修改，不妥當的地方，自知難免，付刊問世，還望高賢進而教我。

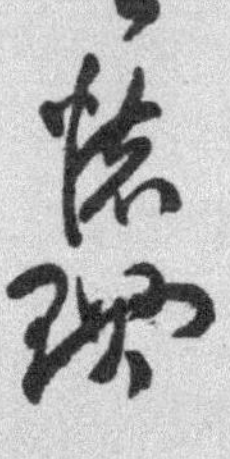

例言

一　本八段錦，是「八段錦增訂本」的進一步的練習。操法比較是複雜些，凡初學者當以「八段錦增訂本」着手。本想題名「進步八段錦，」深恐誤會到另外的一種八段錦上面去，所以題名「王懷琪新編八段錦」

一　本八段錦的口令，中有「——」符號者，是預令。在預令下的一字，是動令。預令是動作將要做的預備的口令。動令是動作開始的口令。（個人練習，毋須口令但記着術語就可以了！）

一　本八段錦有在「開「××××……」令」的下面，括弧內（××××……）的字句，是該一動作的簡單說明，次一行是詳解。

一　本八段錦的說明，與圖中的演式，是相反的。譬如說明是右動作，圖中的演式却是左動作。因爲便利學者面對本篇觀圖習練起見。

一　本八段錦的圖數註明，首一字指段數，次一字指圖數。譬如「一三圖，」就是指明第一段的第三圖。

王懷琪新編八段錦　例言

一　其餘的話可參考「八段錦增訂本」中的關于八段錦幾句話，

一　篇後附有本八互助練習法，是編者近年教練的心得。

王懷琪新編八段錦目次

卷首

王懷琪新編八段錦　目次

王懷琪新編八段錦

預備姿勢：

口令：「中國體操新八段錦——」。聞令（立正）

兩腿挺直併緊，腳跟靠攏立正。腳尖向外張開，如「人」字形。兩臂取自然的姿勢，垂在身旁，肩向後引。兩手掌心伏

預備圖

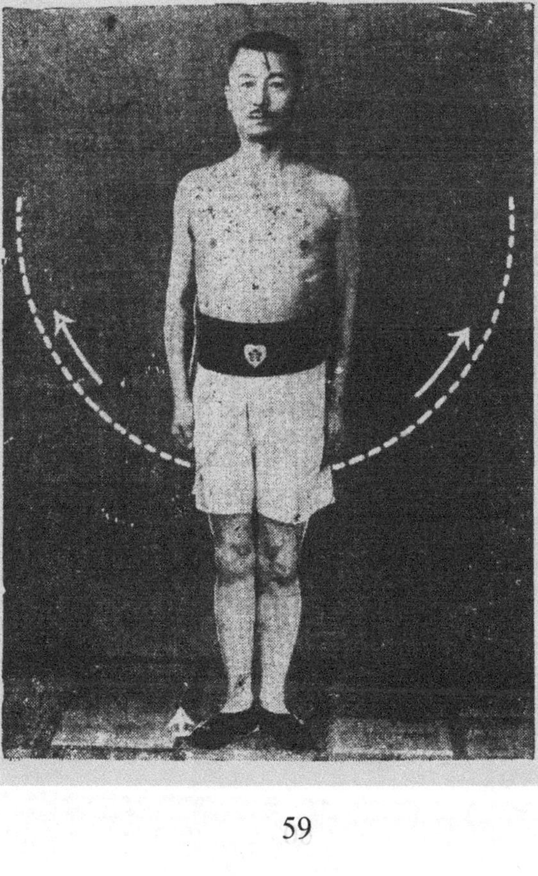

王懷琪新編八段錦　一

在兩大腿旁，目平視前方，如預備圖。

要旨・矯正・ 參閱「八段錦增訂本」的預備姿勢。

第一段錦：

術語・ 兩手擎天理三焦。

本段一，二與七，八四個動作，就是「八段錦增訂本」的第一段動作。新加入的是三，四，五，六，四個動作，每一動作就是一，二兩個動作合併成功的。

口令・ 「兩手擎天理三焦——」「一，二，三，四，五，六，七，八。」「二，二，三，四，五，六，七，八。」「三，二，三，四，五，六，七，八。」「四，二，三，四，五，六，七，八。」

（註）個人操練，口令由本人默唱，團體操練口令當由教師喊唱。以下各段都是一樣的。

練法・ 聞「兩手擎天理三焦——」令：做預備姿勢，如預備圖。

聞「一」令（臂上舉，十指組握，舉踵。）

兩臂挺直，從左右兩旁向上，照預備圖與一一圖的箭形點線，舉到頭頂的上方，兩手十指相間組握，兩腳跟提起，如一二圖。

一一圖

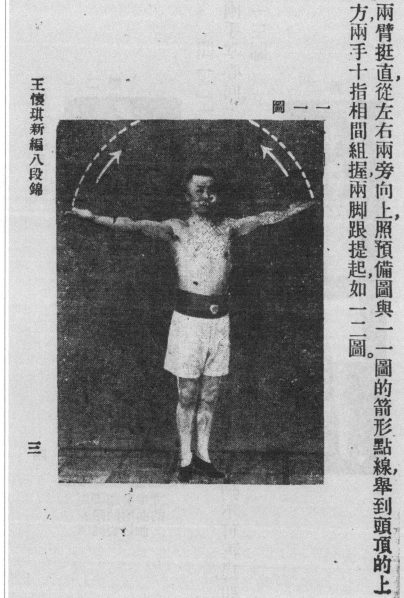

一二圖

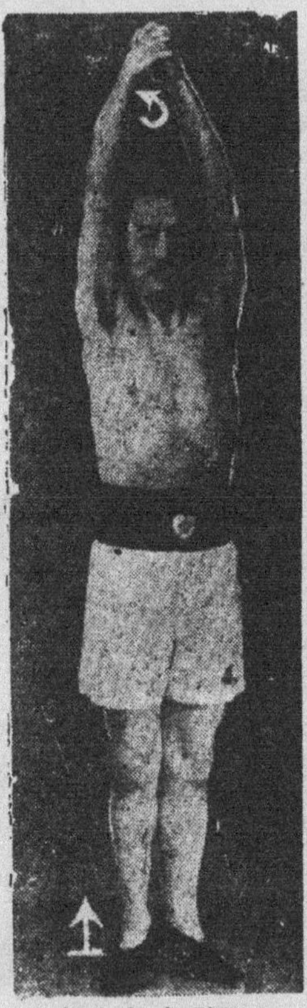

要表明脚跟提起的姿勢所以半面側立的

聞「二」令：（掌心翻托，舉踵。）

兩手掌心向上翻托，臂肘儘量挺直同時兩脚跟也儘量提起，到不可再提，如一三圖。

一三圖

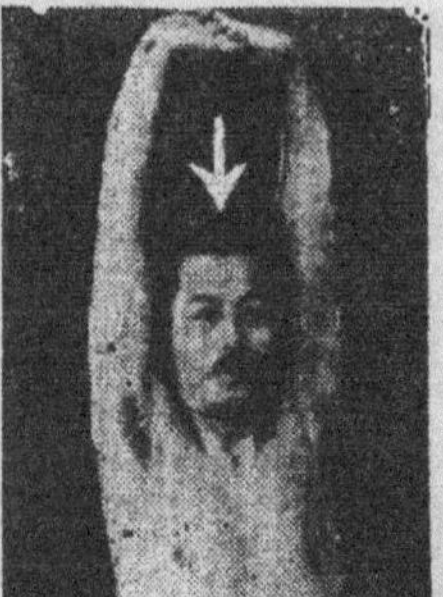

聞「三」令：（掌心翻托一次，踵起落一次。）

兩臂肘屈，引肘尖向側，兩手掌心翻向下，輕輕按着頭頂。兩腳跟輕輕落地，如一四圖。照圖的箭形，隨即兩手掌心向上翻托，臂肘挺直，腳跟儘量提起，還復到「二」令時的姿勢，如一三圖。

聞「四」「五」「六」令：（掌心翻托三次，踵起落三次。）

與「三」令相同，如一四圖，還復到一三圖的姿勢再做三次。

一四圖

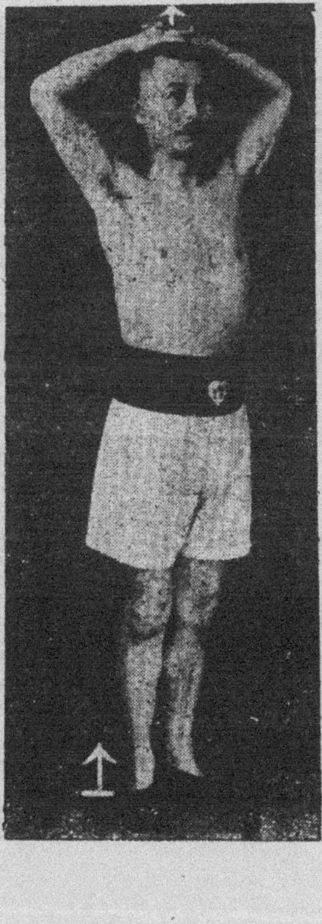

一五圖

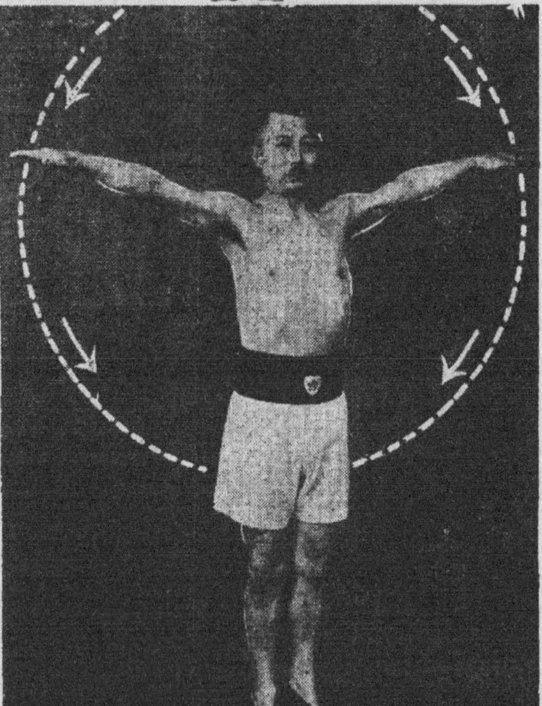

聞「七」令：（臂下垂。）

十指放開，掌心向下，兩臂從左右照一五圖的箭形點線下垂。手掌伏在兩大

一六圖

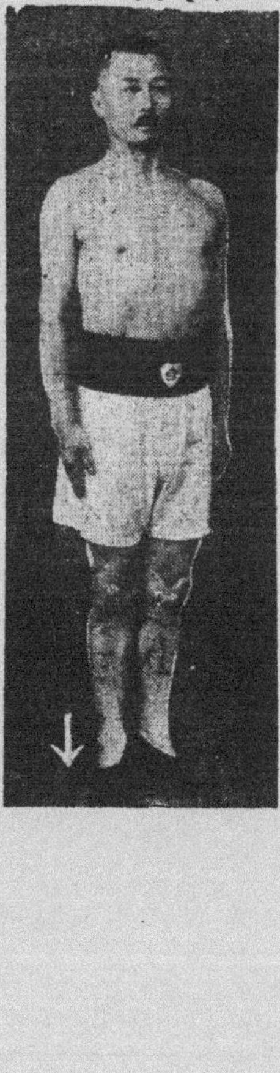

腿旁，脚跟仍提起不動，胸膛挺出，如一六圖。

聞「八一」令（踵下。）

兩脚跟輕輕落地，還復到預備圖的姿勢。——以上是一八動作完。——

如法再練三次，完成四八動作。

要旨・矯正・注意・ 參閱「八段錦增訂本」的第一段錦。

——第一段錦完——

第二段錦：

術語： 左右開弓似射雕。

本段五，六，七，八四個動作，與「八段錦增訂本」的第二段動作相同。第一個動作是做做跨立在馬背上，做預備開弓勢。二，三，兩個動作，模做騎在快馬上顛波向一方面開弓射箭勢。四，五，六，七，八，五個動作，是做做停騎描準向兩旁交換開弓射箭勢。

口令： 「左右開弓似射雕——」　「一，二，三，四，五，六，七，八。」　「二，

圖一二

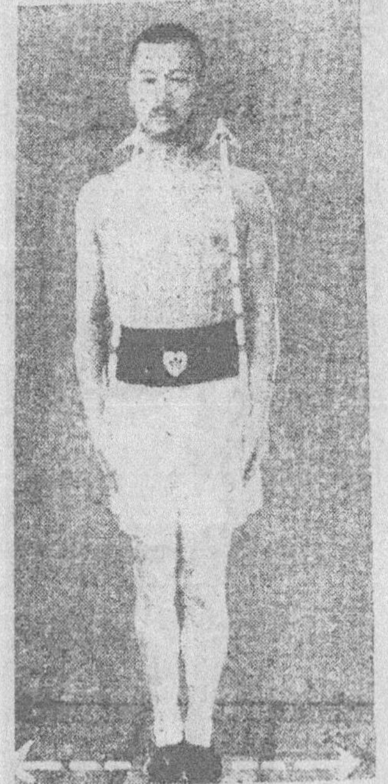

二，三，四，五，六，七，八。」　「三，二，四，五，六，七，八。」　「四，二，三，四，五，六，七，八。」

練法：聞「左右開弓似射雕——」令：（閉趾。）

兩腳尖併緊，如二一圖。

聞「一」令：（大開立，右開弓的準備。）

兩腳向左右跳開一大步，牠的距離比較肩部濶一倍，腳尖正向前方。兩大臂向左右平舉，小臂屈在大臂前，左手五指用力張開彎曲第一，二兩指節，像抓住鐵球的模樣，掌心向右，虎口（註）向上，做做執住弓弦。右手握拳，食指向上翹起，大拇指貼伏在中指上，做做推住弓背。目注視右手食指，照二二圖

二二圖

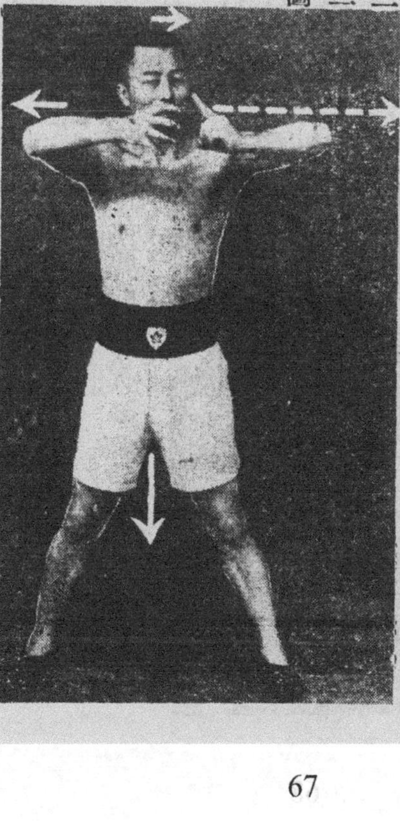

的箭形點線，做到如二二一圖的姿勢。

（註）大拇指與食指的中間叫做「虎口」，握拳的時候，叫做「拳孔。」

鬪「二」令：（向右開弓就還復原狀，膝屈伸一次。）

右拳掌心向右，從肩的平線上向右，推出臂也同時伸直，做做推住弓背，向右張開狀。左手握拳，拳背向前，做執住弓弦，拉開勢，臂肘儘量的向左側挺出使胸膛開展。頭隨右拳向右轉，目注視右手食指。兩腿屈到大腿將平。身體正直，像騎馬樣式，做做向右開弓射雕勢。照二二一圖的箭形點線，做到如二三圖，隨卽還復到「一二」令的姿勢，如二二一圖。

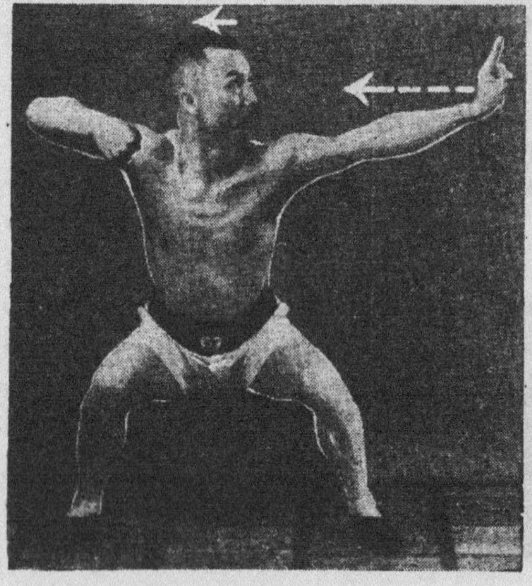

二三圖

聞「三」令：（再做右開弓復原，與兩膝屈伸一次。）與「二」令相同，如二三圖，還復到二二圖的姿勢。

聞「四」令：（馬式，右開弓）與「二」令相同，仿做停騎開弓向右描準射箭狀，不過不還復到「一」令的姿勢，如二三圖。

聞「五」令：（馬式，左開弓，）兩腿不動，仍做騎馬式。右拳五指張開，第一，第二兩指節彎曲，右臂從右經前方收回，如二四圖。大臂還復到右平舉的部位，小臂平屈在大臂前，前臂肘儘量的向右側挺出，使胸膛開展。左拳食指向上翹起，大拇指貼伏在中指上，頭略向

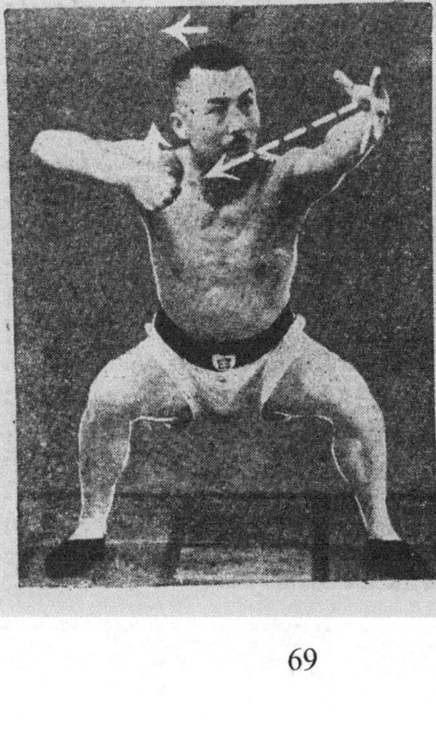

二四圖

前屈，目注視左手食指，如二五圖。然後左拳掌心向左，從肩的平行線上向左推出，臂也同時伸直，做做推弓狀，頭隨左拳向左轉，目注視左手食指如二六圖

二五圖

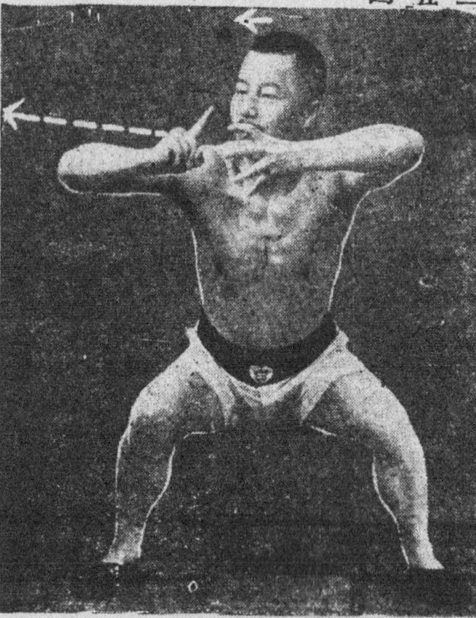

二六圖

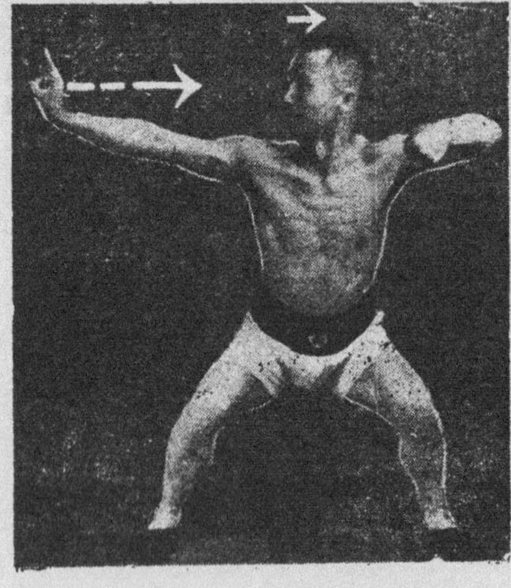

聞「六」令：（馬式，右開弓。）

兩腿不動，仍做騎馬式。左拳五指張開，第一，第二兩指節彎曲，左臂從左經前方收回，如二七圖。大臂還復到左平舉的部位，小臂平屈在大臂前，右拳食指

二七圖

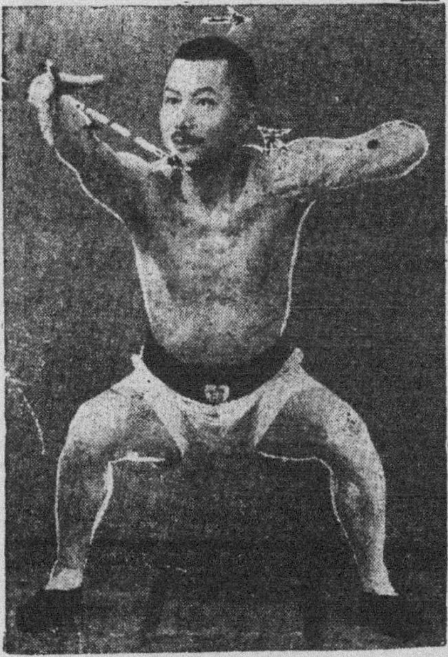

向上翹起，大拇指貼伏在中指上，頭略向前屈，目注視右手食指，如二一八圖。然後右拳掌心向右，從肩的平行線上向右推出，臂也同時伸直，做做推弓背向右張開勢，左手握拳，拳背向外，做做執住弓弦拉開弓狀，臂肘儘量的向左挺出，使胸膛開展。頭隨右拳向右轉，目注視右手食指，如二二三圖。

聞「七」令，（馬式左開弓，）與「五」令相同，如二四，二五，二六，三圖。

聞「八」令：（馬式，右開弓。）與「四」令相同，如二七，二八，二二三，三圖。——以上是一八動作。——

二八圖

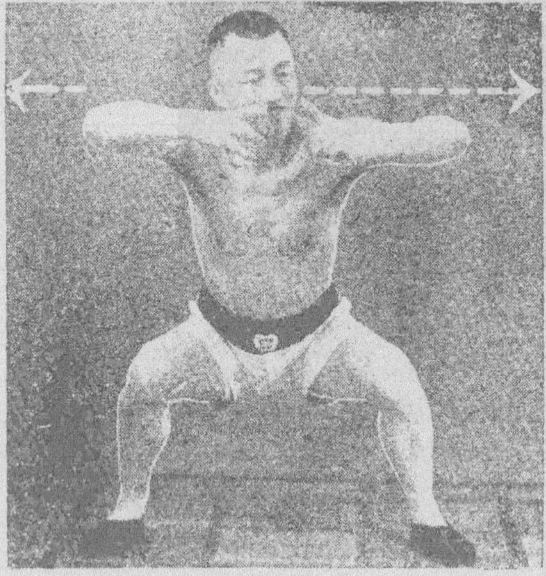

聞「二」令：（大開立，左開弓的準備。）

兩膝伸直，將身起立。右拳五指張開，第一，第二，兩指節彎曲，臂從右側經前方收回大臂還復到右平舉的部位，小臂平屈在大臂前。左拳食指向上翹起大拇指貼伏在中指上，頭略向前屈，目注視左手食指如二九圖。

二九圖

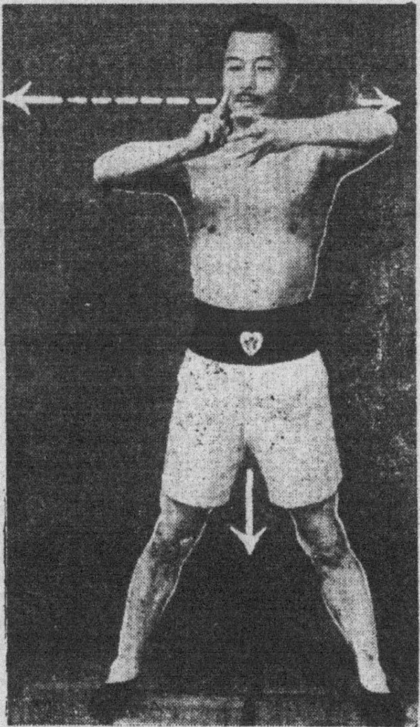

聞「二」令：（向左開弓，就還復原狀，膝屈伸一次。）

左拳掌心向左，從肩的平行線上向左推出，臂也同時伸直，放做推住弓背向左張開狀。右手握拳，拳背向前，臂肘儘量的向右挺出，使胸膛開展，做做執住弓弦拉開弓勢。頭隨左拳向左轉，目注視左手食指。兩腿屈到大腿將平，身體正直，像騎馬樣式，如二六圖。隨即還復到上一動作「二」令的姿勢，如二九圖。

聞「三」令：（再做左開弓，就還復原狀，膝屈伸一次。）

與本八第二動「二」令相同，如二六圖，還復到二九圖的姿勢。

聞「四」令：（馬式左開弓。）

與本八第二動「二」令相同，不過不還復到本八第一動「二」令的姿勢，做做停騎開弓向左描準射箭狀，如二六圖。

聞「五」令：（馬式，右開弓。）

與一八「六」令相同，如二七，二八，二三圖。

與聞「六」令：（馬式，左開弓。）

與一八「五」令相同，如二四二五，二六，三圖。

與聞「七」令：（馬式，右開弓。）

與一八「六」令相同，如二七二八，二三，三圖。

與聞「八」令：（馬式，左開弓。）

與一八「五」令相同，如二四二五二六，三圖。——以上是二八動作——如法右左再各行一次，（就是三八與一八相同，四八與二八相同。）完成四八動作。

要旨 矯正 注意 參閱「八段錦增訂本」的第二段錦。

——第二段錦完——

第三段錦：

術語 調理脾胃單舉手。

本段的二，三，四三個動作，是新加入的，每一動，是臂屈伸一次。一，五，六，七，八五個動作，與「八段錦增訂本」的第三段錦相同。

口令　「調理脾胃單舉——手」。「一，二，三，四，五，六，七，八。」「二，二，三，四，五，六，七，八。」「三，二，三，四，五，六，七，八。」「四，二，三，四，五，六，七，八。」

練法　聞「調理脾胃單舉——手」令（臂下垂彎腕，立正。）

圖一三

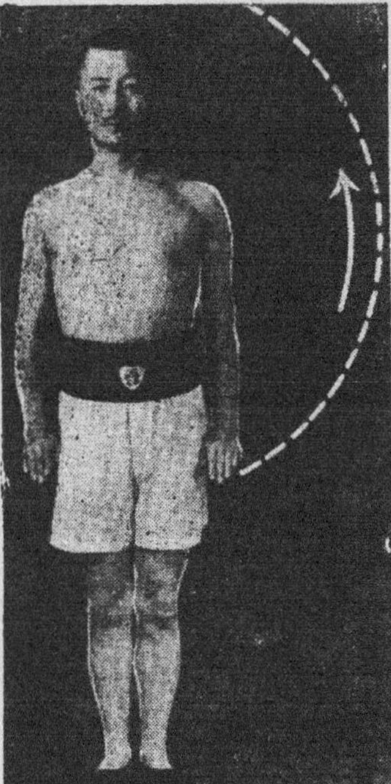

承上一段錦，末一動「八」令的姿勢，身體起立，兩脚跳攏，膝直腿併，立正。兩臂垂在身的兩旁，手指併緊，指尖翹起向前，與小臂成一九十度的直角，掌心向下，大拇指貼伏在大腿旁，小指邊向側方，如三一圖。

聞「一」令（右臂上舉。）

右臂從右旁向上高舉，五指併緊，指尖向左。左臂不動，仍垂在身的左旁。照三二圖的箭形點線，做到如三二圖。

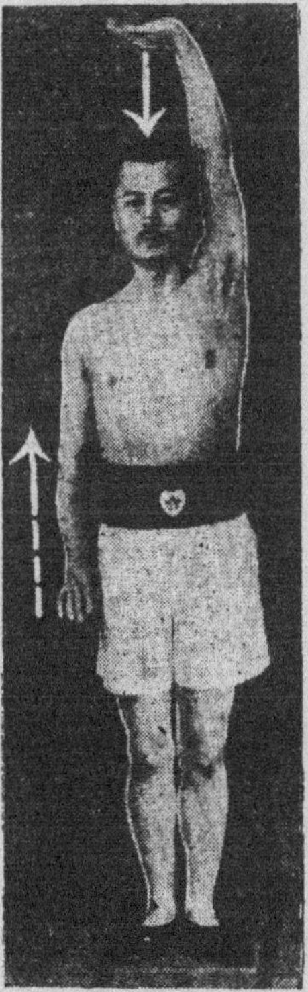

三二圖

聞「二」令（臂屈伸一次。）：

兩手指尖與掌心仍舊保持原狀。兩臂肘引向側屈，右臂屈到手背貼近頭頂，左臂屈到手背貼近脇下。照三二圖的箭形點線做到如三三圖隨卽兩臂挺直，還復到三二圖的姿勢。

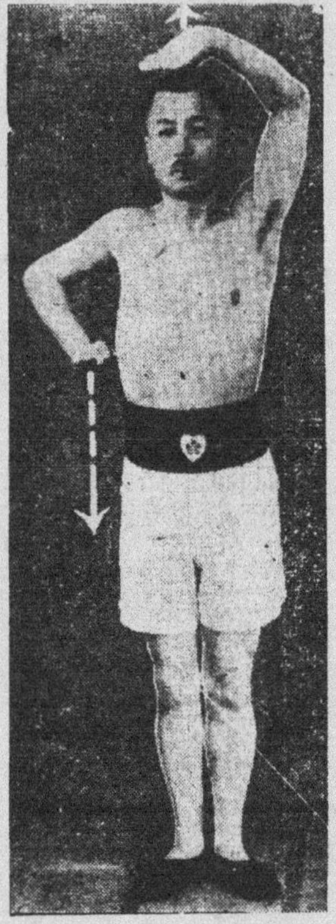

三三圖

三四圖

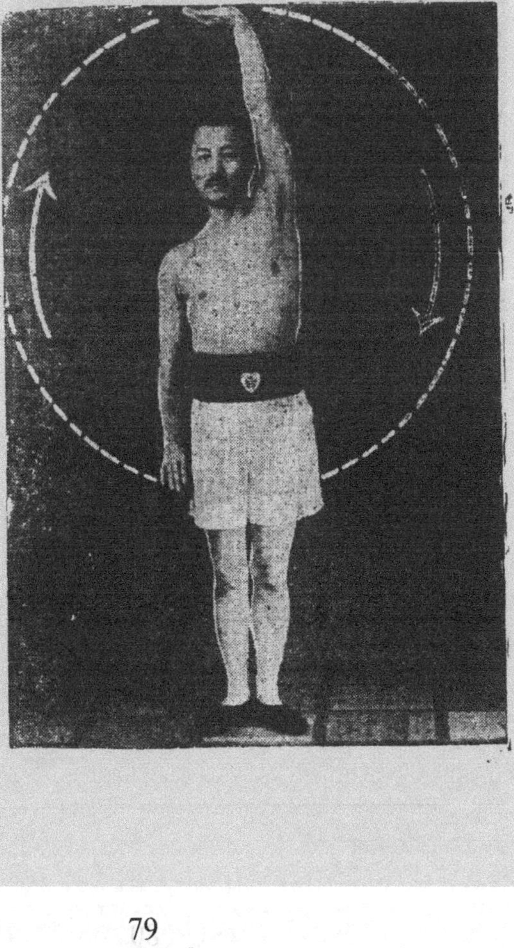

聞「三」「四」令：（臂再屈伸二次。）

與「二」令相同。如三三，三四兩圖，連做兩次」

聞「五」令：（臂交換上舉下垂。）

右臂從右旁下垂，掌心向下，指尖向前，大拇指緊貼在右大腿旁。同時左臂從左旁向上高舉，掌心向上指尖向右。照三四圖的箭形點線，做到如三五圖。

聞「六」令（右臂上舉，左臂下垂。）

三五圖

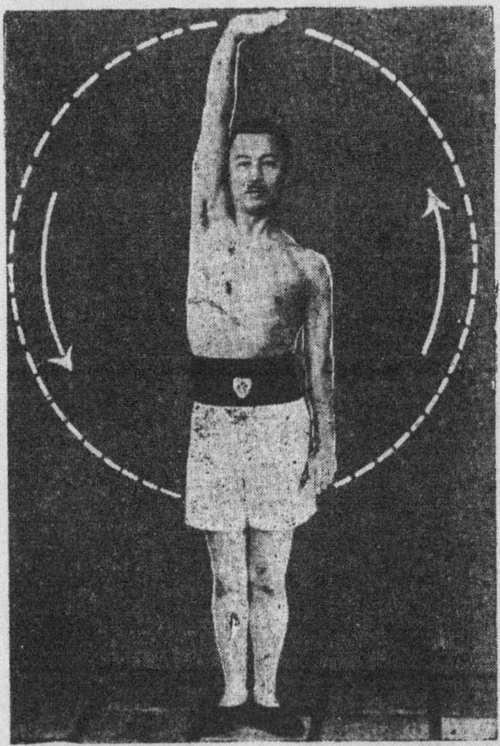

左臂從左旁下垂，掌心向下，指尖向前，大拇指貼在左大腿旁。同時右臂從右方向上高舉，掌心向上，指尖向左。照三五圖的箭形點線，做到如三四圖。

聞「七」令（左臂上舉，右臂下垂。）與「五」令相同。照三四圖的箭形點線，做到如三五圖。

聞「八」令：（右臂上舉，左臂下垂。）與「六」令相同。照三五圖的箭形點線，做到如三四圖。——以上是一八動作完。——

聞「二」令：（左臂上舉，右臂下垂：）

三六圖

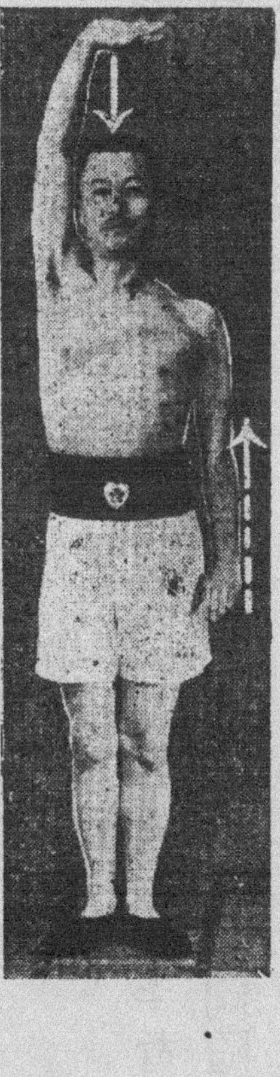

與一八「五」令相同，照三四圖的箭形點線，做到如三五圖。

聞「二」令（臂屈伸一次。）

兩手指尖與掌心仍舊保持原狀，兩臂肘引向側屈，左臂屈到手背貼近頭頂，右臂屈到手背貼近脇下，照三六圖的箭形點線，做到如三七圖，隨卽兩臂挺直，還復到三六圖的姿勢。

聞「三」「四」令（臂再屈伸二次。）

三七圖

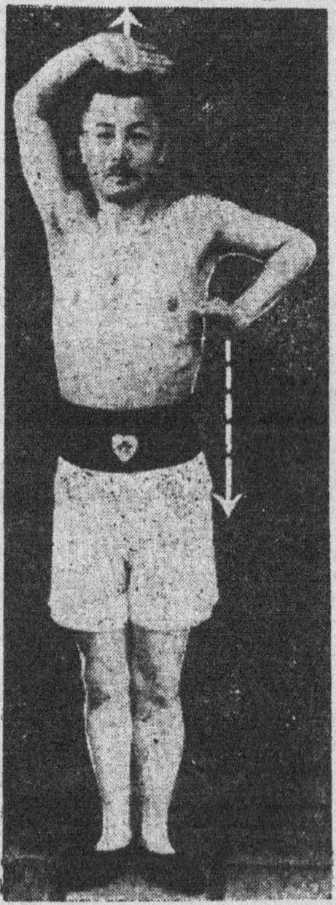

與上一動作「二」令相同，如三六，三七兩圖，連做兩次。

聞「五」令（臂交換上舉下垂。）

左臂從左旁下垂，掌心向下，指尖向前，大拇指緊貼在左大腿旁。同時右臂從右旁向上高舉，掌心向上，指尖向左。照三五圖的箭形點線，做到如三四圖。

聞「六」令（左臂上舉，右臂下垂。）

與一八「五」令相同。照三四圖的箭形點線，做到如三五圖。

聞「七」令（右臂上舉，左臂下垂。）

與「五」令相同。照三五圖的箭形點線，做到如三四圖。

聞「八」令（左臂上舉，右臂下垂）

與一八「五」令相同。照三四圖的箭形點線，做到如三五圖。——以上是二八動作完——

如法右左再各行一次，（就是三八與一八相同，四八與二八相同。）完成四八動作。

王懷琪新編八段錦　二六

要旨・矯正・注意・參閱「八段錦增訂本」的第三段錦。

——第三段錦完——

第四段錦・

術語・五勞七傷望後瞧。

本段一，二，三，四四個動作，是新加入的。五，六，七，八，四個動作是「八段錦增訂本」的第四段錦原有的動作。

口令・「五勞七傷望後——瞧。」「一，二，三，四，五，六，七，八。」「二，二，三，四，五，六，七，八。」「三，二，三，四，五，六，七，八。」「四，二，三，四，五，六，七，八。」

練法・聞「五勞七傷望後——瞧」令：（立正姿勢）承上一段錦末一動「八」令的姿勢，左臂從左旁下垂，兩手掌心伏在兩大腿旁，還復預備姿勢，如預備圖。

聞「一」令：（上體右轉，右腳側出，兩臂掌前後平撐。）兩臂屈在胸旁，左手掌心正對面部，相距尺許，像照鏡子模樣。右手掌在左手背的外面相距寸許，兩手成交叉形，如四一圖。然後照圖中的箭點線右腳向右側分開一步，兩腳的距離與肩等濶。上體轉向右方，右手豎掌（註）從右肩

四一圖

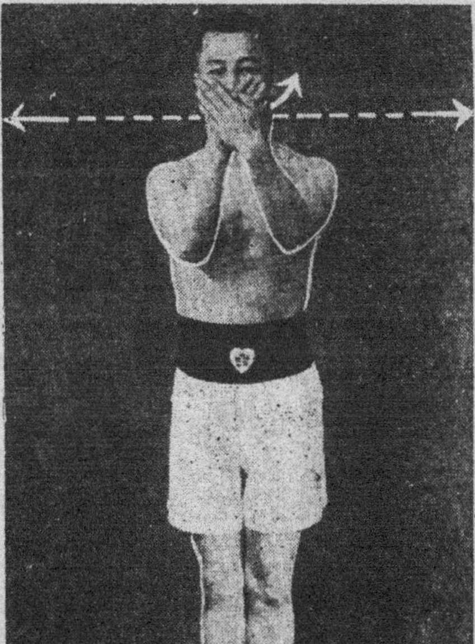

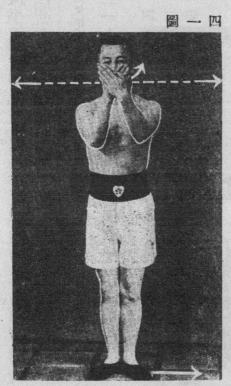

的平線上，畫平面形向後推出。左手豎掌向前推出，兩臂前後平舉。頭隨右掌向右轉，目注視右手背，如四二圖。

（註）彎腕使指尖向上，與小臂成一九十度的角形。

聞「二」令：（上體復正，脚收回，兩掌交叉面前。）

四二圖

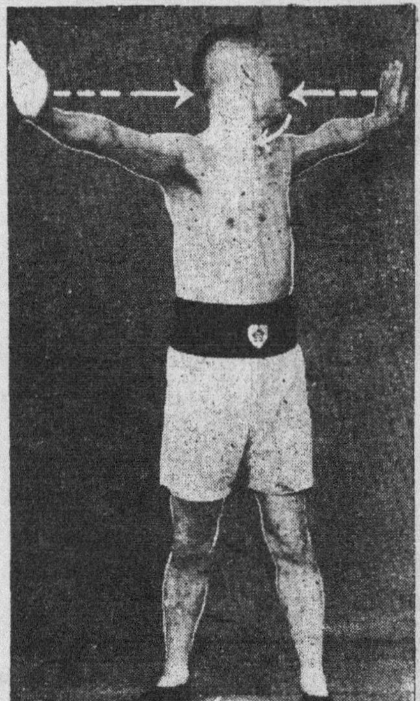

右脚收回靠攏上體及頭復正，左手掌從前方收回到面前，右手掌經右方畫平面形從前收回到左手背前臂肘屈，兩手交叉在面前目注視左掌心。照四二圖的箭形點線，做到如四一圖。

聞「三」令：（上體右轉，右脚側出，兩臂掌前後平撑。）

與「一」令相同。照四一圖的箭形點線，做到如四二圖。

聞「四」令：（上體復正，脚收回，兩掌交叉面前。）

與「二」令相同：照四二圖的箭形點線，做到如四一圖。

聞「五」令：（立正，頭右轉挺胸。）

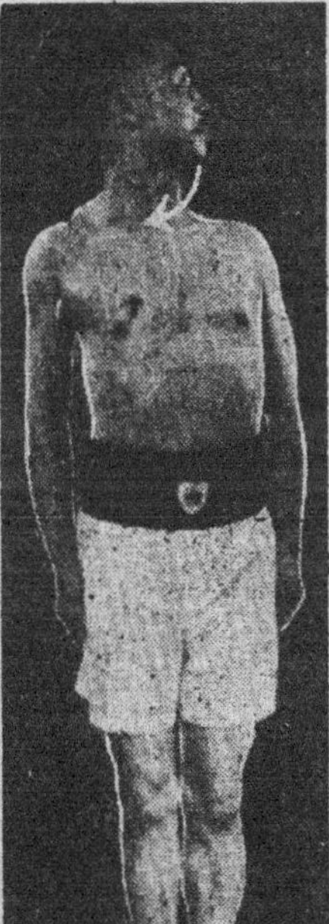

圖三四

兩臂下垂，兩手掌心緊貼在兩大腿旁，兩肩引向後，胸部挺出。頭慢慢的儘量轉向右方，目注視後方，如四三圖。

聞「六」令：（頭與胸復正。）

兩肩與胸還復原狀，頭轉向前，目隨注視前方，還復立正姿勢，如預備圖。

聞「七」令：（頭左轉，挺胸。）

兩肩引向後，胸部挺出，頭慢慢的儘量轉向左方，目注視後方，如四四圖。

聞「八」令：（頭與胸復正。）

兩肩與腹胸還復立正姿勢，如預備圖。——以上是一八動作完。——

四四圖

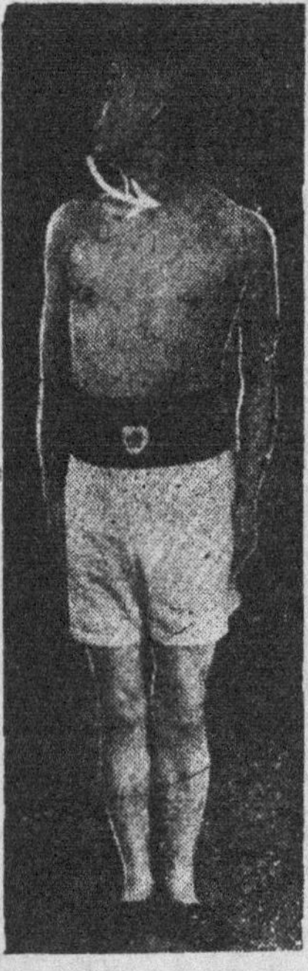

聞「二」令：（上體左轉，左腳側出，兩臂掌前後平撐。）

兩臂屈在胸旁，右手掌心正對面部，相距尺許，像照鏡子模樣，左手掌在右手背的外面，相距寸許，兩手成交叉形，如四五圖。然後照圖中的箭形點線，左腳向左側分開一步，兩腳的距離與肩等濶。上體向左轉，左手豎掌從左肩的平

四五圖

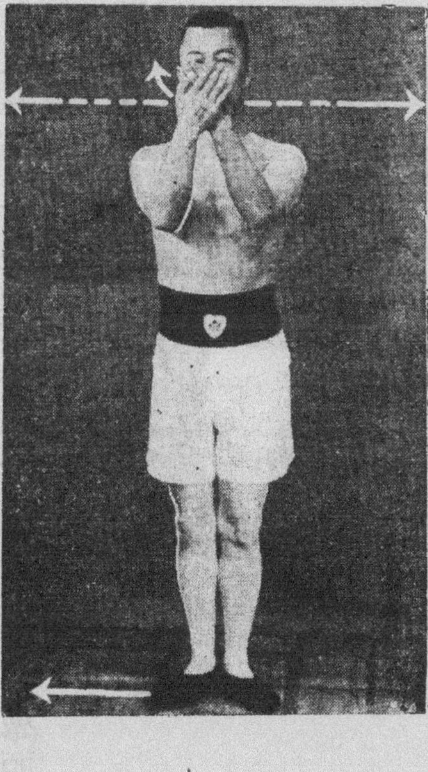

線上畫平面形向後方推出，右手豎掌向前推出，兩臂前後平舉，頭向左轉，目注視左手背如四六圖。

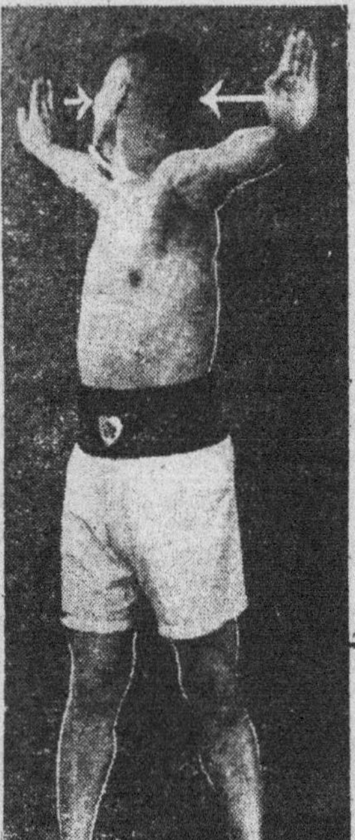

四六圖

聞「二」令：（上體復正，左脚收回，兩掌交叉面前。）

左脚收回靠攏，上體及頭復正。右手掌從前方收回到面前。左手掌經左方畫平面形，從前收回到右手背前，臂肘屈，兩手交叉在面前，目注視右掌心照四六圖的箭形點線，做到如四五圖。

聞「三」令（上體左轉，左脚側出，兩臂掌前後平撐。）

與本八第一動「二」令相同，照四五圖的箭形點線，做到如四六圖。

聞「四」令（上體復正左脚收回兩掌交叉面前。）

與本八第二動「二」令相同。照四六圖的箭形點線，做到如四五圖。

聞「五」令（立正，頭左轉，挺胸。）

兩臂下垂，兩手掌心緊貼在兩大腿旁兩肩引向後，胸部挺出，頭慢慢的儘量轉向左方目注視後方，如四四圖。

聞「六」令（頭與胸復正。）

兩肩與頭胸還復立正姿勢，如預備圖。

聞「七」令（頭右轉，挺胸。）

兩肩引向後，胸部挺出頭慢慢的儘量轉向右方，目注視後方，如四三圖。

聞「八」令（頭與胸復正。）

兩肩與頭胸還復立正姿勢，如預備圖——以上是二八動作完。——

如法右左再各行一次，（就是三八與一八相同，四八與二八相同。）完成四八動作。

要旨 **矯正** **注意** 參閱「八段錦增訂本」的第四段錦。

——第四段錦完——

第五段錦：

術語 搖頭擺尾去心火。

本段的動作，與「八段錦增訂本」的第五段錦動作相同。不過二三四三個動作，上體在一個部位上擺動三次，就是每一個部位上有五次擺動腰腹的動作。

口令 「搖頭擺尾去心火——」。「一，二，三，四，五，六，七，八。」「二，二，三，四，五，六，七，八。」「三，二，三，四，五，六，七，八。」「四，二，三，四，五，六，七，八。」

練法 聞「搖頭擺尾去心火——」令：（閉趾。）

兩脚尖併緊，如二一圖。

聞「一」令：（馬式，手撐膝，上體右屈。）

兩脚向左右跳開一大步，兩膝屈做騎馬式。兩手叉在兩膝蓋上，虎口向內。右臂屈，肘尖向右下壓。右臂挺直，上體及頭向右深屈，臀部略向左擺，如五一圖。

五一圖

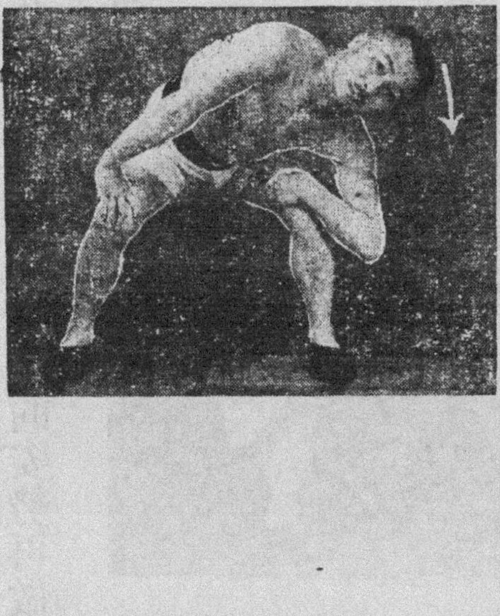

聞「二」令：（上體在右屈的部位上擺動。）

兩腿不動，仍做騎馬式，右臂肘用力向右下擺動，左臂用力推動，上體及頭向右下擺動，臂部向左擺動，如五二圖的曲線，隨即還復到五一圖的姿勢。

聞「三」「四」令（上體再向右下擺動二次。）與「二」令相同。如五二圖還復到五一圖的姿勢，再做二次。

五二圖

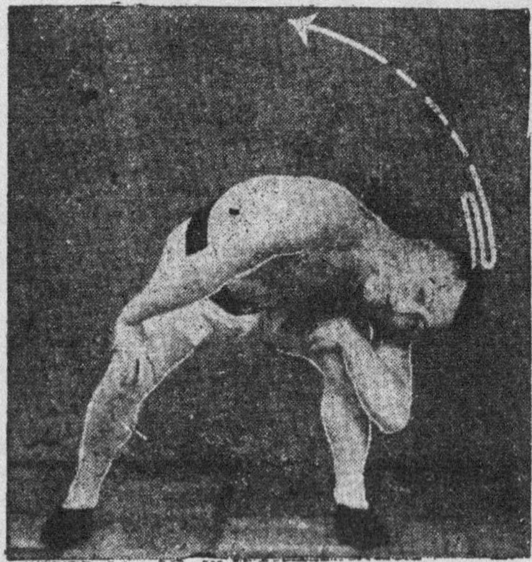

聞「五」令：（上體後屈。）

兩腿不動，仍做騎馬式。上體及頭部從右繞向後屈。臂部復原，兩臂肘挺直，幫助上體後屈，如五三圖。

五三圖

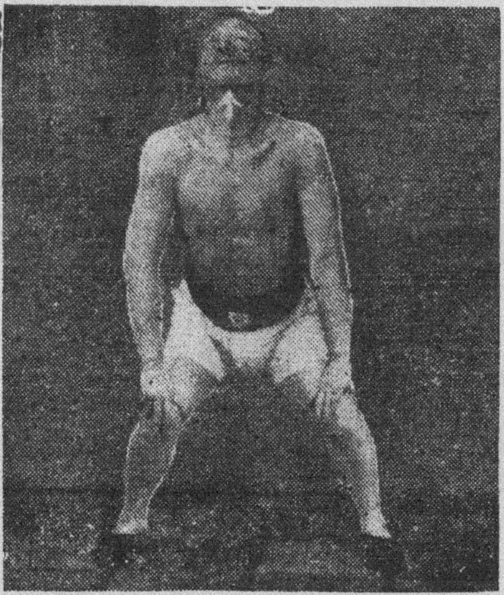

聞「六」令：（上體左屈。）

兩腿不動，仍做騎馬式。上體及頭部從後繞向左深屈，臀部略向右擺。左臂屈，肘尖向左壓下，右臂挺直，如五四圖。

五四圖

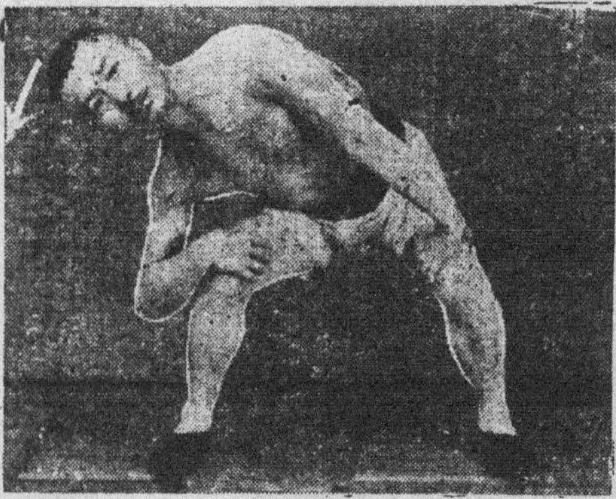

聞「七」令；（上體前屈，）兩腿不動，仍做騎馬式。上體及頭部從左繞向前深屈，兩臂屈到大小臂相接觸，肘尖頂向前，如五五圖。

五五圖

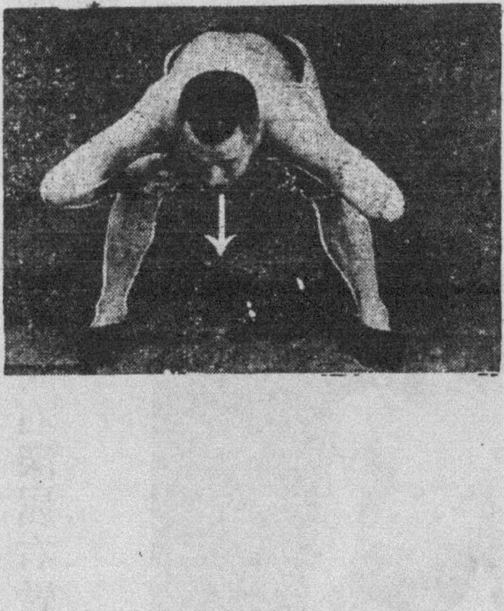

聞「八」令：（上體右屈。）

兩腿不動，仍做騎馬式。上體及頭部從前面繞向右深屈，右臂仍屈移向右方，肘尖向右壓下。左臂挺直，臂部向左擺，如五一圖——以上是一八動作完——

聞「二」令：（上體後屈。）

與一八的「五」令相同，如五三圖。

聞「二」令（上體在後屈的部位上擺動。）

兩腿不動，仍做騎馬式，上體及頭部在後屈的部位上，儘量的向後擺動一次，如五六圖的箭形曲線，隨卽還復到五三圖的姿勢。

五六圖

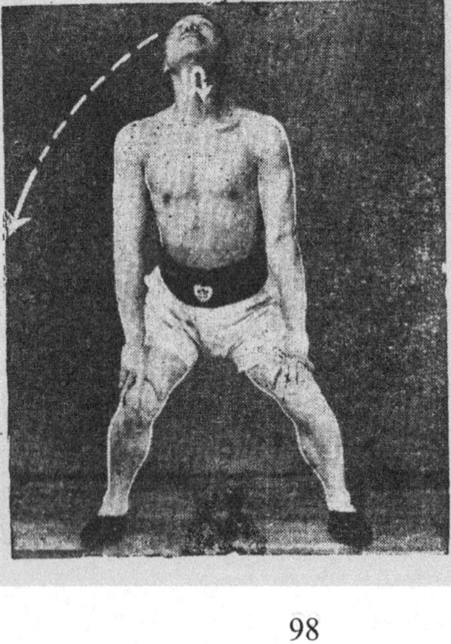

聞「三」「四」令：（上體再向後擺動二次。）

與本八第二動的「二」令相同，如五六圖的箭形曲線，還復到五三圖的姿勢，連做兩次。

聞「五」令（上體左屈。）

與一八的「六」令相同，如五四圖。

聞「六」令（上體前屈。）

與一八的「七」令相同，如五五圖。

聞「七」令（上體右屈。）

與一八的「八」令相同，如五一圖。

聞「八」令（上體後屈。）

與一八的「五」令相同，如五三圖。——以上是二八動作完。——

聞「三」令（上體左屈。）

與一八的「六」令相同，如五四圖，

聞「二」令：（上體在左屈的部位上擺動。）

兩腿不動，仍做騎馬式。上體及頭部儘量的向左下擺動。左臂肘用力向左下擺動，右臂挺直幫助上體向左下擺動，臂部向右擺動，如五七圖的箭形曲線，隨即還復到五四圖的姿勢。

聞「三」「四」令：（上體再向左下擺動二次。）

與本八的「二」令相同。如五七圖的箭形曲線，還復到五四圖的姿勢，連做二次。

聞「五」令：（上體前屈。）

與一八的「七」令相同，如五五圖。

聞「六」令：（上體右屈。）

與一八的「八」令相同，如五一圖。

聞「七」令：（上體後屈。）

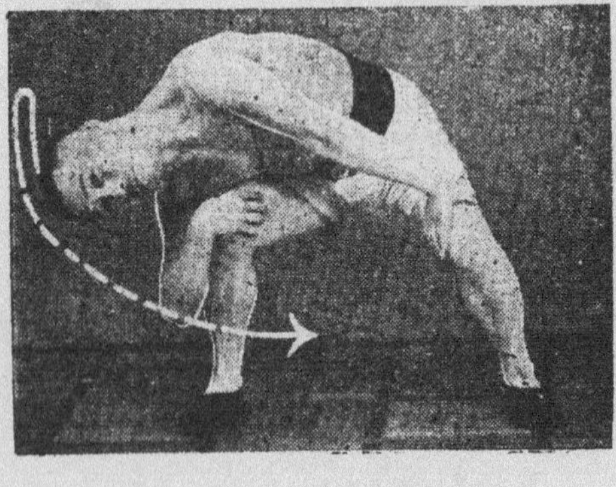

五七圖

與一八的「五」令相同，如五三圖。

聞「八」令：（上體左屈）

與一八的「六」令相同，如五四圖。——以上是三八動作完。——

聞「四」令：（上體前屈）

與一八的「七」令相同，如五五圖。

聞「二」令：（上體在前屈的部位上擺動。）

兩腿不動，仍做騎馬式。上體及頭部在前屈的部位上儘量的向前下擺動，如五八圖隨即還復到五五圖的姿勢。

聞「三」「四」令：（上體再向前下擺動二次。）

與本八的「二」令相同，如五八圖還復到五五圖的姿勢，連做二次。

聞「五」令：（上體右屈）

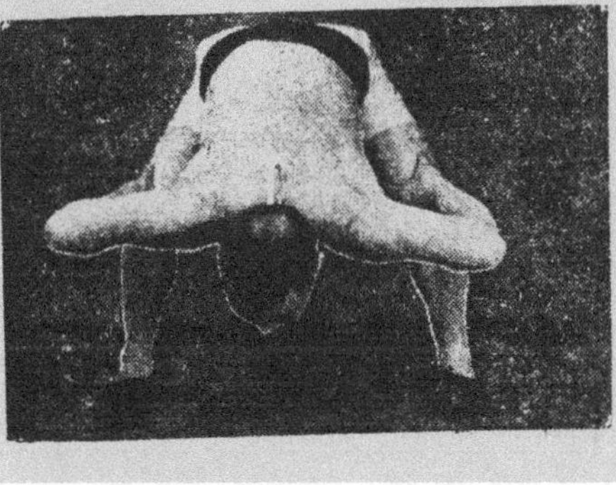

五八圖

與一八的「八」令相同，如五一圖。

聞「六」令（上體後屈。）

與一八的「五」令相同，如五三圖。

聞「七」令（上體左屈。）

與一八的「六」令相同，如五四圖。

聞「八」令（上體前屈。）

與一八的「七」令相同，如五五圖。——以上是四八動作完。——

要旨・矯正・注意・參閱「八段錦增訂本」的第五段錦。

——第五段錦完——

第六段錦：

術語・背後七顛百病消。

本段一，二，三，四，四個動作高跳四次。五，六，七，八，四個動作，腿挺直，用脚尖的勁力顛動，低跳四次。所以前四個動作，是新加入的。後四個動作完全與「八段錦增訂本」的第六段錦動作相同。

口令：「背後七顛百病——消。」「一——二——三——四——五，六，七，八。」「二——二——三——四——五，六，七，八。」「三——二——三——四——五，六，七，八。」「四——二——三——四——五，六，七，八。」

練法：聞「背後七顛百病——消」令：（臂下垂，立正，閉趾，起踵，）承上一段錦，末一動「八」令的姿勢，身體起立，兩脚跳攏，膝直腿併，立正，脚尖脚跟併緊，脚跟離地提起。兩臂垂在背後，兩手掌心撫在臀部上。胸挺出，如六一圖。

六一圖

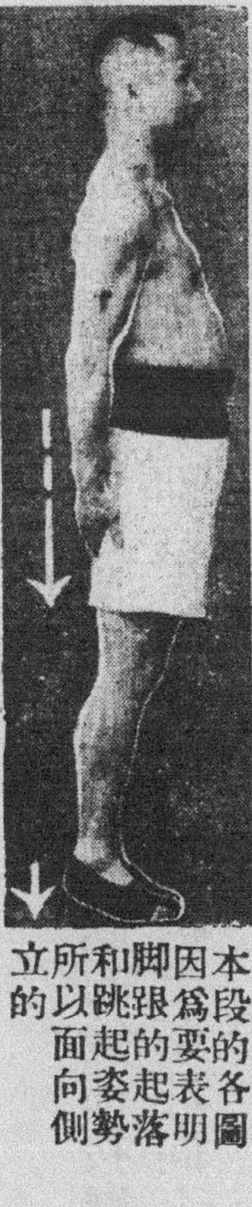

本段的各圖因爲要表明脚跟的起落和跳起的姿勢所以面向側立的

聞「一」令：（向上高跳。）

兩脚跟落地，膝屈身向下蹲。兩手掌從臀部向下移，經大腿的後部按摩到腿灣。胸部隨之縮小作勢向上跳起狀，如六二圖。隨即胸部挺出頭冲向上頂，兩

六二圖

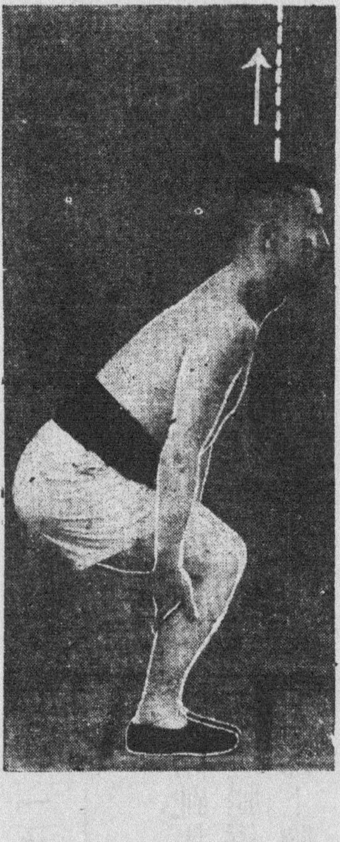

膝挺直，將身儘力向空中跳起。兩手掌心經大腿的後部，向上移到臂部，腳尖向下如六三圖。身體降落時，腳尖着地，腳跟仍提起，如六一圖。

聞「二」「三」「四」令（再跳起三次。）與「一」令相同。如六二，六三，六一，三圖連做三次。

六三圖

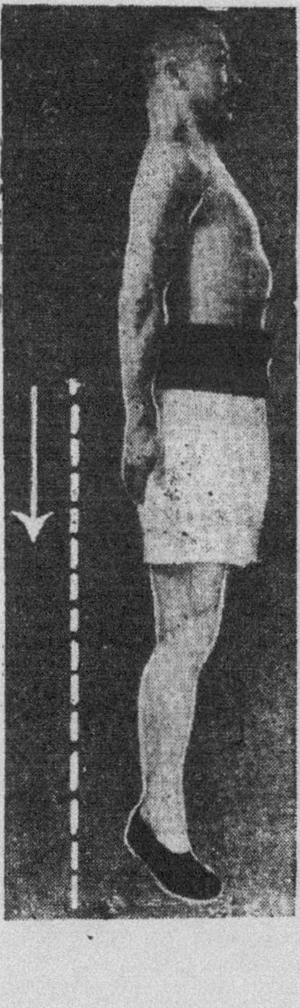

聞「五」令：（顛動低跳。）

兩手手背伏在臀部上，兩大拇指鈎牢，接近尾骨處。兩膝挺直，頭向上項起，用腳尖的勁力顛跳一下，如六四，六五兩圖。

六四圖

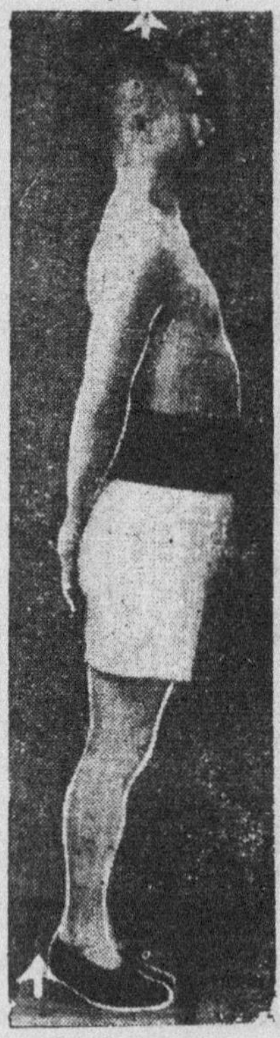

六五圖

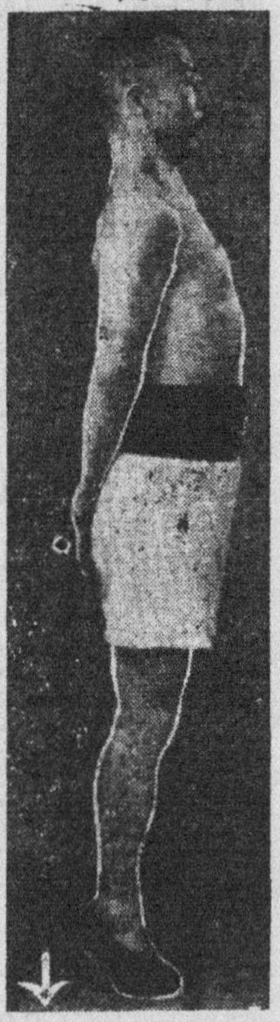

聞「六」「七」「八」令：(再顚動低跳三下)。

與「五」令相同，如六四，六五，兩圖連跳三次。——以上是一八動作完。——

如法再行三次完成四八動作。

要旨 **矯正** **注意** 參閱「八段錦增訂本」的第六段錦。

——第六段錦完——

第七段錦：

術語 攢拳怒目增氣力。

本段的動作，與「八段錦增訂本」的第七段錦動作，大同小異。所不同者，一八與二八的二三，四三個動作是兩臂拳交換向側方伸屈一次，兩膝屈伸一次。五六，七八四個動作，兩膝屈做騎馬式，兩臂拳交換先向前伸次向側伸。三八與四八的二三，四三個動作，兩臂拳交換向前伸屈一次，兩膝屈伸一次。五六，七八四個動作，兩膝屈做騎馬式，兩臂交換先向側伸。次向前伸與一八二八相反。

口令：「攢拳怒目增氣力——」「一，二，三，四，五，六，七，八。」「二，二，三，四，五，六，七，八。」「三，二，三，四，五，六，七，八。」「四，二，三，四，五，六，七，八。」

練法：聞「攢拳怒目增氣力——」令：（踵下，閉趾。）

承上一段錦，末一動「八」令的姿勢，兩腳跟輕輕的落地，兩臂垂在身旁，手握拳，腳跟與腳尖仍舊併緊，如七一圖。

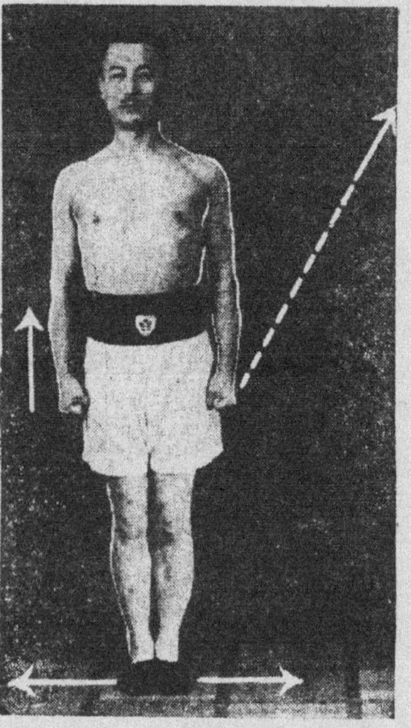

七一圖

聞「一」令：（大開立，右拳右伸。）

兩腳向左右跳開一大步。右臂拳向右平伸，拳背向上。左臂引肘向後，屈在胸旁，左拳貼在左腰間，拳背向下。怒目虎視前方像有敵人立在面前的一般。照七二圖的箭形點線，做到如七二圖。

七二圖

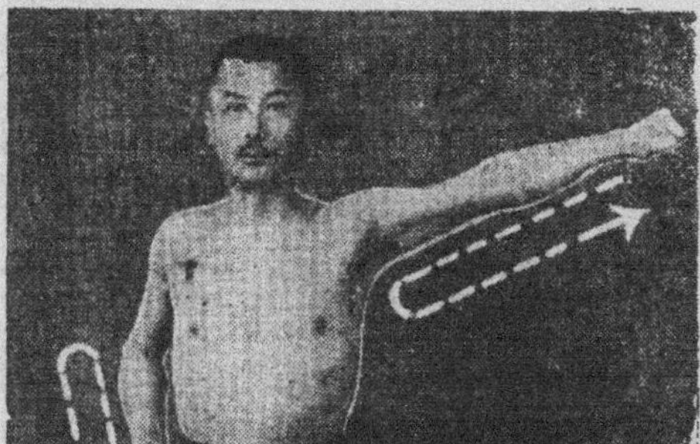

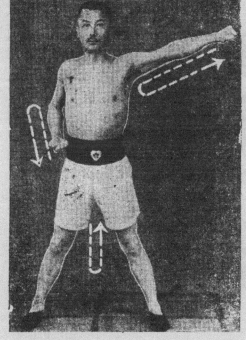

聞「二」令：（兩拳交換側伸屈一次，膝也伸屈一次。）兩腿屈做騎馬式。右臂拳從右收回到腰間，拳背向下，引肘向後。左臂拳向左平伸，拳背翻向上。照七二圖的箭形點線，做到如七三圖，隨即還復到「一」令的姿勢，如七二圖。

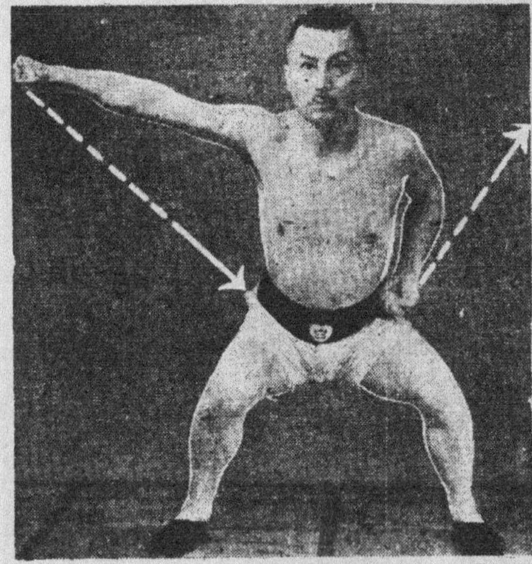

七三圖

聞「三」令：（兩拳再交換側伸屈一次，膝也再屈伸一次。）與「二」令相同，照七二圖的箭形點線做到如七三圖，隨即還復到七二圖的姿勢。

聞「四」令：（馬式，拳再交換側伸屈一次。）拳的動作，與「二」令相同。不過兩腿屈做騎馬式，不再還復到「一」令的姿勢，如七四圖。

七四圖

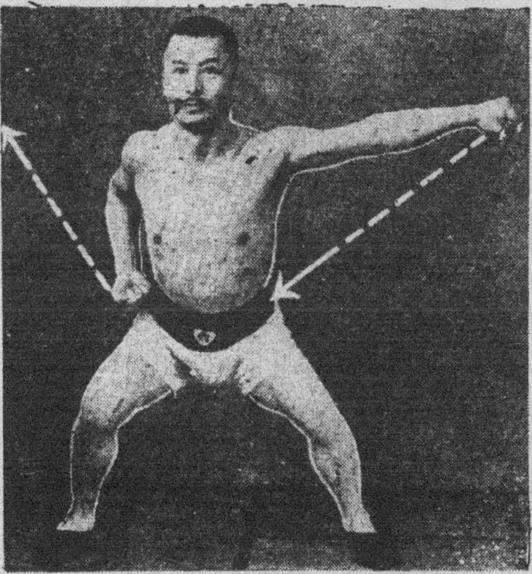

聞「五」令：（馬式，左拳前伸。）

兩腿不動，仍做騎馬式。右臂拳從右收回到右腰間，拳背向下，引肘向後。左臂拳向前平伸，拳背翻向上。目仍虎視前方，照七四圖的箭形點線，做到如七五圖的姿勢。

七五圖

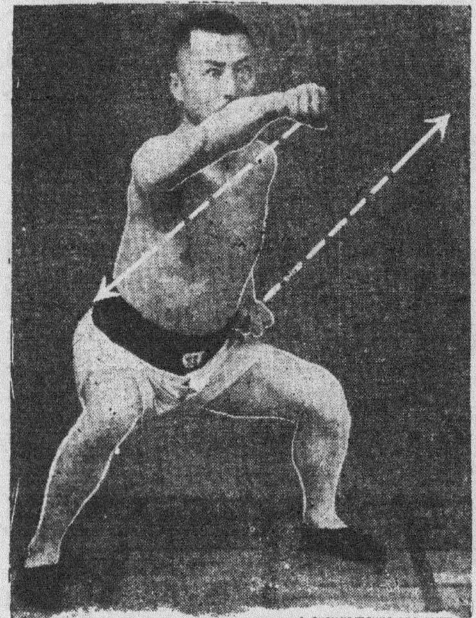

要表明前伸拳的姿勢所以半面側立的以下六八九三圖相同

聞「六」令：（馬式，右拳前伸。）

兩腿不動，仍做騎馬式。左臂拳從左側方收回到左腰間，拳背向下，引肘向後。右臂拳向前平伸，拳背翻向上。目仍虎視前方，照五七圖的箭形點線做到如七六圖的姿勢。

七六圖

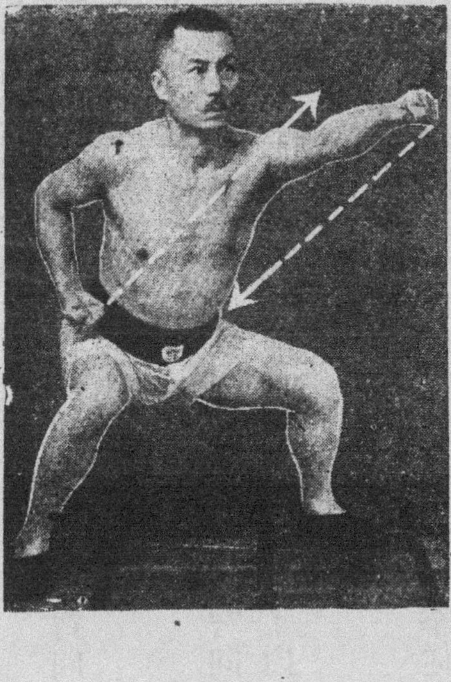

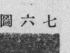

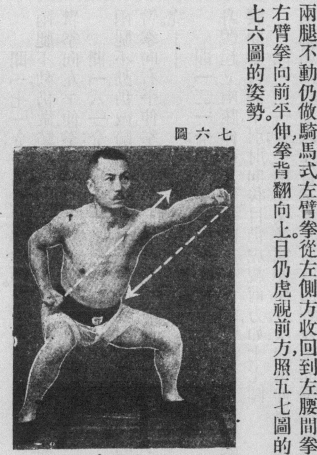

聞「七」令:(馬式,左拳左伸。)

兩腿不動,仍做騎馬式。右臂拳從前方收回到右腰間,拳背向下,引肘向後。左臂拳向左平伸,拳背翻向上,目仍虎視前方,如七三圖。

聞「八」令:(馬式右拳右伸。)

兩腿不動,仍做騎馬式。左臂拳從左方收回到左腰間,拳背向下,引肘向後。右臂拳向右平伸,拳背翻向上,目仍虎視前方如七四圖。——以上是一八動作完。——

聞「二」令:(大開立,左拳左伸。)

身體起立,兩膝伸直。左臂拳向左平伸,拳背翻向上。右臂拳從右方收回到右腰間,拳背向下,引肘向後。目仍虎視前方,如七七圖。

聞「二」令:(兩拳交換側伸屈一次,膝也伸屈一次。)

兩腿屈做騎馬式。左臂拳從左方收回到左腰間,拳背向下,引肘向後,右臂拳向右平伸,拳背翻向上。照七七圖的箭形點線做到如七四圖,隨卽還復到七七圖的姿勢。

聞「三」令：（兩拳再交換側伸屈一次，膝也再屈伸一次。）

與本八第二動的「二」令相同。照七七圖的箭形點線，做到如七四圖，隨即

七七圖

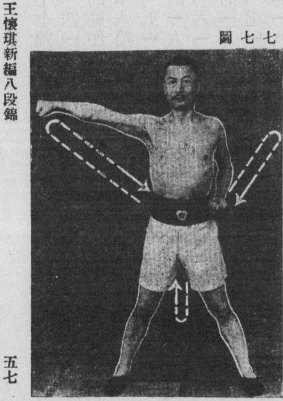

還復到七七圖的姿勢。

聞「四」令(馬式,兩拳再交換側伸屈一次。)

兩臂拳的動作,與本八第二動的「二」令相同。不過兩腿屈做騎馬式,不再還復到本八第一動「二」令的姿勢,如七三圖。

聞「五」令:(馬式,右拳前伸。)

與一八的「六」令相同。照七三圖的箭形點線,做到如七五圖。

聞「六」令:(馬式,左拳前伸。)

與一八的「五」令相同。照七五圖的箭形點線,做到如七六圖。

聞「七」令:(馬式,右拳右伸。)

與一八的「八」令相同。如七四圖。

聞「八」令:(馬式,左拳左伸。)

與一八的「七」令相同,如七三圖。——以上是二八動作完。——

聞「三」令:(大開立,右拳前伸。)

身體起立，兩膝伸直。右臂拳向前平伸，拳背翻向上。左臂拳從左方收回到左腰間，拳背向下，引肘向後。目仍虎視前方，如七八圖。

七八圖

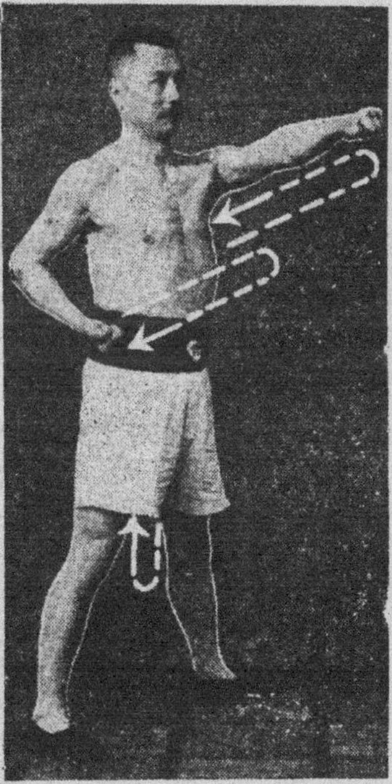

聞「二」令：（兩拳交換前伸屈一次，膝也屈伸一次。）兩腿屈做騎馬式，左臂拳向前平伸，拳背翻向上。右臂拳從右方收回到右腰間，拳背向下，引肘向後。照七八圖的箭形點線，做到如七六圖，隨即還復到七八圖的姿勢。

聞「三」令：（兩拳再交換前伸屈一次，膝也伸屈一次。）與本八第二動的「二」令相同照七八圖的箭形點線做到如七六圖，隨卽還復到七八圖的姿勢。

聞「四」令：（馬式，兩拳再交換前伸屈一次。）兩臂拳的動作，與本八第二動的「二」令相同。不過兩腿屈做騎馬式，不再還復到本八第一動「三」令的姿勢。如七五圖。

聞「五」令：（馬式，左拳左伸。）與一八的「七」令相同，如七三圖。

聞「六」令：（馬式，右拳右伸。）與一八的「八」令相同，如七四圖。

聞「七」令：（馬式，左拳前伸。）與一八的「五」令相同，如七五圖。

聞「八」令：（馬式，右拳前伸。）

與一八的「六」令相同，如七六圖。——以上是三八動作完。——

聞「四」令：（大開立，左拳前伸。）

身體起立，兩膝伸直。左臂拳向前平伸，拳背翻向上。右臂拳從右方收回到右腰間，拳背向下，引肘向後。目仍虎視前方，如七九圖。

七九圖

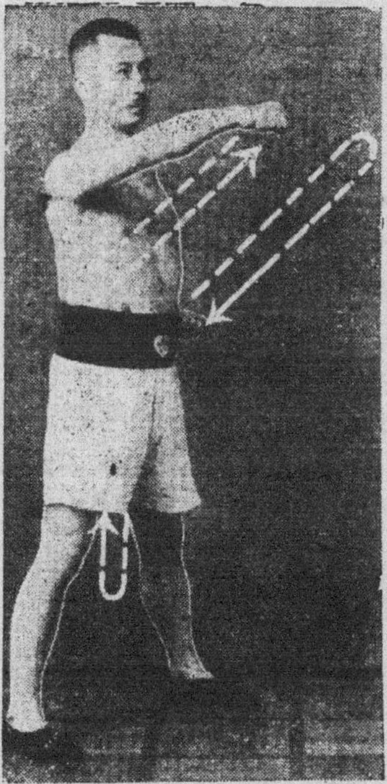

聞「二」令：（兩拳交換前伸屈一次，膝也屈伸一次。）

兩腿屈做騎馬式。右臂拳向前平伸，拳背翻向上。左臂拳從前方收回到左腰間，拳背向下，引肘向後，照七九圖的箭形點線，做到如七五圖，隨即還復到七九圖的姿勢。

聞「三」令：（兩拳再交換前伸屈一次，膝也再屈伸一次。）

與本八第二動的「二」令相同，照七九圖的箭形點線做到如七五圖，隨即還復到七九圖的姿勢。

聞「四」令：（馬式，兩拳再交換前伸屈一次。）

兩臂拳的動作，與本八第二動的「二」令相同。不過兩腿屈做騎馬式，不再還復到本八第一動的「四」令的姿勢，如七六圖。

聞「五」令：（馬式，右拳右伸。）

與一八的「八」令相同，如七四圖。

聞「六」令：（馬式左拳左伸。）

與一八的「七」令相同，如七三圖。

聞「七」令：（馬式，右拳前伸。）
與一八的「六」令相同，如七五圖。
聞「八」令（馬式，左拳前伸。）
與一八的「五」令相同，如七六圖。——以上是四八動作完。——

要旨• **矯正**• **注意**• 參閱「八段錦增訂本」的第七段錦。

——第七段錦完——

第八段錦：

術語• 兩手攀足固腎腰。

本段三四，與七八，四個動作，與「八段錦增訂本」的第八段錦動作相同，一二，與五六，四個動作，是新加入的在上體向前屈與向後屈的部位上，多做擺動的動作兩次。

口令• 「兩手攀足固腎——腰。」「一，二，三，四，五，六，七，八。」「二，二，三，四，五，六，七，八。」「三，二，三，四，五，六，七，八。」「四，二，三，四，五，六，七，八。」

練法

聞「兩手攀足固腎——腰」令：（臂下垂，立正。）

承上一段錦末一動「八」令的姿勢，身體起立，兩腳跳攏，膝直腿併，兩臂下垂，立正，如預備圖。

聞「一」令：（上體前屈擺動，兩手向小腿後伸動。）

八一圖

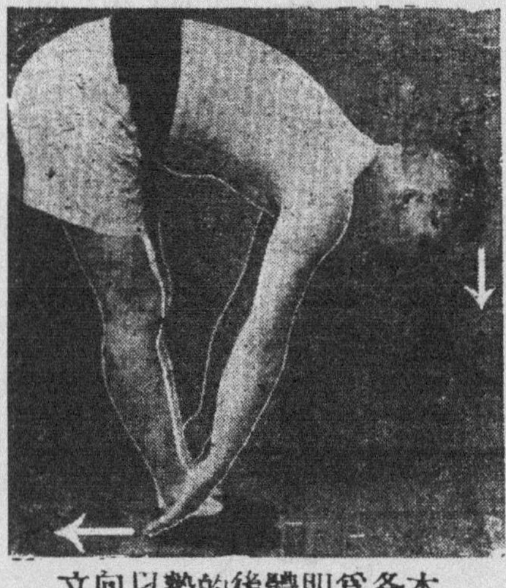

本段各圖爲表明上體前後屈的姿勢所以面向側立的

上體向前深屈的部位上擺動膝蓋挺直勿屈兩臂跟隨着上體下垂從小腿的兩旁儘量的向後伸動，掌心向上頭略爲抬起，照八一圖的箭形點線做到如八二圖隨即還復到八一圖的姿勢。

聞「二」令（上體再向前擺動兩手再向小腿後伸動。）與「一」令相同如八一，八二兩圖

八二圖

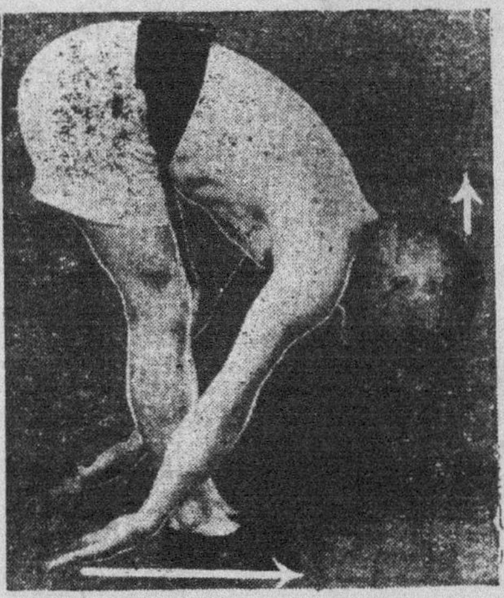

聞「三」「四」令：（兩手攀住脚尖，上體再向前擺動兩次。）

兩脚尖略爲翹起，兩手掌心向內握住脚尖，虎口向前。上體再向前深屈的部位上擺動兩次。照八三圖的箭形點線做到如八四圖，隨即還復到八三圖的姿勢。

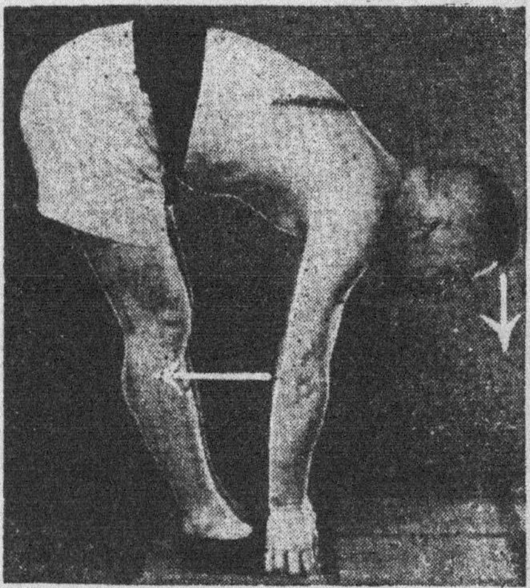

八三圖

八四圖

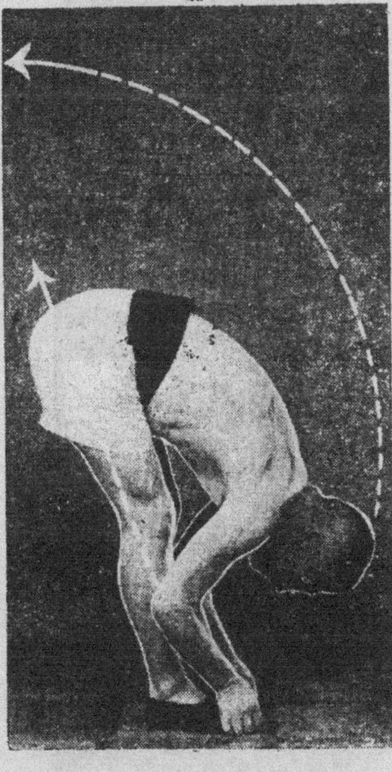

聞「五」令：（兩手叉，在背後，上體後屈擺動。）

兩手叉在背後，兩臂肘引向後，兩大拇指併緊向上，指尖抵住脊柱。兩小指邊相接觸，八指向下，指尖抵住臀部。上體照八四圖的箭形點線，從前方起向後屈部位上擺動，頭隨體下，與胸部成弧形。照八五圖的箭形線，做到如八六圖，隨即還原到八五圖的姿勢。

八五圖

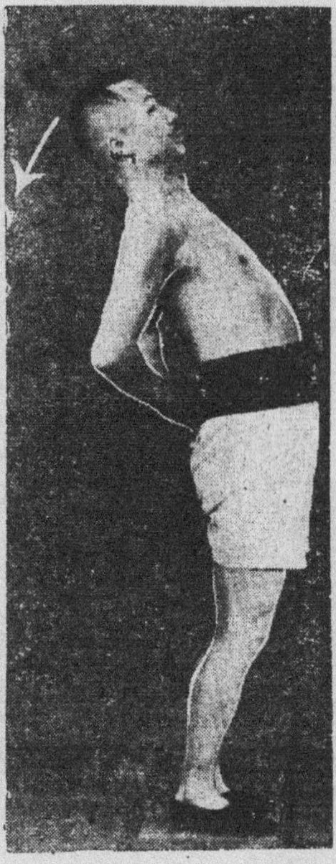

八六圖

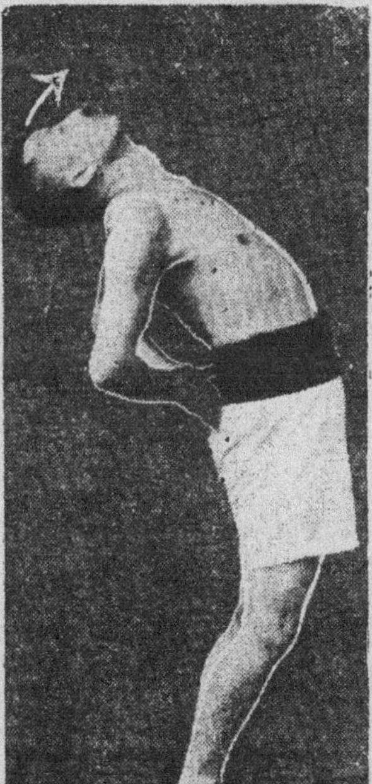

聞「六」「七」「八」令：（上體再向後擺動三次。）

與「五」相同，如八五，八六兩圖連做三次。——以上是一八動作完。——

如法再練三次，完成四八動作。

聞「還——原」令：（立正。）

上體復正，兩臂下垂立正，還復預備圖的姿勢。緩行數十步，再行深呼吸十數次。

要旨　**矯正**　**注意**　參閱「八段錦增訂本」的第八段錦。

——第八段錦**完**——

附：新編八段錦互助練習法

「八段錦互助練習法」比較練「鋼絲繩」與「彈簧啞鈴，」還要有興味。因爲「鋼絲繩」「彈簧啞鈴」都是受物力來強引體力的，所以力弱的人，收效不易。「八段錦互助練習法」則否。是一種人與人，彼此互助借力來練體力的，所以牠的興味濃厚。良友相叙，興來共同練習，互證進步。

二人互練時，身材最好一般長短，使互助便利。二人者，一爲操練員，一爲助練員。每練過一段，兩相調換。助練員須要體會到操練員的體力，施以相當的柔勁來幫助和牽止操練員的動作。切忌任用猛力，致使操練員無力抵抗，筋骨感覺苦痛，減少二人互練的興趣，失掉二人互練的效益。

第一段：

助練員兩脚開立，靠近立在操練員的背後，兩手掌輕輕按在操練員的兩小臂的中段上面，用柔勁牽止操練員的兩臂向上舉起。

在「二」的時候，助練員握住操練員的脈腕，幫助操練員的兩掌心向上翻托，和兩脚跟提起。

「三」至「六」助練員用柔勁牽止操練員的兩掌心翻托，和兩脚跟放下提起。

「七」助練員的兩手托住操練員的兩小臂，用柔勁牽止操練員兩臂從左右兩旁垂下。

「八」助練員握住操練員的兩大臂，牽止兩脚跟落地。

第二段：

助練員仍兩脚分開，靠近立在操練員的背後，兩手從操練員的肩上伸出，向前執住他的兩腕。

「一」至「四」助練員隨着操練員蹲下和起立，幫助他向右開弓。

「五」至「八」助練員上體略向前傾，幫助操練員做左右開弓。

第三段：

操練員併脚立在操練員的背後，雙手執住操練員的雙手，四指貼在他的掌心上，大拇指貼在他的掌背上，幫助他彎腕。

「一」助練員提起脚跟，右手仍執住操練員的右手，幫助他向上托起，左手執住操練員的左手向下按。

「二」至「四」助練員脚跟落地和提起，兩手執住操練員的手掌，牽止他兩臂屈伸。

「五」至「八」助練員幫助操練員的兩臂交換上舉和下垂。

第四段：

「一……八」和「三……八」的首四動作，助練員開脚立在操練員的右旁邊。右手執住操練員的左手掌心。同第三段式。左手執住右手，牽止和幫助操練員的兩掌向前後推出和交叉在胸前。

「五」至「八」助練員立在操練員的背後，兩手執住操練員的兩大臂的上段，在操練員頭向側轉時，幫助他挺胸。

「二……八」和「四……八」的首四動作，助練員立在操練員的左旁邊，「與一……八」和「二……八」相反行之。

第五段：

助練員開脚立在操練員的背後，左脚或者右脚向前抵近操練員的尾骨。

「一」至「四」用右手托在操練員的右脇下，左手按在操練員的左大臂上，幫助操練員的上體向右屈的部位上擺動。

「五」助練員攀住操練員的兩肩，幫助他上體向後屈，用膝蓋抵住操練員的臂部，以防他向後倒下。

「六」和「一」相反。

「七」助練員上體略向前傾，兩手按在操練員的背上，幫助他上體向前屈。

第六段：

助練員開脚立在操練員的背後，雙手執住操練員的兩大臂，幫助他向上跳起。

第七段：

助練法與第二段相同，不過操練員拳向前伸時，助練員仍舊執住操練員的小臂，上體向前傾，幫助他拳向前伸和屈在腰旁。

第八段：

助練員立在操練員的右旁邊，或者左旁邊，右（左）手按在操練員的背上，左（右）手從操練員的脇下伸出，托住操練員的胸膛，幫助操練員上體向前屈的部位上擺動。操練員上體向後屈時，助練員用（左）手托住操練員的背部左（右）手輕按操練員的胸的上部，幫助上體向後屈的部位上擺動。

王懷琪新編八段錦——完——

易筋經外經圖説（附八段錦圖）

梁世昌　編纂　上海同文書局石印本

易筋經圖說

附八段錦圖

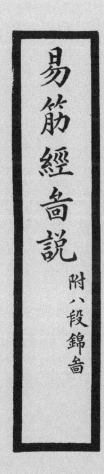

附八段錦圖

易筋經外經圖說

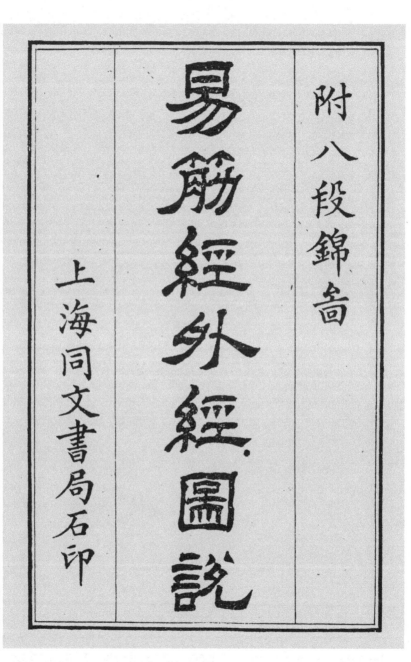

上海同文書局石印

易筋經外經圖說　外壯練力奇驗圖

凡行外壯功夫須於靜處面向東立靜慮凝神通身不必用力祇須使其氣貫兩手若一用力則不能貫兩手矣每行一式默數四十九字接行下式毋相間斷行第一式自覺心思法則俱熟方行第二式速者半月遲者一月各式俱熟其力自能貫上頭頂此練力練氣運行易筋脈之法也務須嚴謹有恆戒酒

色日夜行五次七次工無間斷食飯四五頓專心練習至百日能長千觔之力此指少壯者言也即輭弱無力之人亦可練至五六百斤力倘年老精氣不足者肯如法操練日行二三次亦能健食延年除一切疾病真神妙也

余氣體素弱中年多病適於友人處見易筋經新說一書朝夕按法練氣不數月間果覺身體舒暢諸病全消年叨八旬以外謂非此書之功力歟因誌數言以信來者

山左梁世昌謹識

第一式

面向東立目上視兩脚跕平寬与肩齊不可参差兩手垂下肘微曲掌背朝上掌心朝下指尖仰翹朝前默數四十九字每數一字指想朝上翹掌想朝下按如此四十九翹四十九按四十九完也

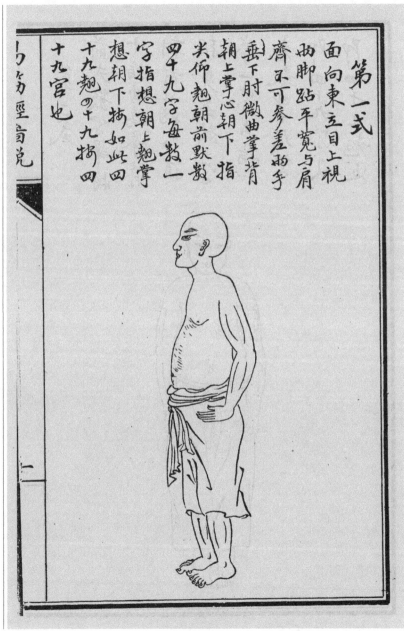

第二式

前式數字畢將十指曲為拳背朝前以兩大指朝身每數一字拳一緊大指一翹數四十九字即四十九緊又即四十九翹也

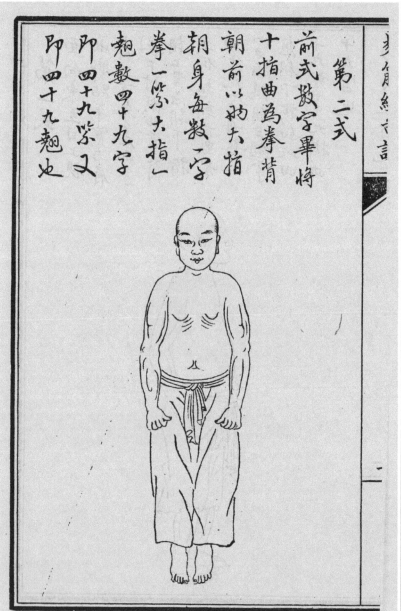

第三式

前式数字畢将大指疊在掌心揑緊為拳趁势往下一伸肘之曲者後此而直以虎口向前每数一字拳加一緊点数四十九字四十九緊也

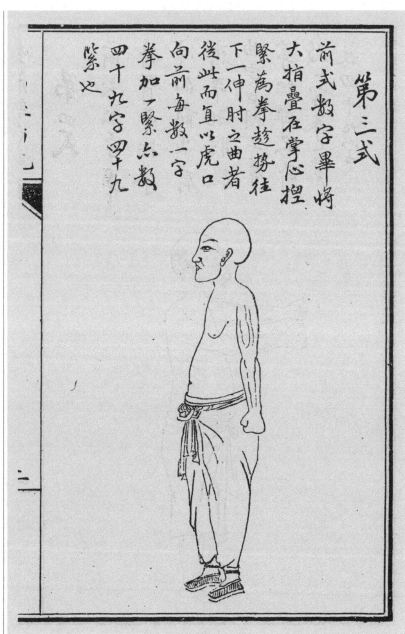

第四式

前式數字畢將臂平抬拳伸向前與肩齊平兩肘微曲虎口朝上拳掌相離尺許數〻字拳〻緊數四十九字

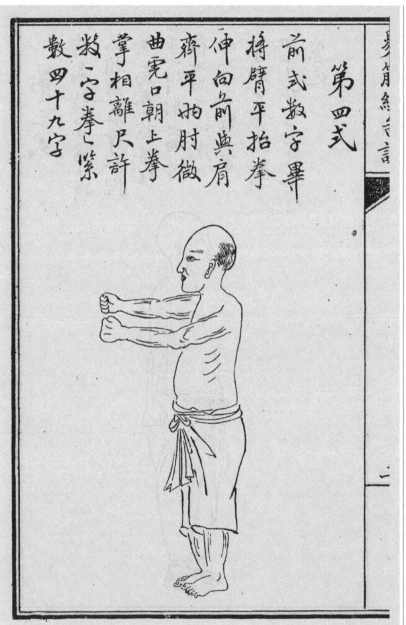

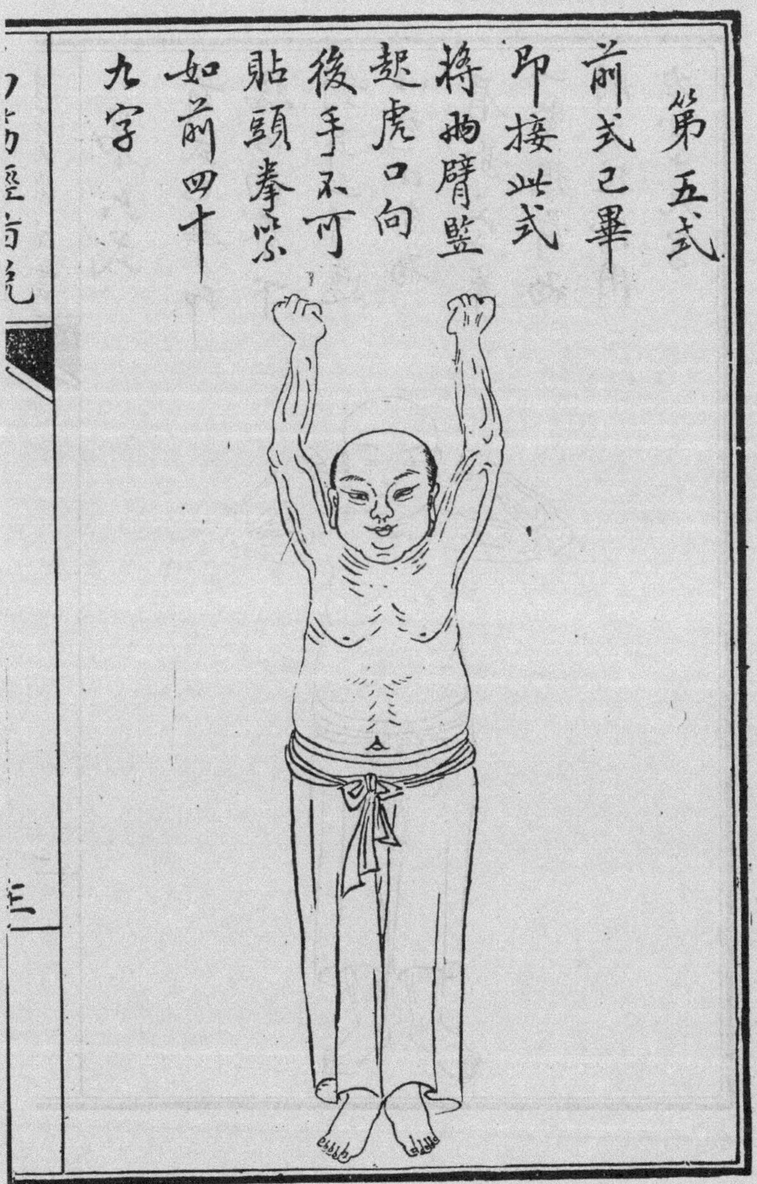
第五式
前式已畢
即接此式
將兩臂豎
起虎口向
後手不可
貼頭拳朵
如前四十
九字

第六式

前式已畢即接以兩拳下對耳一寸遠以虎口向兩肩數一字拳一緊想前兩肘尖往後用力四十九字

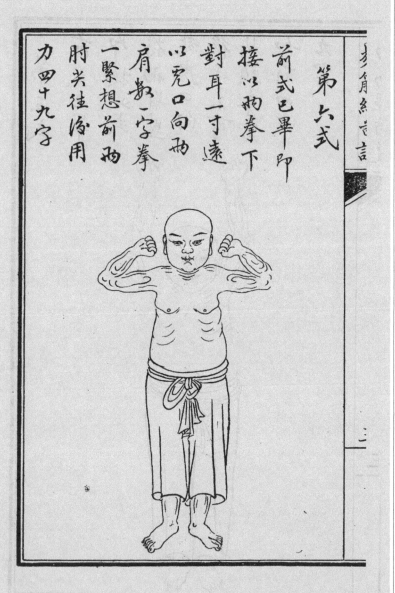

第七式

前式已畢將身往後一仰以脚尖離地為度趁勢將兩手分開直以肩齊乕口向上數一字拳一氣想兩拳往上後胸微向前合數四十九字

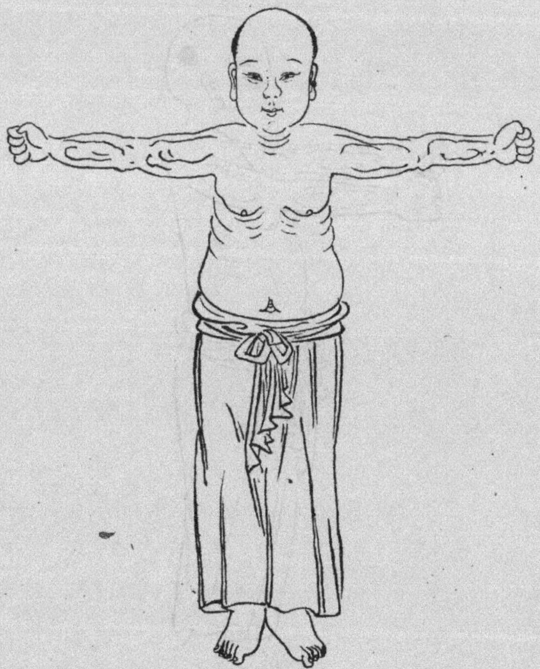

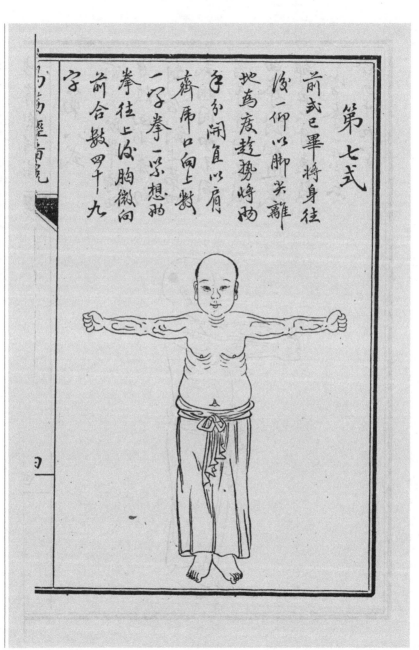

第八式

前式既畢將兩手收回兩拳向前合對與第四式相同而不同者手直肘不徵曲拳對相近祗離五六寸遠數一字拳一緊亦合四十九字

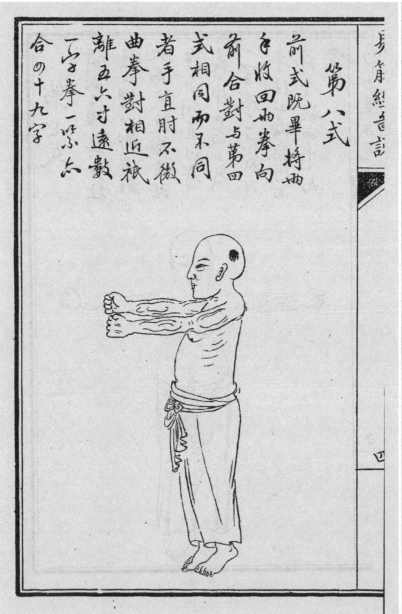

第九式

前式已畢將兩拳收回兩乳之上豎指起即翻拳向前起對鼻準頭拳背食指大節骨去鼻下二三分數一字拳之緊合

四十九字

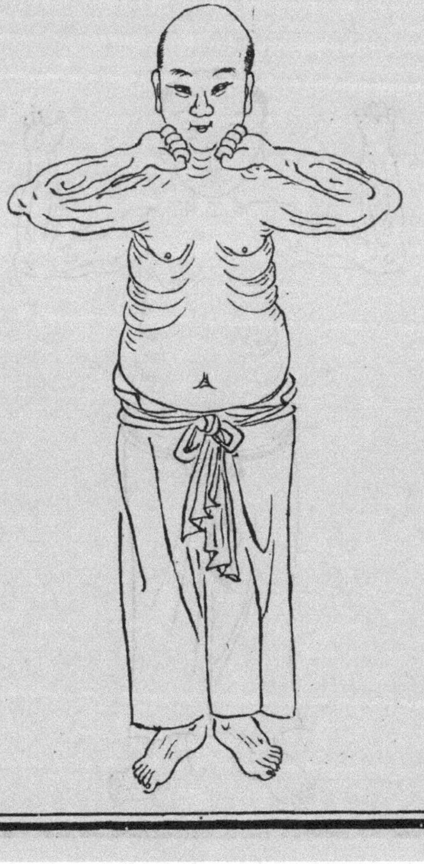

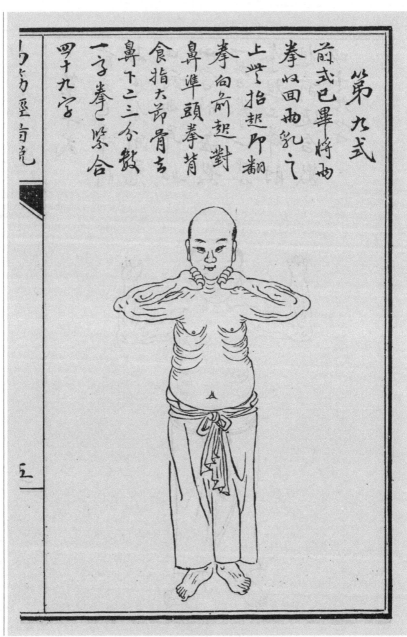

第十式

前式已畢將兩手分開亮口對兩耳如山字形每數一字拳一緊拳想上舉肘想前近合數四十九字

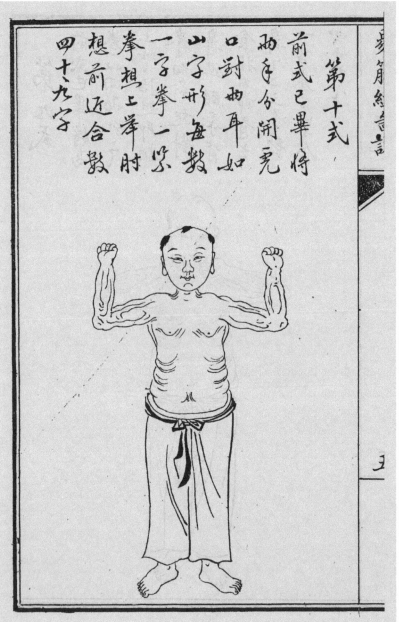

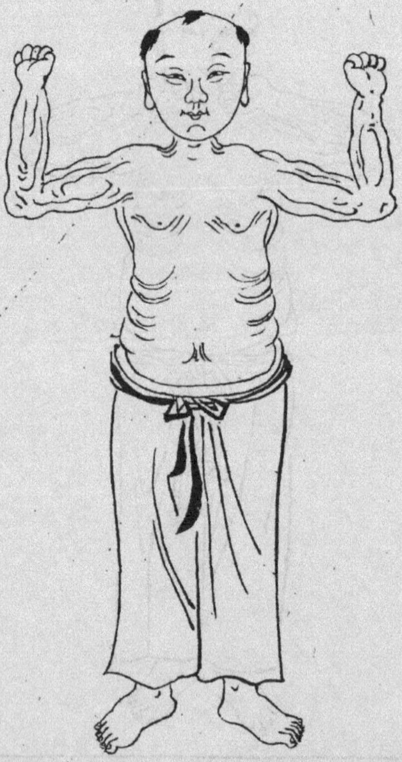

第十一式

前式已畢將拳翻轉至臍下兩旁以兩食指大節離臍一二分遠數一字拳一緊數四十九字畢即呵吞氣三口隨津送至丹田

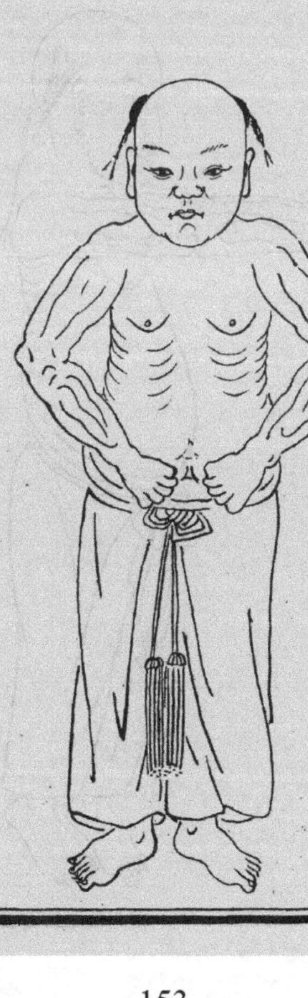

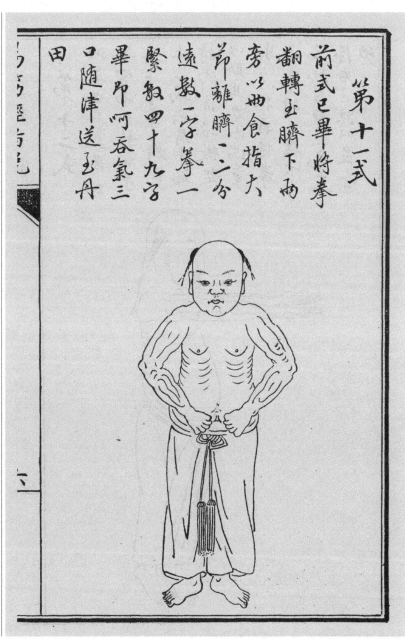

第十二式

此尾也吞氣畢不數字兩手鬆開手垂下手掌齊向上三端與肩平端時脚後跟微起以助其力如端重物之狀再將拳三舉肘亦往下三札左右足先左後右三跌收足全功

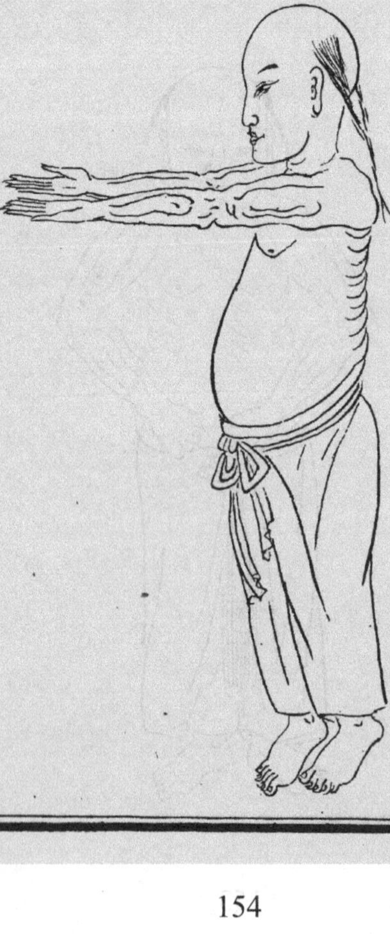

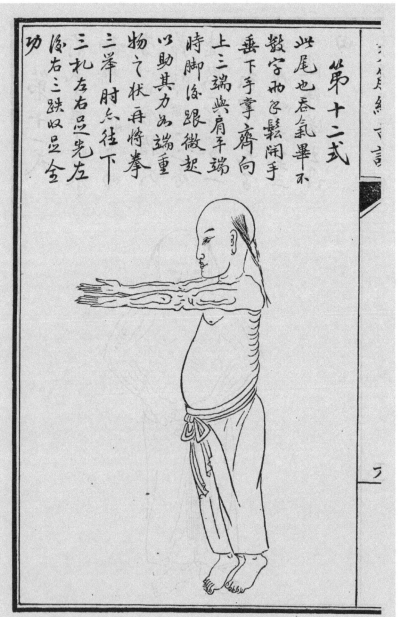

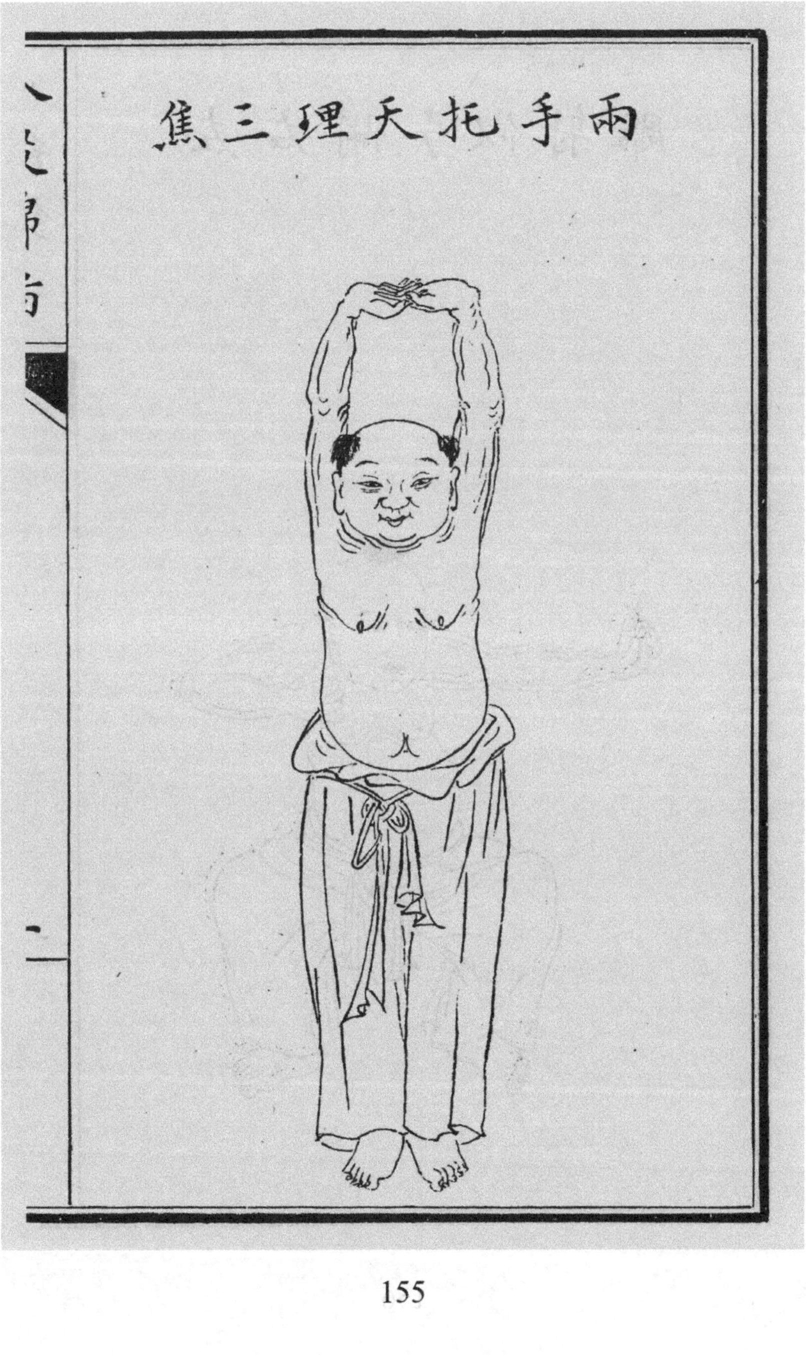

兩手托天理三焦

左右開弓似射雕

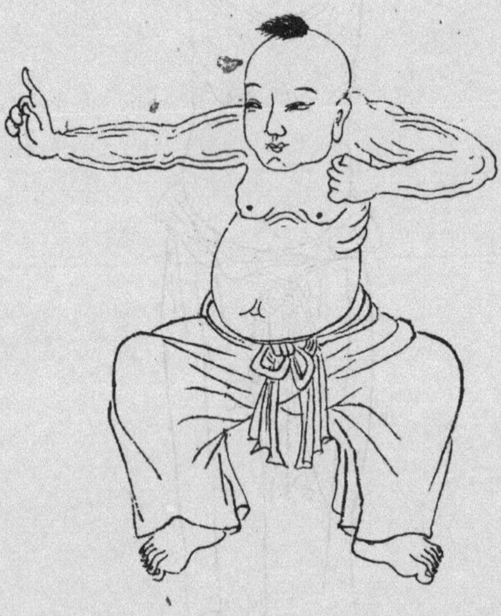

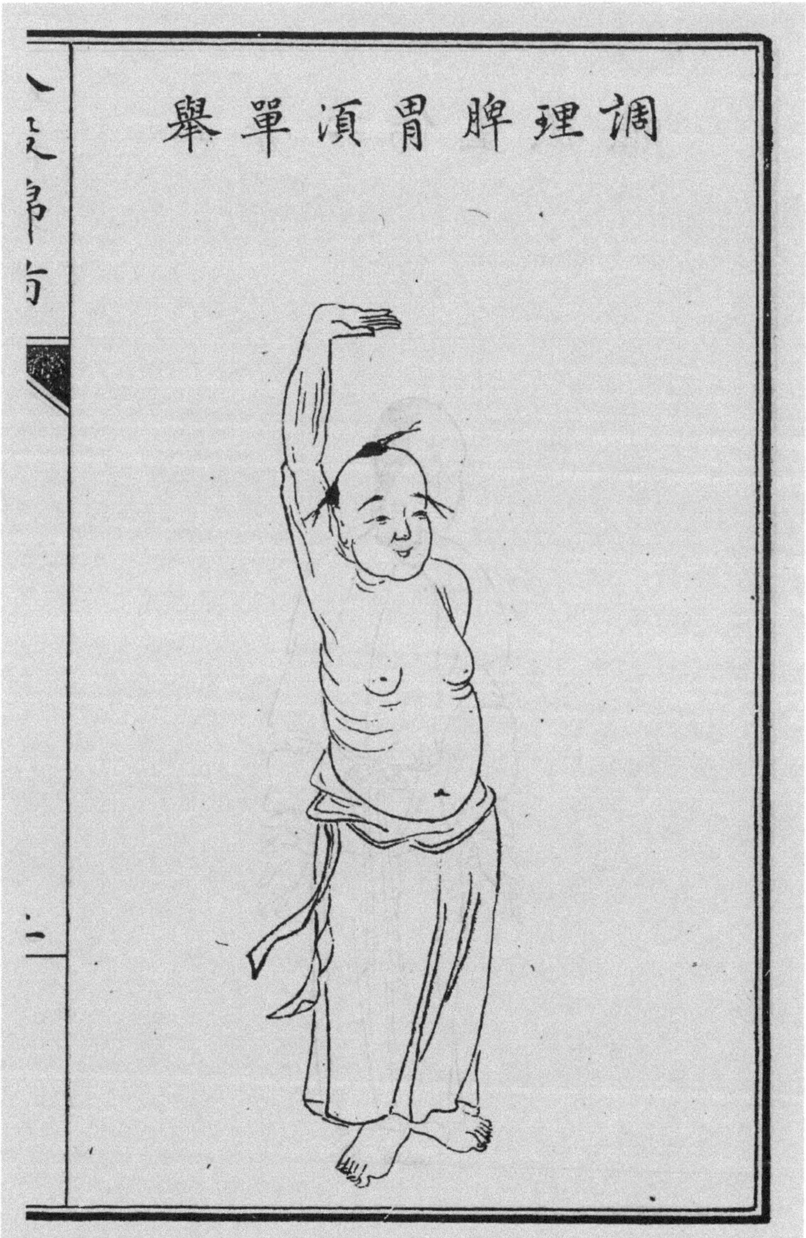
調理脾胃須單舉

五勞七傷望後瞧

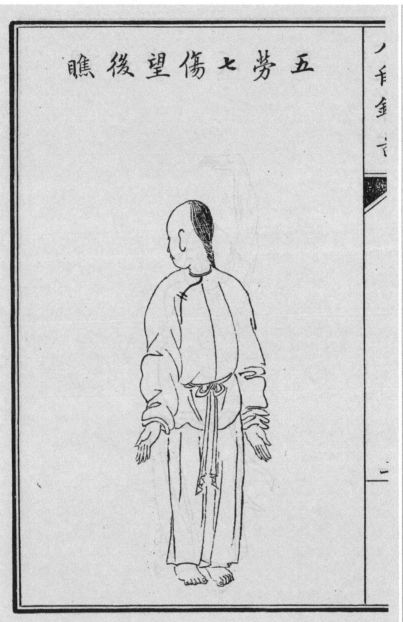

搖頭擺尾去心火

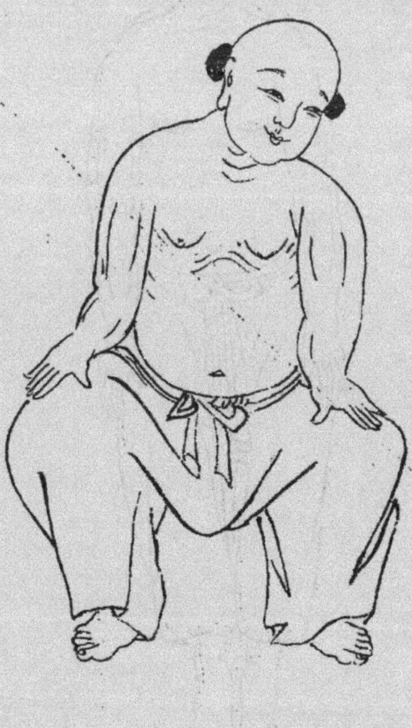

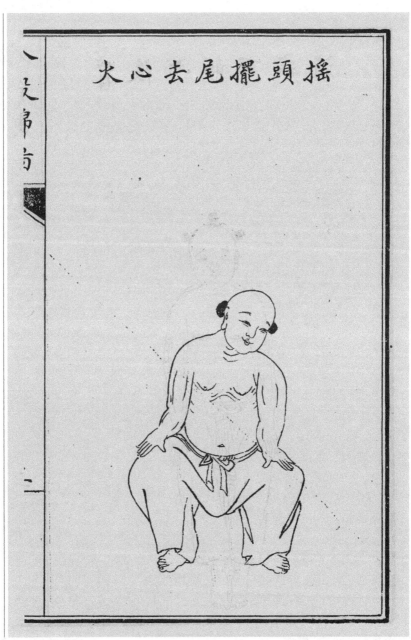

背後七顛百病消

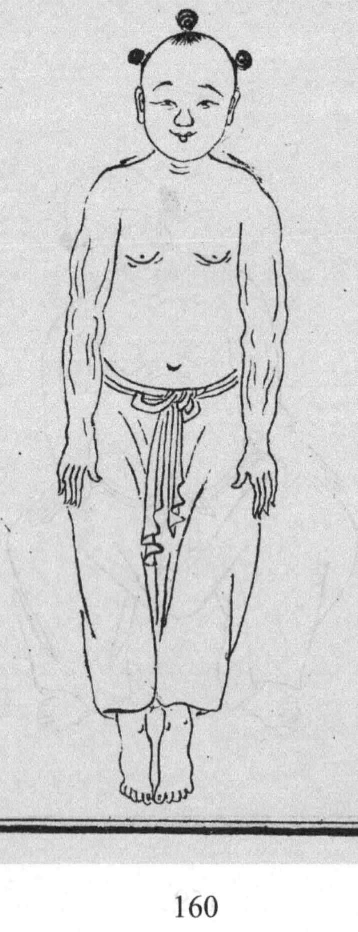

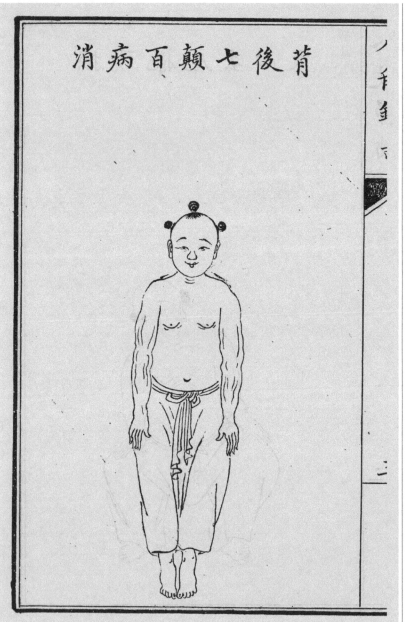

攢拳怒目增氣力

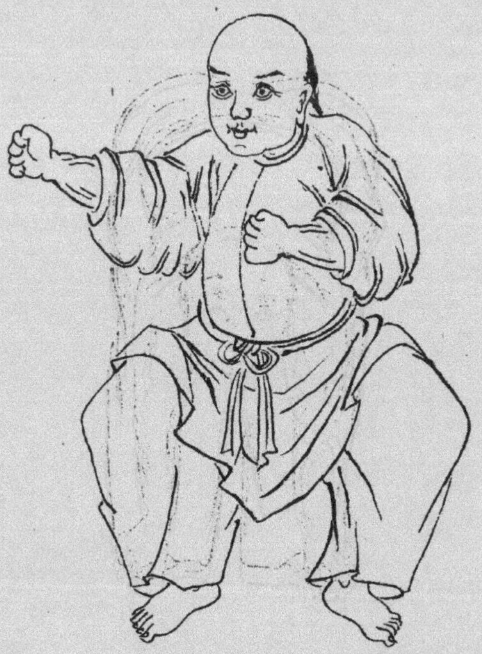

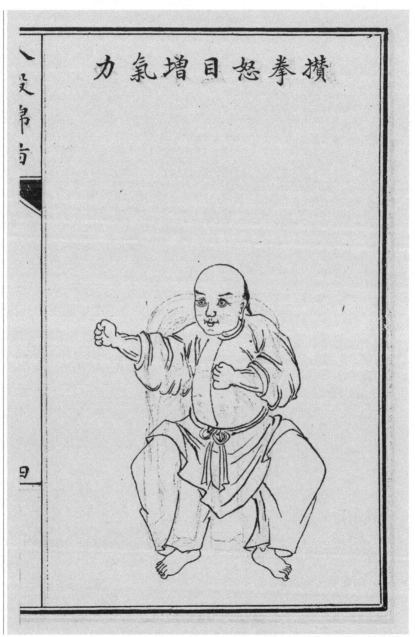

兩手攀足固腎腰

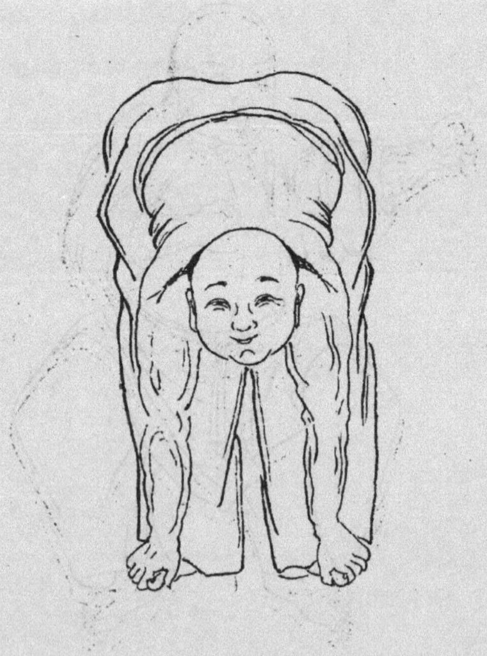

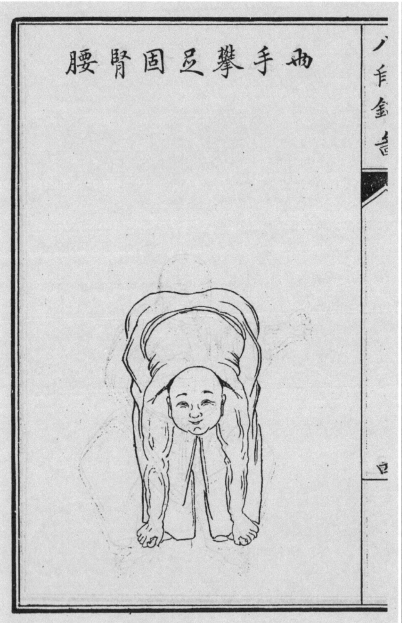

訂正八段錦

王懷琪　編纂　商務印書館　民國十三年十一月十版

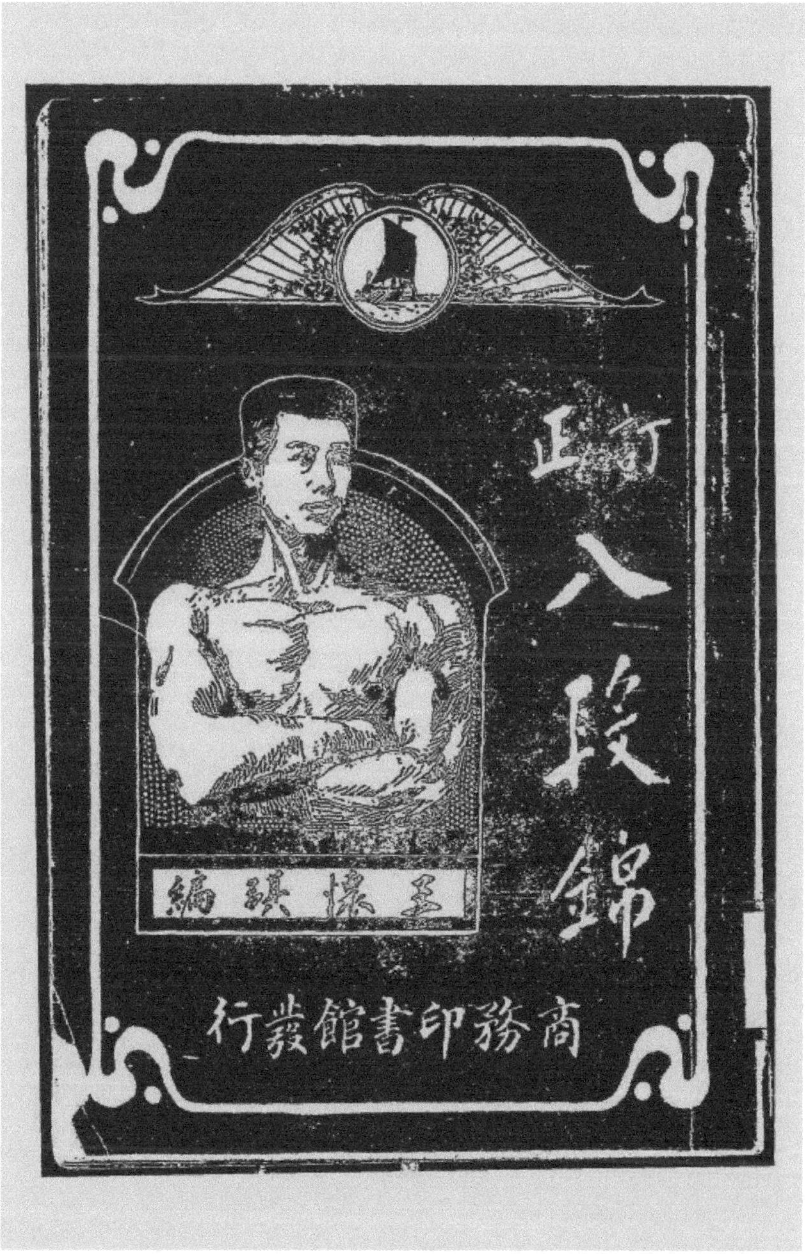
訂正
八段錦
王懷琪編
商務印書館發行

八段錦中國舊法也吾君丹翁之看恆遂攖奇致緐則法參新舊進久所以咸物斯則理之可信者也

江德

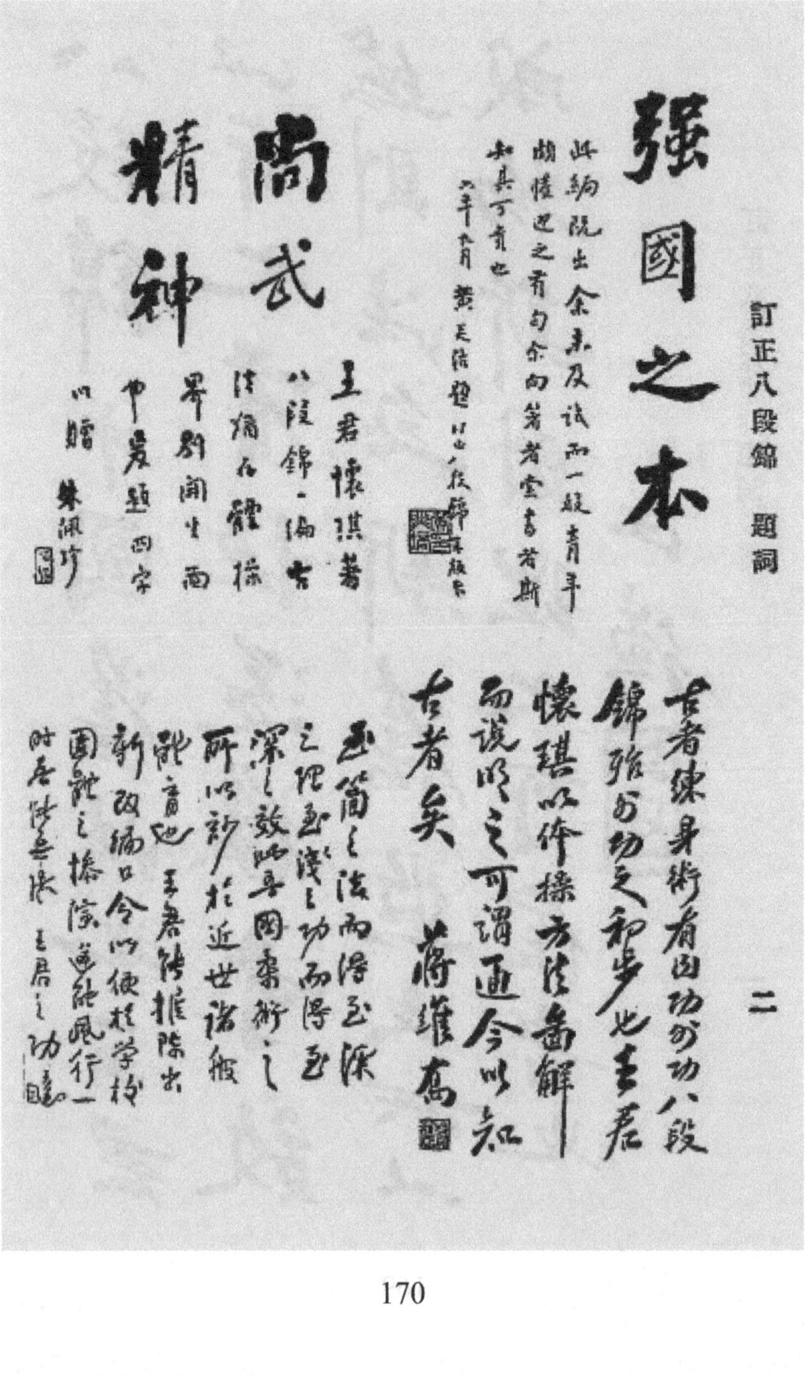

訂正八段錦　題詞

強國之本

此編說出余未及試而一般青年頗懂之者勿以為紫者當責者斯知其可貴也

六年五月　黃炎培題

尚武精神

王君懷琪著八段錦一編其法簡而體操界別開生面中夏題四字以贈

二

古者練身術有內功外功八段錦殆外功之初步也王君懷琪以体操方法為解而說明之可謂通今以知古者矣　蔣維喬

至簡之法而得至深之理至淺之功而得至深之效此吾國柔術之所以於近世諸般能育也王君懷琪推陳出新改編以今以便於學校團體之採演遂能風行一時

保存國粹

懷琪老弟手編八段錦一書苦心孤詣其實驗於茲二三載矣別開生面誠體操界中得未曾有也謹贈四字以誌欽

愚仲徐一冰識

訂正八段錦 題詞

三

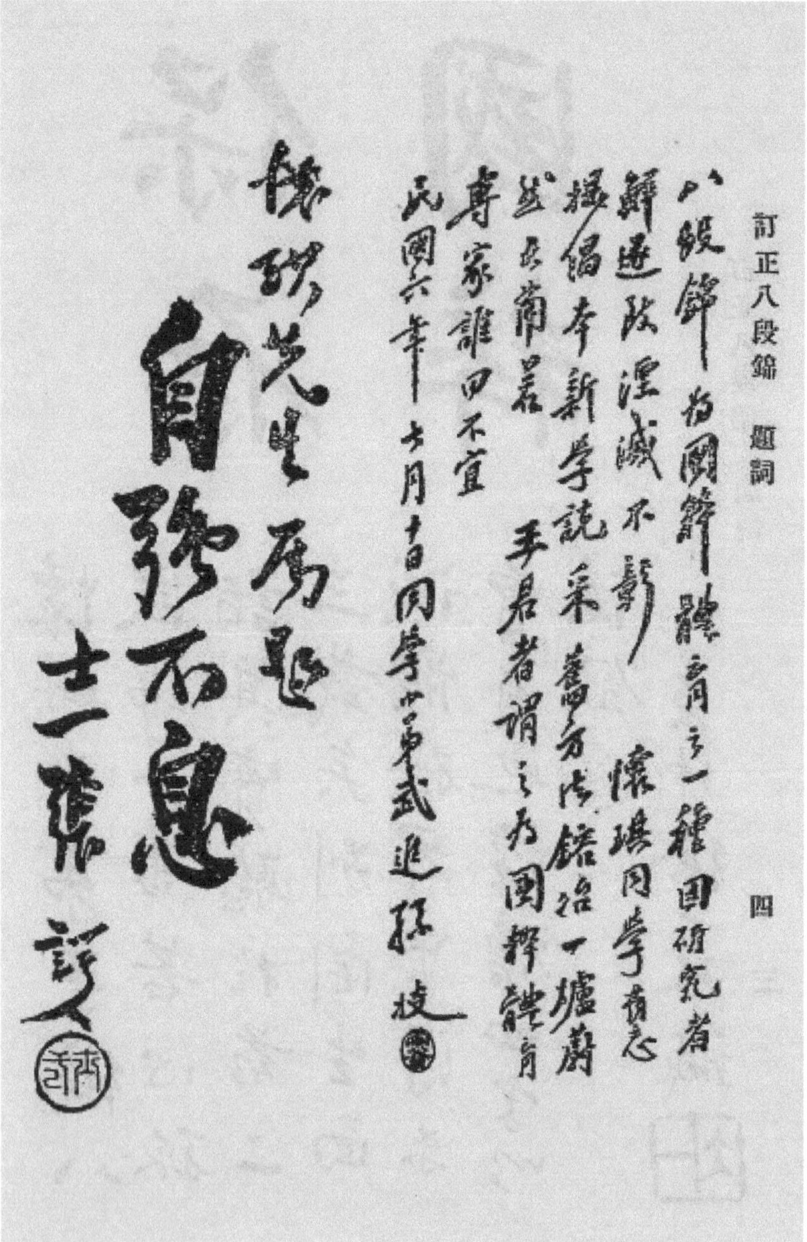
訂正八段錦　題詞　四

八段錦爲國粹體育之一種，顧研究者鮮，遂致湮滅不彰。懷璞同學責志撮編，本新學說，采舊方法，鎔冶一爐，蔚然成帙。手是書者，謂之爲國粹體育專家，誰曰不宜。

民國六年十月十日同學小弟武進孫枝

懷璞先生屬題

自強不息

士一號　許人

揚我國光

上海[illegible]王懷琪君
研究國技著有心得前以所編
八段錦見示[illegible]
[illegible]
[illegible]
民國六年春月 [illegible]

我武維揚

王君懷琪為吾精武同學比以手訂八段錦見示喜其能作武術先河為署數言作無量頌
民國六年仲夏新會陳鐵生題

萬法歸宗

法無今古今人所謂
體操即華佗氏所
謂禽戲是也支流四
派皆溯本源與南派
北派為武術精研者
術殊塗同歸同學
王懷琪君之編八段、
錦即本此意特誌數
言俾派別得以統維
一氣國家不足強也
民國六年季夏香山
盧煒昌識

彊種保國

種不彊國焉可保天
演之說日甚一日吾人
尚醉生夢死唯膚
色是好可哀孰甚
王同學懷琪君手訂
八段錦將以公世誠
彊種保國之妙方黃帝
子孫欲不為奴隸者盍以
是為前導也願與國
人共勉之
民國六年十月中浣 王永
[illegible]題

訂正八段錦　題詞　六

余身不知運動體日以弱前在
京師聞習孫唐啞鈴則疾其節
目繁重費時太多終不獲持久
及交王君得其所編八段錦習
之日僅費十分鐘行之一年體
力雖未大增而昔日病容盡去
則以其輕而易舉不致如初之
旋作旋輟也王君之書將再付
梓余受惠深敢進數語報之亦
以告國人之羸弱似余者也

丁巳初夏桑鐵頂衡方

自斯巴達之倡體育以養國民
尚武精神各國踵而行之浸浸
灌東而中國之教育亦遂增添
一科焉其實中國之有體育遠
舊矣即今日大學中所載八段
錦是也
懷璞先生體育之專家也乃擇
是書重訂而行於世以為教育
之一助屬余作序因綴數語以
誌欽佩　白龍山人王震

序言一

體育之不興於中國也久矣。曷爲而不興也。由練身之術不講也。泰西各國於練身之術。日益求精。獨吾國則固有之術。棄而不習。新法茫無所知。以致疾病日侵。人種日弱。豈不悲哉。八段錦。中國練身舊法也。淺近易行。功效宏偉。其意旨與生理合。其玄妙與拳術通。洵練身之良法也。苟人人依此而行。晨夕習練。施之以專。持之以恆。則吾國體育。其庶可振興乎。王君懷琪編印八段錦見贈。余嘉其有強種之志。爰書數言於簡端。

蔚芝唐文治題

序言二

莊子吹呴呼吸。吐故納新。熊經鳥伸。爲壽而已。此爲論運動術之最古者。華陀亦曰。熊經鴟顧。引挽腰體。動諸關節。以求難老。意當時必有專書詳述之者。而今無聞。蓋體育之道不講也久矣。邇年習於歐風體操運動之說。始人人能言之。而我國近世所傳易筋經八段錦諸書。亦稍稍爲人演述。八段錦尤簡單易行。收效絕捷。惜俗本訛謬。稱重者鮮。王君懷琪乃身力行。出其數載之實驗。訂正而刊之。動靜兼賅。內外交養。吾不知視古法奚若。要足爲體育之津筏無疑也。學者苟能習之以漸。持之以恆。由是而強其體。強其種。以強其國。庶無負王君殷殷訂正之苦心也乎。

中華民國六年七月余　沅譔識

序言三

近世西學東漸。士子趨新。而吾華固有之拳術。獨盛行於今。國粹不絕。非幸事歟。王君懷琪。以是術授弟子。衍八段錦。譜成書。示余爲序。其書宗旨。都與歐美體育學相脗合。既相合焉。自當同生效力。宜乎王君游是藝有年。筋骨已轉弱爲強。是書述其心得。刊以公世。有欲健體者乎。按是册而力行之。亦

一道也。　俞鳳賓序

序言四

吾國之有八段錦。由來舊矣。余竹馬之年。輒喜演習。顧有圖無解。於其精義之所在。懵如也。歲甲午。譯述孫唐氏之體操。名曰實驗却病法。迄今二十餘年矣。時以不得八段錦之詳解為憾。王君懷琪習八段錦有年。筋肉弛緩者日以堅栗。體器薄弱者日以強韌。昔故文弱書生也。一變而為體育大家矣。曾將平日所得者。著為八段錦圖解。俾閱者一覽瞭然。無闇中摸索之苦。且喜與余譯之實驗却病法可互相發明也。爰書數語於簡端。

無錫丁福保識

序言五

吳縣王君懷琪。體育家也。在吾校執教鞭者有年。歷任中學及小學各級體操。平日指揮生徒。以身率教。俯仰進退。姿勢雄峻。知其研究體育有素。迥非尋常體操教員可比。近出所著訂正八段錦見示。乞序於余。余至是益恍然君之所得力者。爲能集合古今中外體育之原理。而融會貫通。以達完全之目的。吾校學生。自本學期以來。按晨操練。無時或間。筋骨強健。精神活潑。其功效固甚偉也。嗚呼。處今日弱肉強食。優勝劣敗之世。養成國民健全。實爲當務之急。此書而能風行於世也。則吾共和國民。庶幾能人人健全歟。

民國五年六月慈谿葛祖蘭錫祺序於上海澄衷中學校教務室

序言六

八段錦一卷。傳自宋人。晁公武郡齋讀書志入諸神僊類。云不題撰人。蓋吐故納新之術也。馬端臨文獻通攷經籍類同。其實吐故納新。即今人之深呼吸。而八段錦則爲柔輭體操。皆衛生之要義。與神僊無預。惜古人不知衛生。

見一涉養生家言。即謂爲求神僊之術。屬諸道家。儒者弗取。其亦誤矣。亟辭素喜八段錦。雖未深造有得。覺於鍛鍊身體。不爲無功。舊傳有南北二派。勸作姿勢略異。而殊涂同歸。今嵗王君懷琪所訂正者。乃衍南派之傳。王君未鍊八段錦時。瘦瘠逾恆。既鍊後。肌肉堅實。恍若兩人。足見收效之大。乃以所能著於本書。詳加圖說以惠同胞。並冀保存國粹。與西方所傳柔輭體操之法。並行而不悖焉。世有欲講求運動以保健康強體魄者。按圖鍊習。持之以恆。則此書雖小。獲益則鉅。民國六年四月范禕書

余君大顛。出示明高濂刻本八段錦。每段一圖。後附陳希夷左右睡功圖。圖中人皆古裝。疑此即郡齋著錄之本。其所謂八段者。以五言詩若干句表著之。多重吐納而少操鍊。且皆坐而非立。與今世所傳七言詩八句者不合。蓋七言八句。固柔輭體操兼療病體操。不得入諸神仙家也。因題王

告。再附著此說以質王君。亟誨又記

自序

八段錦爲吾國固有之健身術。法分南北兩派。南派姿勢動作。有立式。有騎馬式。方法簡單。故易於學習。北派則多騎馬式。故複雜而難練。南派有文八段武八段兩種。文八段多行坐功。非盡人所能學習。既多偏頗之弊，又不合於生理之意旨。惟此武八段習之較易。而運行之功能。上自首端。下逮趾末。無不遍及。以之爲鍛鍊。內可健強其肺臟。外能堅固其筋骨。倘能按日習練不輟。其收効之宏。定非淺鮮。初版未滿一載。覺已告罄。茲特再版付梓。增加圖說。又承　名賢寵錫題序。殊爲拙著生光。然編中不妥之處。自知難免。惟望　同志有以教我。

編者識

PREFACE

My friend Mr. Wang Wai Gee presents herein a very old series of Chinese calisthenic exercises. Just how long the sons of China have been developing themselves by these movements it is impossible to say, but it is at least two hundred years, therefore antedating anything of the kind that we of the West know about. It is the desire of Mr. Wang to revive this old physical training, and the effort is to be commended. With the new athletic propaganda coming in that which is good in the old should not be lost; that which is not good should be readapted to the new conditions.

As calisthenic movements these exercises fall largely into the class of what we know as tensing movements, in which antagonistic muscles are kept contracted during any movement. As such they are adapted mainly to the special purpose of rapid development of the surface muscles of the body as indicated by Mr. Wang's splendid development, without sufficient relation to the maintenance of organic vigor. Since the average man in the daily walks of life is more in need of the proper functioning of his vital organs than of large and strong muscles, these exercises will appeal mostly to that special class of men who are seeking large muscular development.

Many of the position have corrective value, in that they tend to counteract bad posture, but in some of them there is too much emphasis put upon the muscles of the front of the chest at the expense of those above and behind the shoulders. However, this drill used in connection with informal types of work, such as games, athletic events, and light gymnastics to counteract fixation of the joints, and to develop agility, will bring good results. After all, the great thing is to take some form of exercise, and if Mr. Wang succeeds in stirring up more of his fellow countrymen to abandon their present habits of inactivity he shall have done well.

A. H. Swan

CHINESE YOUNG MEN'S CHRISTIAN ASSOCIATION.

SHANGHAI, JULY 15, 1916.

凡例

一本編所載之運動法。為國粹體育之一。計有八節。故名八段錦。前曾刋印行世。今重加釐訂。攝影製圖。再版以餉學者。

一本編已由　教育部審定。作為課外運動之參考書。

一八段錦原圖。今特附刋於後。以存其眞。並供學者作新舊式之比較。

一此種運動。極合於家庭與學校之練習。

一此種運動。無論老者、少者、強者、弱者。皆可斟酌能力。依圖練習。不費時間。不需地位。簡單易行。為他種運動所不能及。

一此種運動。便於學校早間會齊全校生徒之操練。每節之後。可參加深呼吸三四次。費時不逾十分鐘。而得益殊宏。

訂正八段錦目錄

頁數

訂正八段錦　目錄　二

訂正八段錦

熱心武術保存國粹創辦中華精武體育會三公之玉照

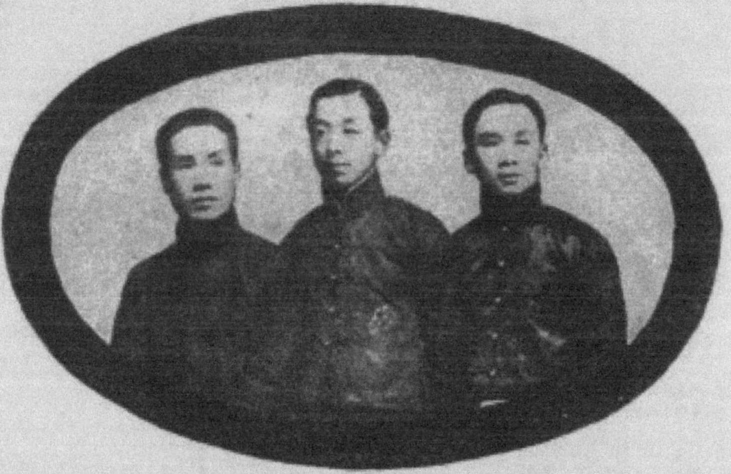

陳君公哲　姚君蟾伯　盧君偉昌

訂正八段錦　二

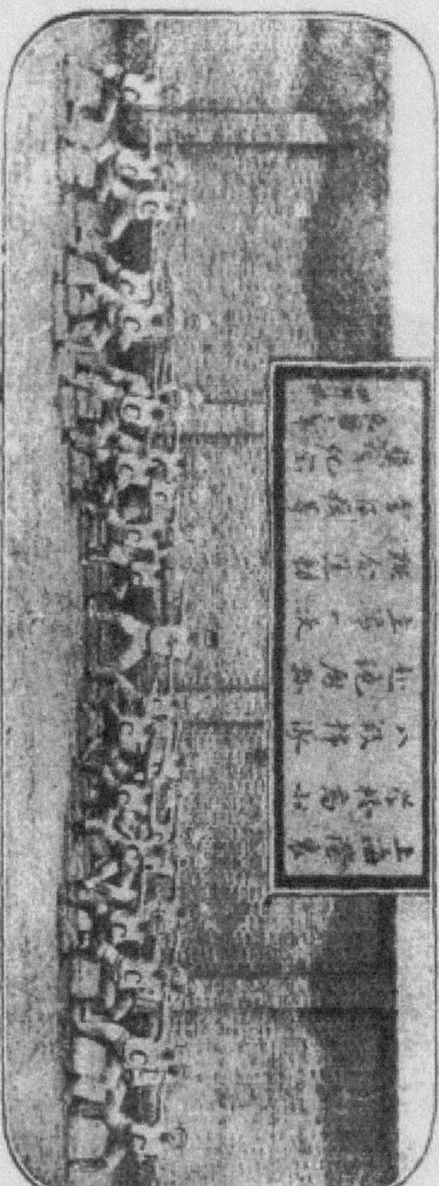

力氣增日努學體

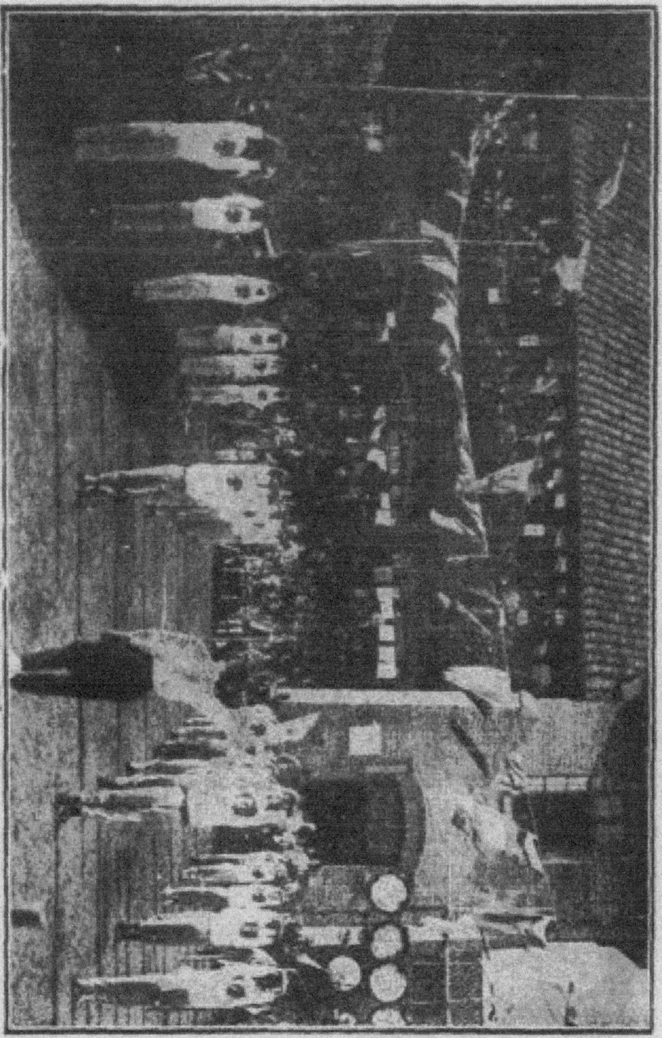

上海商務印書館私立尚公學校丙辰年秋季運動會攝影

訂正八段錦　兩手擎天理三焦　三

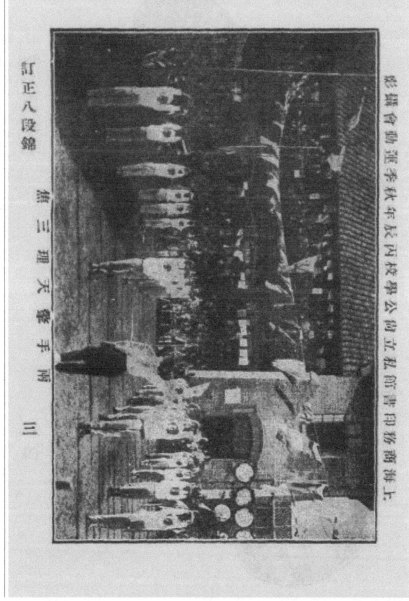

訂正八段錦

四

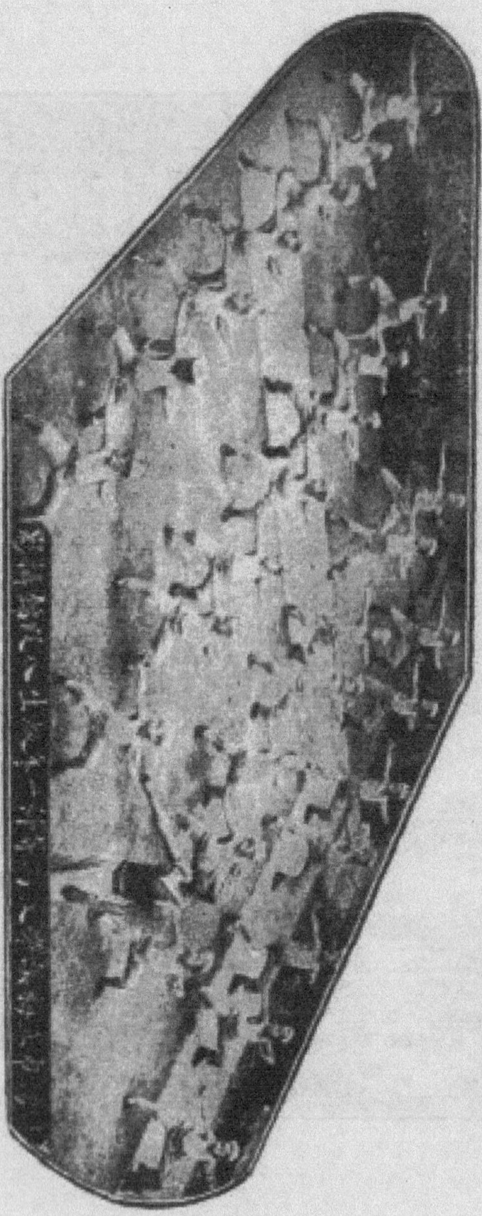

左右開弓似射鵰

訂正八段錦

昔日編者

現時編者

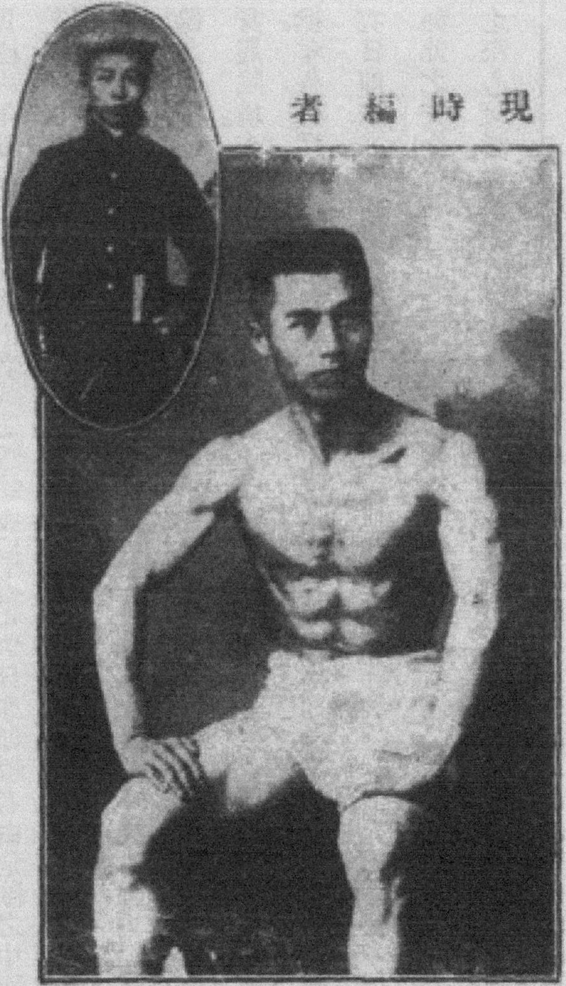

編者體格之比較

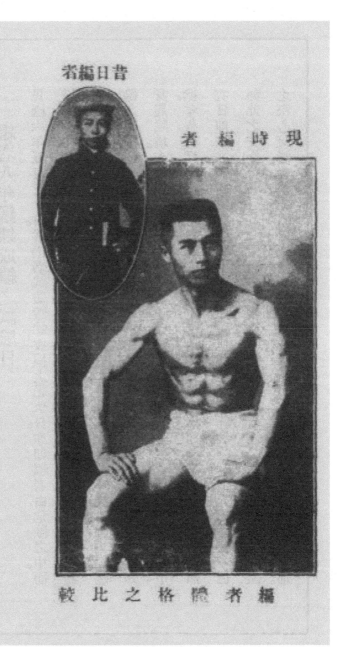

編者八年鍛鍊成績之試驗日

民國六年五月三十日。爲編者試驗鍛鍊成績之紀念日。亦卽編者由危險之中而得完全生命之時日也。考其轉危爲安者。蓋由八載鍛鍊身體之功所造成。否則其危殆情狀。卽幸免於傷命。亦必成爲殘疾之人矣。可危哉此日也。今乘本編再版。編餘之時。附述一段小史。勸諸君萬弗以研究體育爲無効。鍛鍊身體爲無益。殊不知身履險境。大可賴以保全生命者也。是日編者課畢返寓。因事登曬台。不料台之中樑。年久朽爛。驟然斷折。台坍人墜。自上落地。高有三丈。幸而身體健強。未甚重傷。然次日卽發二豎糾纏。約有四十八時。始復原狀。追溯此種滋味。如他人處之。決不能如此之安全。苟非有八載鍛鍊之功。當亦不能若是。編者經此一跌。對於鍛鍊身體之決心。較諸從前。亦隨之一跌而晉一層矣。誰謂研究體育。僅能免除疾病而已耶。

編者全身之筋肉

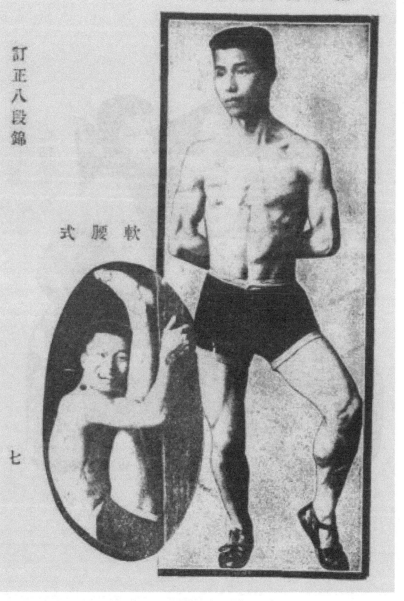

軟腰式

訂正八段錦

腹部呼吸式

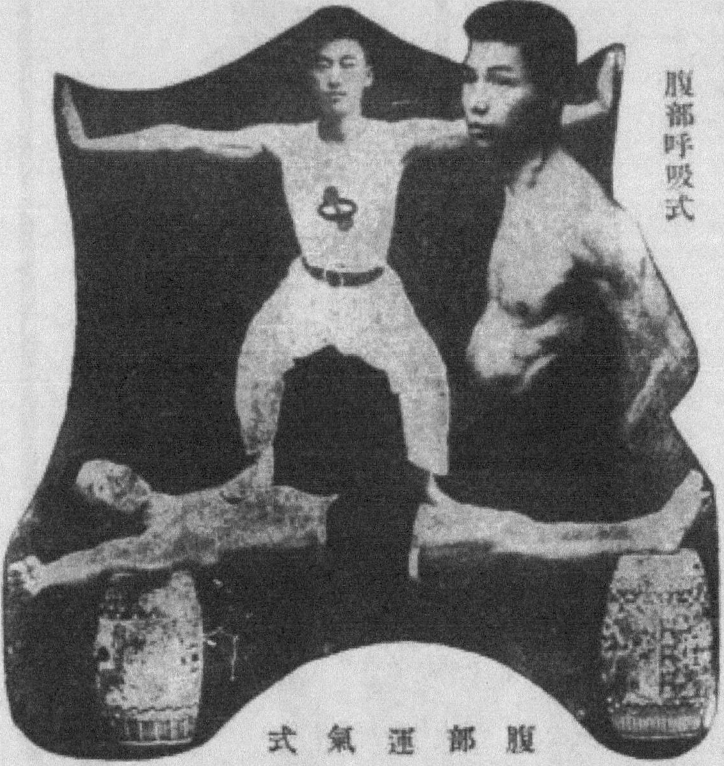

八　腹部運氣式

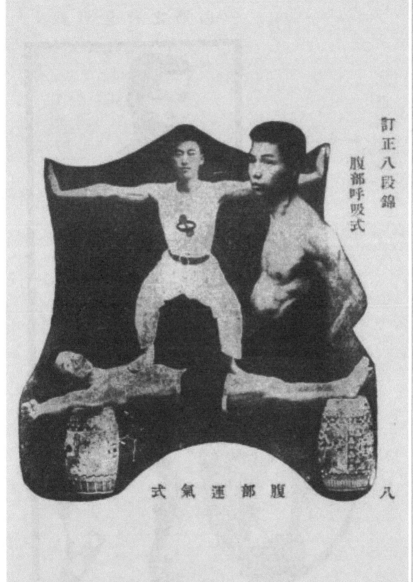

天橋上平台上之倒立

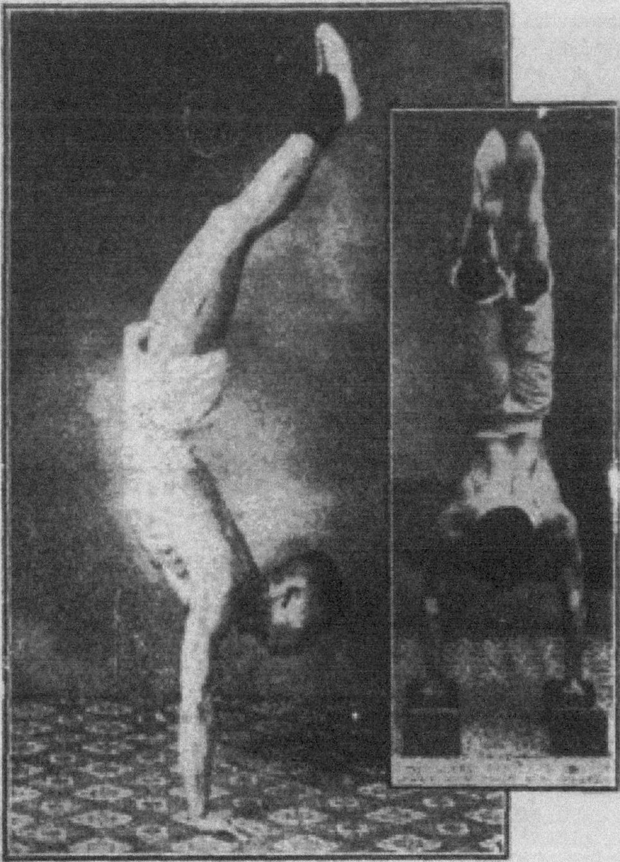

平行槓上之倒立

一字式

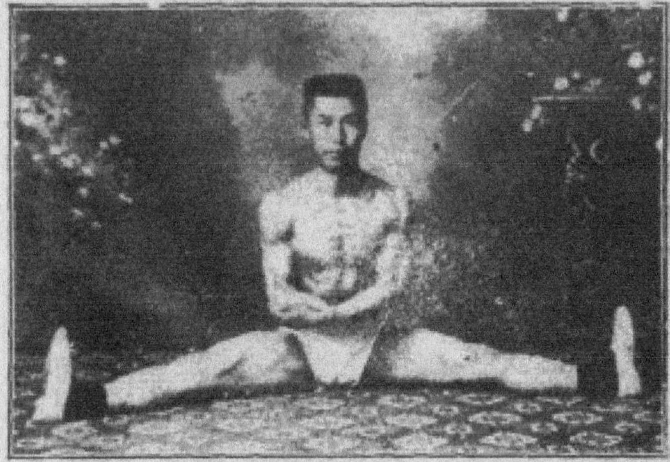

按以上軟腰腹部呼吸與運氣、倒立、一字式諸圖。本非在練習法之內。爲編者所能之技術。仿泰西體育書之法。振我病夫之威。洗去老大之辱。故列於編中。務望　學者諸君。可勿練習。

學者須知

一此種練習。學者於早晨起身之後。及晚間臨睡之前。宜按日行練兩次。其功效能穩健步武。增能消化。強壯筋骨。活潑精神。

一此種練習。與田徑賽運動有密切之關係。如第六段與第八段。可為跳高之預備。第二段與第七段。可為擲鐵球與長跑之預備。

一此種練習。初學時可分段練習。久之。再連合行之。

一練習次數。宜視學者程度之高下。而增加之。（每段之（一）（二）（三）（四）即為一次）

訂正八段錦　學者須知　二

一此種練習行時不宜迅速每分鐘約行十次

一此種練習於初學時難免發生四肢筋骨酸痛之現象學者萬弗因此灰心輟練尤宜積極進行一月之後自能不覺其困難矣學者勉之

一練習時面向東立宜靜心一致切忌胡思亂想及用力過度否則非徒無益且易受害如能對鏡演習則姿勢尤易矯正精神亦不易紊亂

一於練習之前二十分鐘時學者略進麵包或餅乾一二片牛乳或豆乳熱水一杯以作胃內消化輸出之預備

一練習既畢須緩步環行數週以舒筋骨再行深呼吸十

數次（呼吸法列後）然後以毛巾浸冷水絞乾用兩手替換摩擦全身再以乾毛巾如法摩擦至皮膚發出紅色而止穿衣後身體必異常暢快精神亦活潑煥發

呼吸法

呼吸之重要

呼吸爲人生所不可缺少之事如三日不飲不食尚能生存若數分鐘時不呼不吸必致於死故呼吸之用實人所不可須臾或離也呼吸之功效能排洩肺內炭氣吸收外界養氣使血液得良好之循環否則炭氣不泄肺之能力漸見薄弱呼吸短少肺量促狹必成癆瘵可不畏哉

呼吸之宜與不宜　宜行於淸潔幽靜及多植樹木之處不宜行於煙濁囂塵之所宜向陽光而行不宜於陰濕處行之

宜由鼻孔呼吸不宜用口呼吸

宜緩徐呼吸不宜猛力而行

宜裸體或袒胸行之不宜多穿衣服妨害四肢之活動

宜於心神貫一不宜於思想散弛

宜於行前十分鐘時略進飲食不宜於空腹及飽食後而行之

呼吸之　初行呼吸不妨先用口吐出肺胃中之濁氣惟

方法　以三次爲限。三次之後。用鼻孔將外界新鮮空氣。徐徐吸入肺部。(斯時兩肩略向後。胸部卽提起。如圖)約屈十指之時。將肺內吸入之氣徐徐由鼻孔呼出。(每次吸氣約八秒鐘。呼氣約六秒鐘。久練之後。漸漸延長其時間)吸氣呼氣。鼻孔須張大。切勿使耳聞呼吸之聲息。不然鼻孔縮小。氣必難達肺部。而無益也。

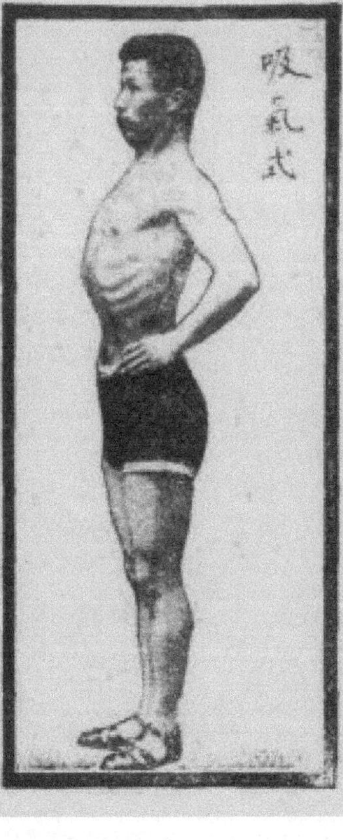

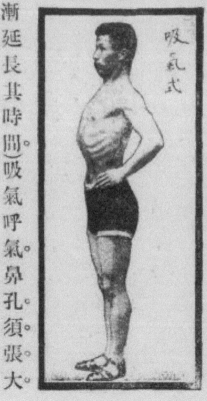

訂正八段錦

學者須知

六

訂正八段錦　原圖　一

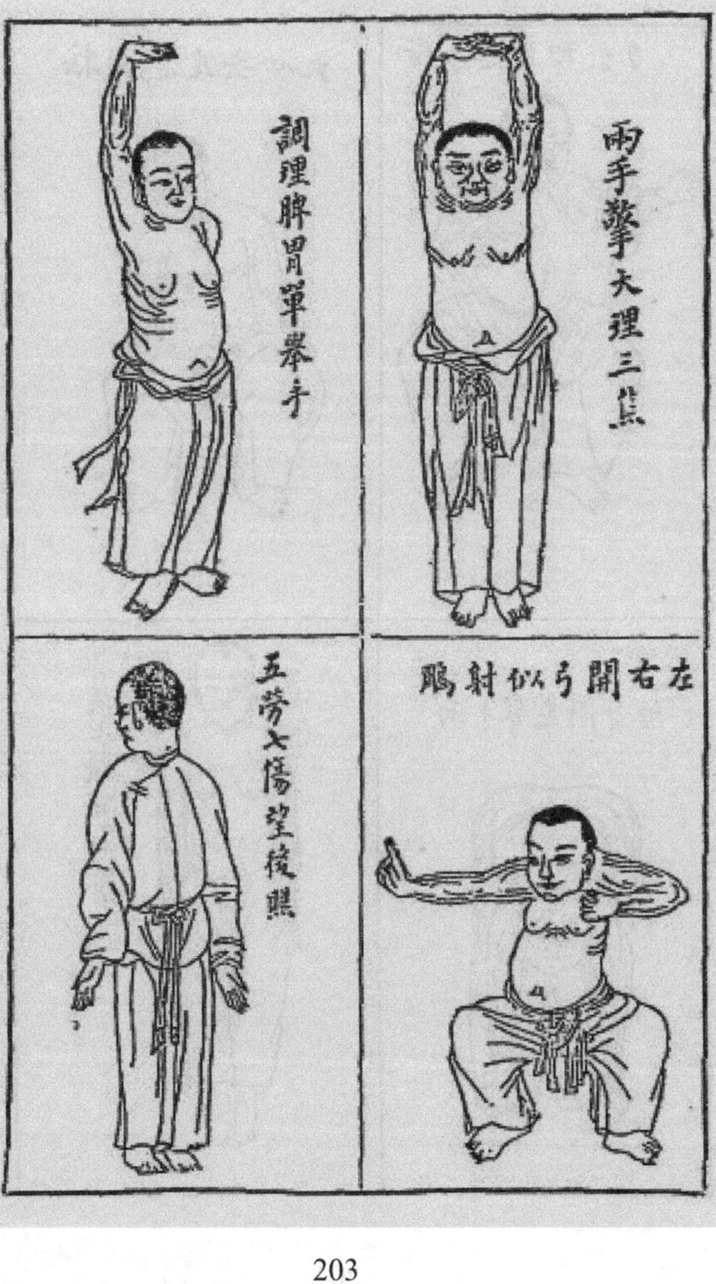

訂正八段錦　原圖

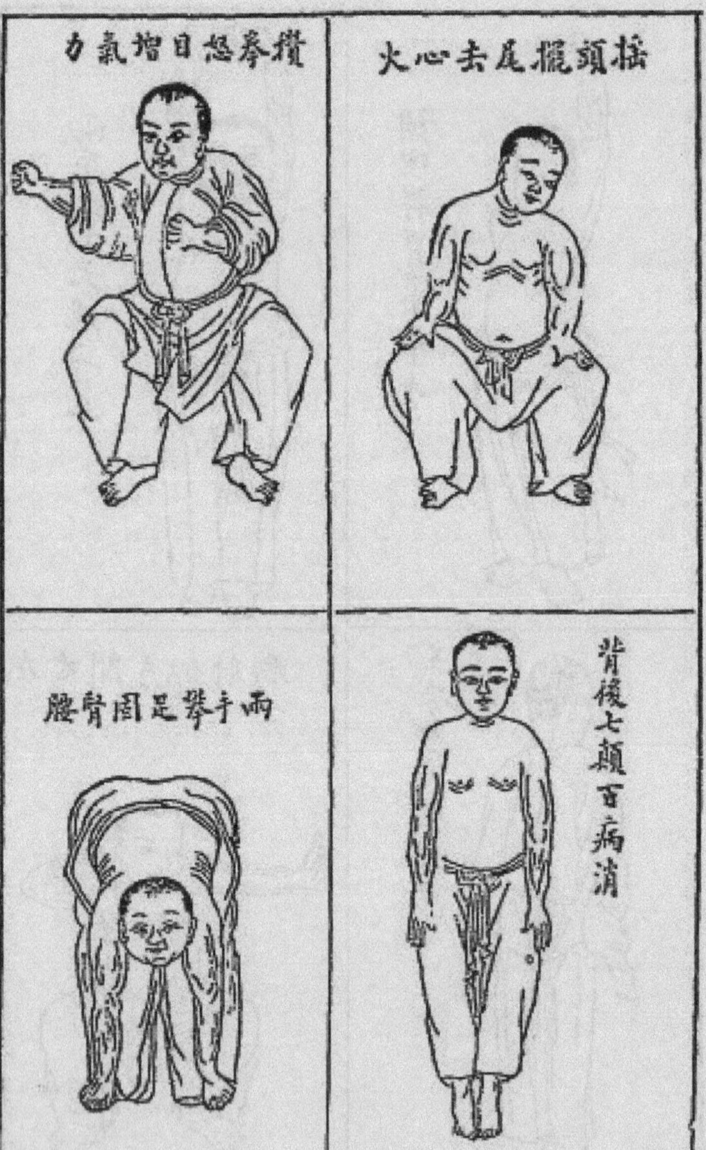

二

訂正八段錦

王懷琪編

預備姿勢。兩足跟併緊。足趾向左右張開。如人字形。膝挺直。腿聳攏。兩臂垂於身之兩旁。兩肩微向後張。頭頸正直。胸部略向前出。目注前方(如第一圖)

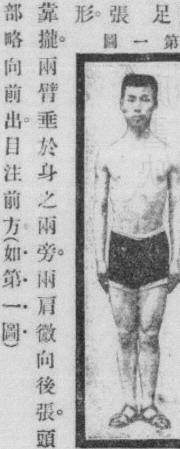

第一圖

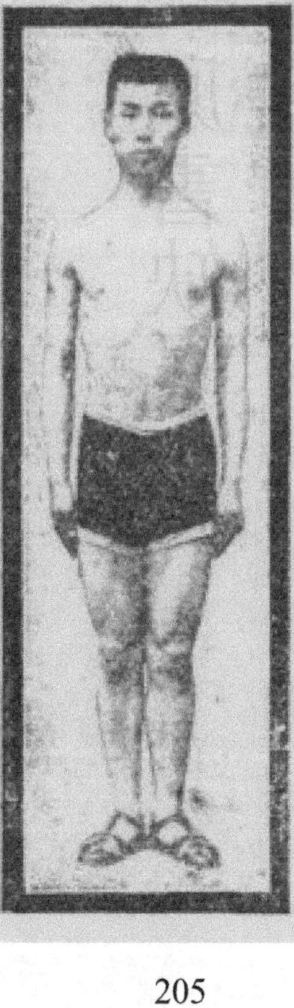

原書缺頁

第三圖

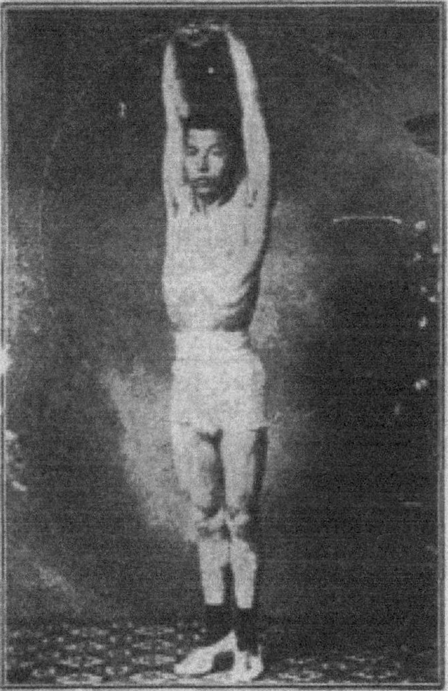

(四)兩足跟輕輕落地。如法再行數次。至末數時。兩足跟輕輕落地後。兩足尖即併合。

要旨。此段練習之功效。為全身運動。上自指端。下至足尖。無一處關節而不運動。且能增強內臟理三焦之名。至為確實。如個人練習。動作宜於緩行。不宜於敏捷。

矯正。(一)兩臂由左右舉起時。應徐徐向上舉(如托千斤重物。十指併緊。指端正向側方。掌心向上。上臂肘用力挺直。臂至頭上時。卽將兩手十指相間組織。各以指端抵住手背。兩大臂在兩耳之旁。兩腿併緊。膝應伸直。足跟提起時。身弗搖動。

(二)兩手掌心向上翻時。須儘力向上托起。(若將天擎住。)足跟以舉至不可再舉爲止。

(三)手指放開時。掌心卽翻向下。臂由左右徐徐下垂。(如壓重物。)兩足跟仍舉起不動。

(四)兩足跟落地時。須輕輕放下。否則有傷腦筋。發生頭眩等症。學者不可不愼。

注意　學者初練此段。(一)兩臂由左右舉起時。兩足跟不必提起至(二)手掌向上托時。再將兩踵舉起。(三)兩臂下垂。足踵同時落地(四)休止不動。

練習此段。宜出聲唱數

第二段 「術語」

左右開弓似射鵰

(一)右足向右踏出一步。(其間距離約二尺。)足跟弗提起。足尖正向

第四圖

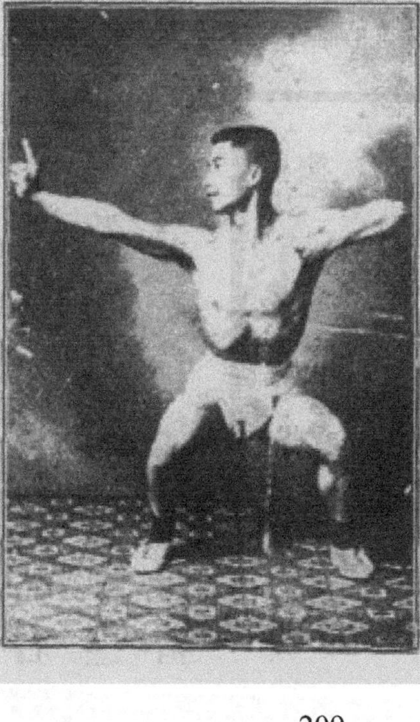

前方。兩腿向下屈至大腿將平。身體正直。如騎馬狀。右手握拳。食指翹起向上。掌心向右。臂徐向右伸。左手握拳。臂平屈於肩前。拳孔向上。頭向右轉。目注右手食指。(如第四圖)

(二)兩足仍如前狀。左臂徐向左伸。左手食指向上。右手握拳。臂平屈於肩前。頭向左轉。目注左手食指。(如第五圖)

第五圖

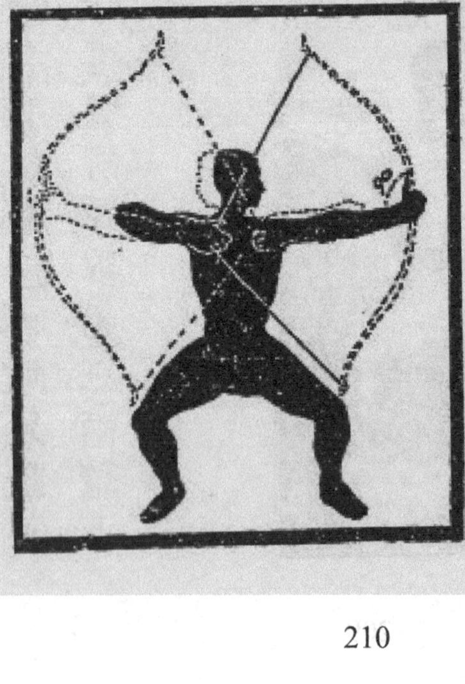

(三)(四)與(一)(二)同。

如法再行數次。至末數時。上體起立。右足併上。足尖分開。兩臂下垂。復立正姿勢。

要旨。此段名左右開弓似射鵰。學者練習時。應表出此種情狀。非惟運動四肢與頸部。即心神亦宜練習也。騎馬狀即名騎馬式。又名馬步。爲北派拳術中之名稱。南派曰四平步。又名曰地盆、地盤。湘、蜀、黔、楚、等處。曰站趾。有一字騎馬式。入字騎馬式。介字騎馬式（卽橫二字騎馬式）之別。爲技擊中最緊要之練習也。編中騎馬式。均用介字騎馬式。因其姿勢能端正。卽練習亦不難。且可免兩膝外張之弊。

矯正・騎馬式之站法。右足分開一步。與左足同立一線上。切勿前後參差。足尖正向前。足跟正對後。襠間距離。(卽兩足分開之闊狹。)以兩臂平屈於肩前。十指相接。以兩肘與兩膝成四點角形爲度。(如・第・六・圖・)大腿屈下不宜過低。亦不宜過高。約由臀部至足跟成百十度之角形

第六圖

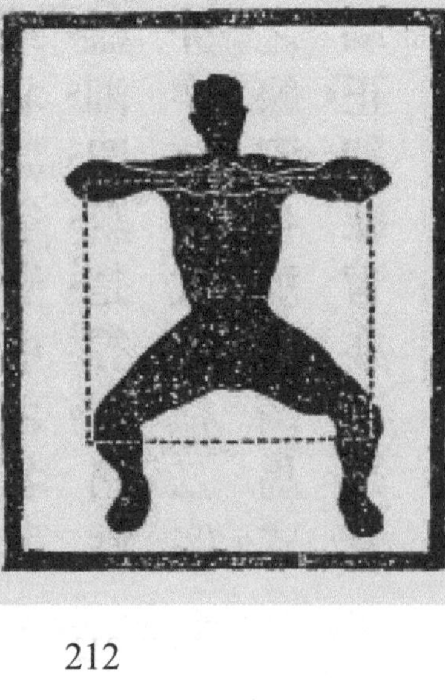

第七圖

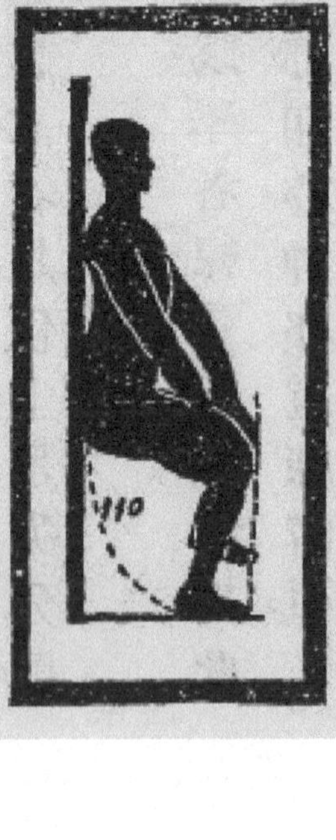

爲合。(如第七圖)膝弗傾出足尖線之外。

(一)右足先踏出爲騎馬式。後將兩臂手屈於肩前。左手五指張開。復用力指屈爲拳。臂肘宜向後挺。(如拉弓弦狀)右手食指(俗謂指人指頭)豎起。指尖向上。餘指屈爲拳。(如第八圖)將拳掌正向右方。由肩之平線上徐徐推出。同時臂肘亦隨伸直。(如推弓背。力開硬弓。食指與

第八圖

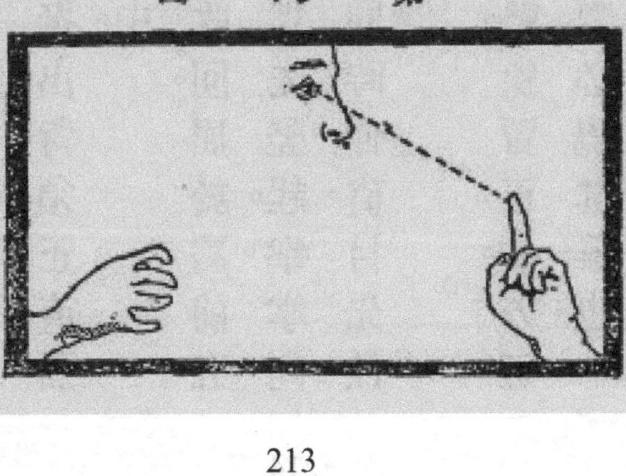

小臂成九十度角形。(如第五圖)目先注左手握拳。後視右手食指臂向右伸。(如射飛鵰)胸宜挺出。背須正直肩平弗傾前。呼吸應照常。氣弗閉住胸中。

(二)右手五指張開。臂由肩之平線上收回。屈於肩前五指復用力屈爲拳。肘向後挺。左手食指先竪起。拳掌向左方。由肩之平線上徐徐推出。臂肘同時伸直。目先注右手。後視左手食指臂向左伸。

注意　學者初練此段。應將騎馬式姿勢。練習正確。方可行左開弓、右開弓之動作。若同時練習。必覺其難也。初練騎馬式之法。述如左。

(甲)將身立於壁前。或桌前一步之處。兩足分開。屈膝作騎馬式。背部向後。靠於壁上。或桌邊。以作支持。(如第七圖)

(乙)立於櫈前一步之地。兩足分開屈膝。將坐下。以尾骨坐於邊沿。(如第九圖)

(丙)大腿畧向下屈。照本段之騎馬式。減屈一半之

第九圖

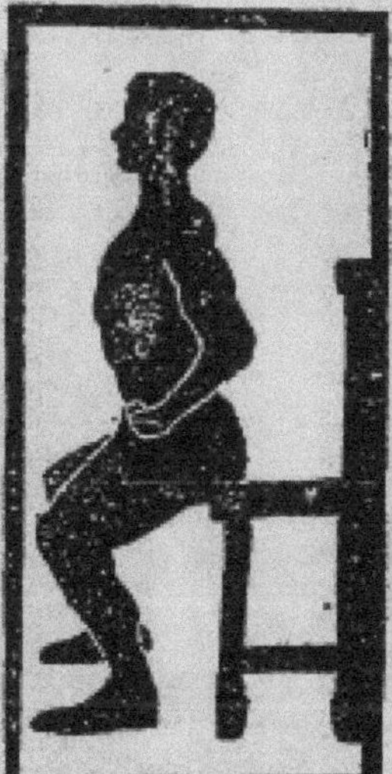

第十圖

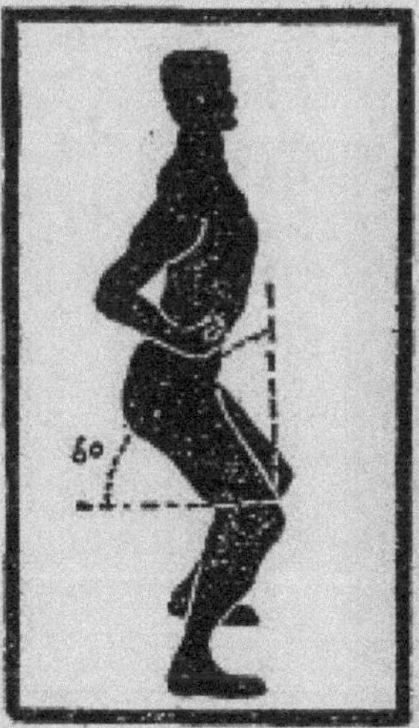

度數（如第十圖）

（甲）（乙）兩法練習數日卽漸離支持行之。

（丙）法練習久之將腿漸漸屈低至百十度爲止。

第三段 「術語」調理脾胃單舉手

（一）右臂自右上高舉。掌心向上。五指併緊。指端向左。左臂垂於身之左旁。掌心向下。指端向前。大指緊貼於左腿

第十一圖

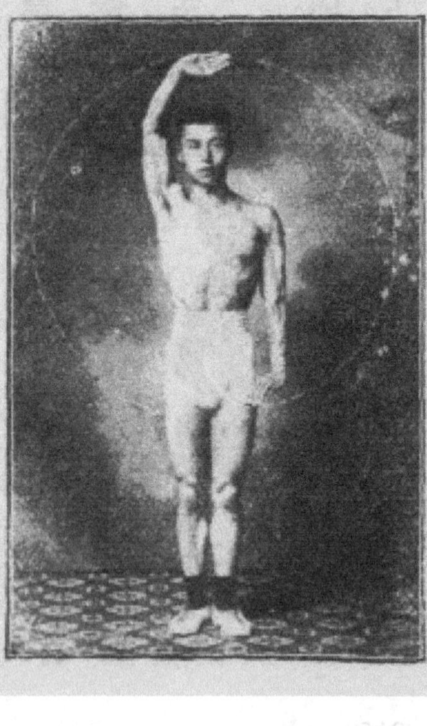

之旁。兩肘用力挺直(如第十一圖)

(二)左臂自左上高舉。掌心向上。指端向右。右臂垂於身之右旁。掌心向下。指端向前。大指緊貼於右腿之旁。兩肘用力挺直。

(三)(四)與(一)(二)同。

如法再行數次。至末數時。兩臂皆垂下。

要旨 此段爲運動肩背胸部諸筋絡。兼及肋骨之關節。臂之舉起與下垂。必須快慢高低相等。肩背正直。

矯正 胸部凸出。臂上下之時。掌心正向側方。臂肘用力挺直。頭與肩切勿擺搖。(手指與小臂成九十度角形)上舉臂之手掌若將天托住。下垂臂之手掌，若將地壓住。

注意　學者初練此段。先行一臂上舉與下垂。數日之後。如法練習（即兩臂替換上舉下垂）。能免身體搖動之弊。

第四段　「備語」五勞七傷望後瞧。

（一）頭向右轉。目視後方。兩手掌心用力緊貼於兩腿之旁。（如第十二圖）

（二）頭徐徐轉向前方。目隨注前。

第十二圖

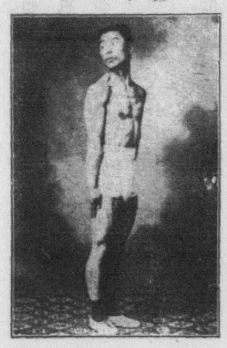

(三)頭向左轉。目視後方。

(四)頭徐徐轉向前方。目隨注前。

如法再行數次。至末數時。足尖併合。

要旨　凡人看書與握管辦事之時。頭必前屈。胸廓壓迫。背脊彎曲。致姿勢不正。呼吸不易。障害消化。此段運動之功效。能矯正以上諸弊病也。

矯正　頭部向左右旋轉。能愈後愈佳。兩臂挺直。手掌須用力貼緊於兩大腿之旁。以免頭轉時相反之一肩引向前。胸宜挺出。頸宜挺直。

注意　頭頸宜用力徐徐旋轉。切忌迅速。否則振動腦筋。

殊有害也。

第五段「術語」搖頭擺尾去心火。

(一)右足向右踏出。屈膝作騎馬式。兩手置於兩膝蓋上。虎口向內。兩肘略屈向前。上體及頭向右深屈。(如第十三圖)

第十三圖

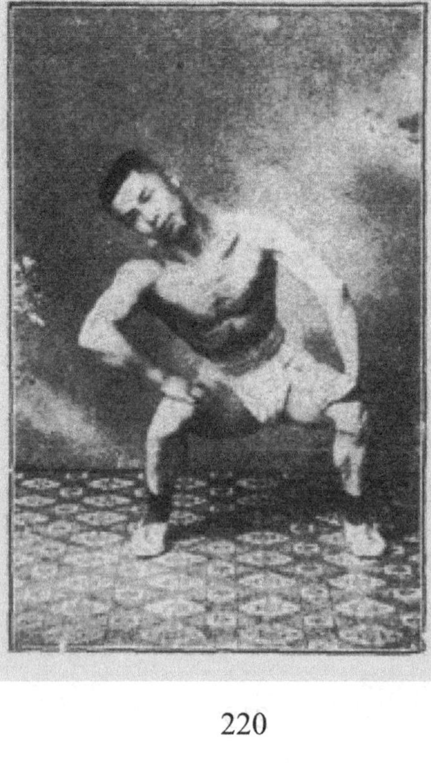

(三)兩足仍如前狀。頭及胸部向後屈。(如第十四圖)

（三）上體及頭向左深屈。

（四）上體及頭向前深屈。（如第十五圖）

如法再行數次。至末數時。上體起立。兩臂垂下。右足併上。足尖仍閉。

第十四圖

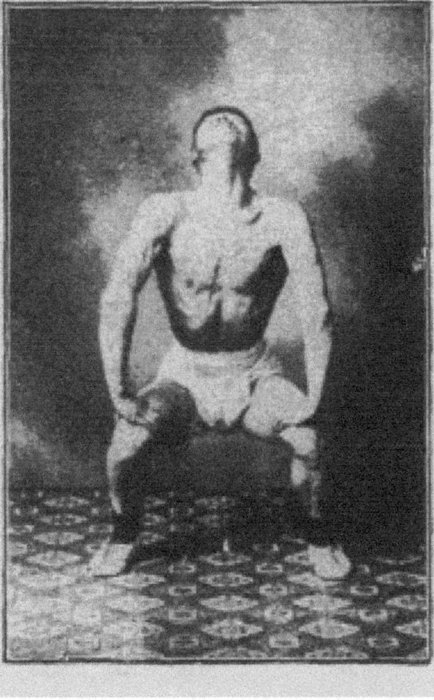

要旨　既搖頭又擺尾。動作姿勢。必複雜困難。故八段之中。以此段與第八段爲最不易之練習。此段姿勢。猶如坐獅之狀。故難練也。

第十五圖

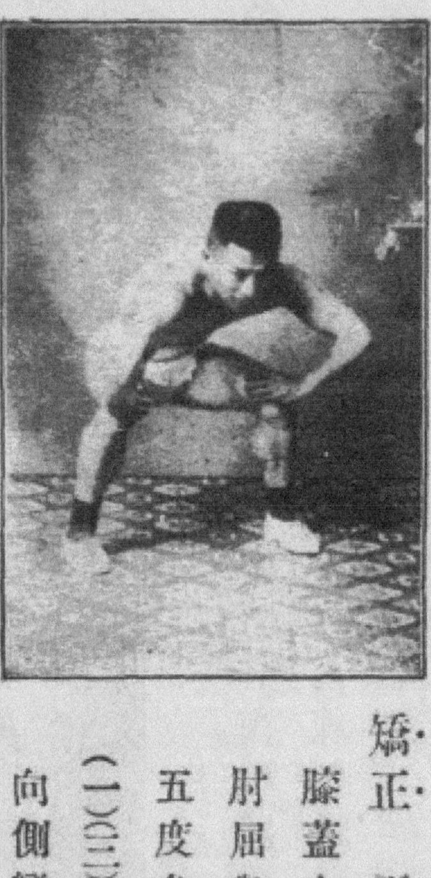

矯正・兩手置於兩膝蓋上。胸宜挺出。兩肘屈與肩成四十五度角形。

(一)(二)時。上體及頭向側彎曲。一臂屈至大小臂相接觸。(體右屈右臂。左屈左臂)肘向下。使體屈相反之臂。用力挺直。(體右屈左臂。左屈右臂)

(三)頭及胸部向後屈時。兩肘用力挺直。使肩背儘力挺向後。頭於後屈時。口宜閉合。目視上方。

（三）上體及頭向前屈時。弗以臀部突起。宜以胸之全部相對地面。腹部伏於兩大腿之上。頭項正向前方。兩臂屈至大小臂相接觸。肘向左右張開。騎馬式亦宜時時留意。弗使大腿低下。

注意 學者初練此段。應先練頭之向右、向後、向左、向前屈。次練腰之向右、向後、向左、向前彎屈。數日之後頭與腰之動作。合而行之。則不覺其困難也。

第六段 「術語」背後七顛百病消。

（一）兩手掌伏於兩腿之前。兩足跟提起。離地約一寸。（如第十六圖）

第十六圖

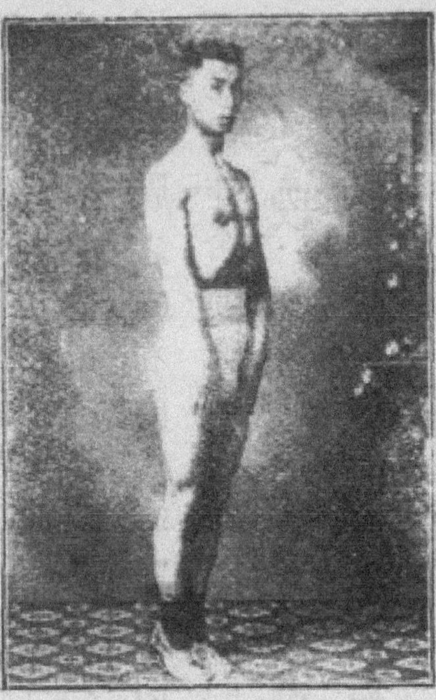

(二)膝弗屈。兩足跟再提起一寸。(如第十七圖之乙)後即放下。仍復(一)式。(如第十七圖之甲)

第十七圖

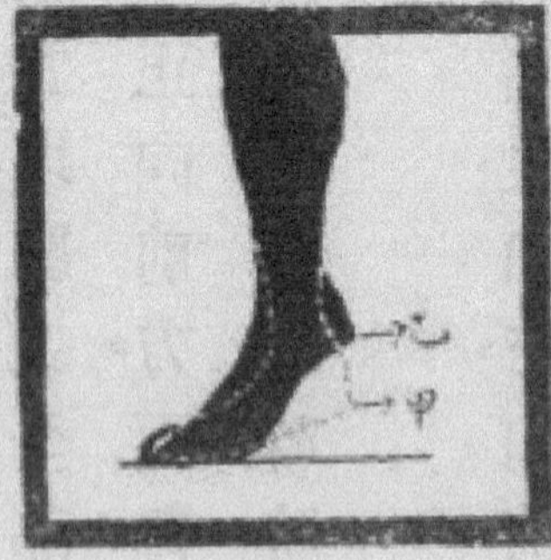

(三)(四)與(一)(二)同。如法再行數次。至末數時。兩足跟輕輕落地。

要旨　顚者猶柔軟體操中之跳躍運動也。其功效能養全身之彈力性。增強腿部之筋肉與內臟等。

矯正　(一)足尖併緊。兩膝挺直。足跟提起一寸。即爲姿勢。(如第十七圖之甲)(二)爲動作。即兩足跟再提起一寸。(膝仍挺直)以儘力提起至不可再起爲止。(如第十七圖之乙)頭向上項。後即足跟放下。如(一)式。兩手掌須伏於大腿之前。胸亦宜挺出。使體之重點。適得其當。則足跟高舉時。上體自不致搖動。

注意　學者初練此段。不妨將足尖張開。如人字式。後以足尖漸漸併合練習。蓋足尖之開閉。程度相差甚遠也。

第七段　「術語」攢拳怒目增氣力

(一)右足向右踏出。屈膝作騎馬式同時右手握拳(拳掌向上)臂徐向右伸。(至臂伸直時。拳掌旋向下)左手握拳。臂屈於胸旁。拳置於腰間。肘向後挺(拳孔向左。)目突出向前視。(如第十八圖)

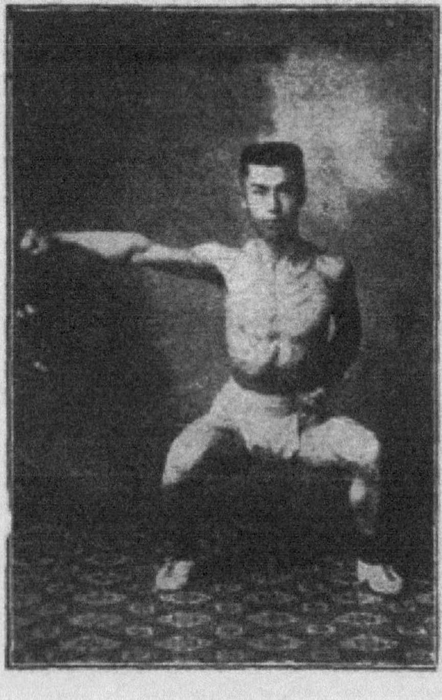

第十八圖

(二)兩足仍如前狀。左臂徐向左伸。(伸法與(一)同)右臂由右方徐徐收回。屈於胸旁。目仍視前方。

(三)右臂徐向前伸。(伸法與(一)同。)左臂由左方徐徐收回。屈於胸旁。目仍視前方。(如第十九圖)

(四)右臂由前徐徐收回。屈於胸旁。左臂徐向前伸(伸法與(一)同。)目仍視前方。

如法再行數次。至末數時。上體起立。右足併上。足尖分開。兩臂垂下。復立正姿勢。

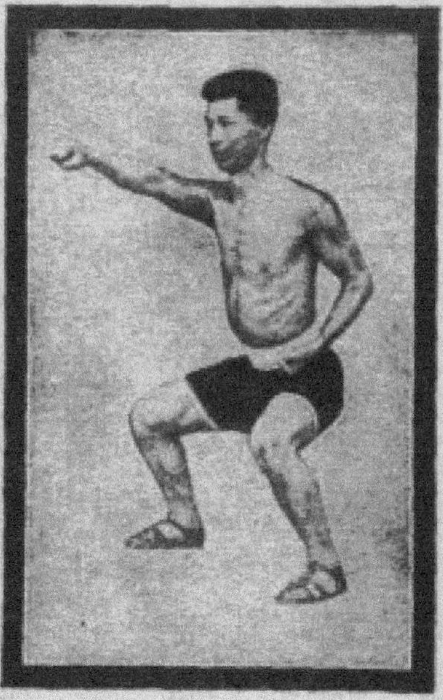

第十九圖

要旨　怒目係練目力者也。故練此段。目須突出。注視前方。呼吸仍宜照常。氣弗閉住。

矯正　臂之伸屈。貴於緩遲有力。切忌用力急速。伸臂與屈臂。快慢須求相等。伸拳時應由肩之平線上伸出。拳置於腰間時。小指宜緊貼於肋下。兩肩須平正。臂向前伸時。肩弗引出。頸宜直。胸凸出。

注意　學者初練此段。先練兩臂屈於胸旁。兩拳置於腰間。目突出。膝屈下。作騎馬式。次練一臂之伸與屈。練至姿勢正確。即能如法練習。

第八段

「術語」兩手。攀足。固腎。腰。

(一)上體徐徐向前深屈。愈下愈佳。惟膝不可屈。同時兩臂垂下。兩手握住兩足尖。頭略抬起。(如第二十圖)

(二)休止。

(三)上體徐徐向後深屈(頭隨體下)同時兩手叉於背後。兩大指相接觸(如第二十三圖之甲)用力抵住脊骨。餘指併緊。亦用力抵住

第二十圖

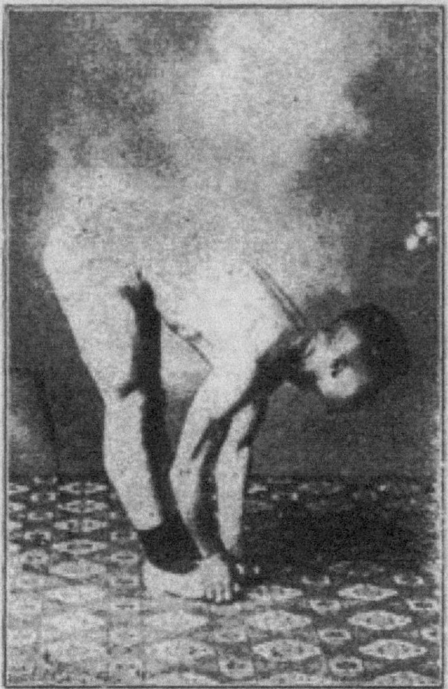

臀部。(如第二十一圖)

第二十一圖

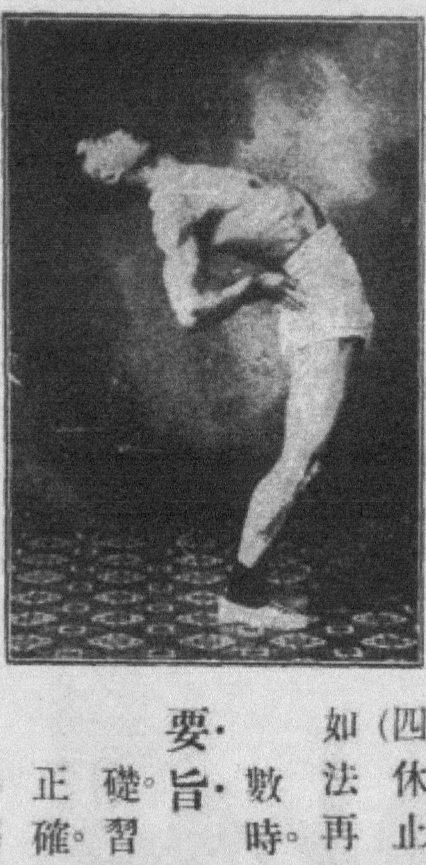

(四)休止。如法再行數次。至末數時。上體復正。

要旨 學者未有基礎。習練此段。必難正確。兩膝伸直。兩手攀住足尖。殊非容易

矯正 上體前屈時。膝宜挺向後。足尖略翹起。以便手握

住。上體後屈時。臂肘向後。兩手大指在上。抵住背脊。使腹部儘力凸出。八指在下。抵住臀部。以維持體之後彎也。

注意 學者初練此段。兩足向左右分開一步。上體前屈時。以手指握住小腿骨或脚踝或以指端觸地臂向下伸。(如第二十二圖)惟膝仍挺直不屈。練習既久。背、腹、腿、膝之筋絡。亦能靈動。即可用手攀住足尖。然後兩足漸漸再行併攏練習。上體

第二十二圖

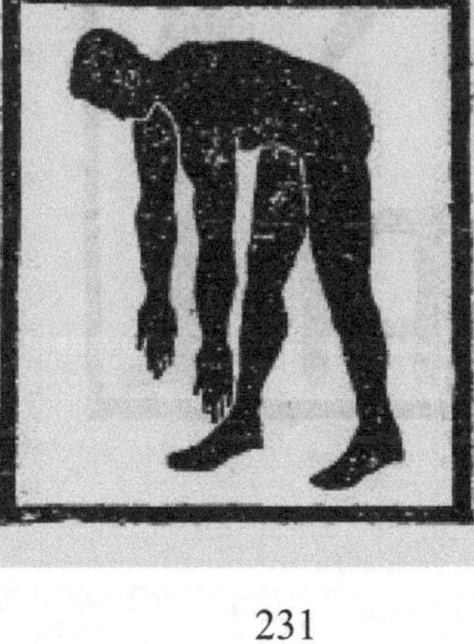

後屈時。初練用兩手撐住櫈背或桌邊行之（如第二十三圖第二十四圖）此維持後屈之一法也。

第二十三圖

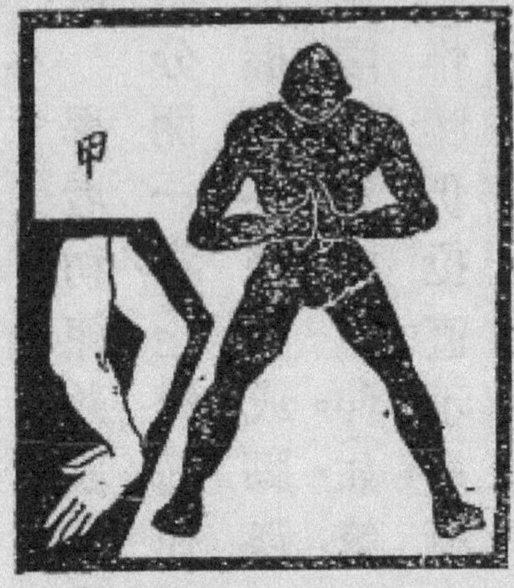

第二十四圖

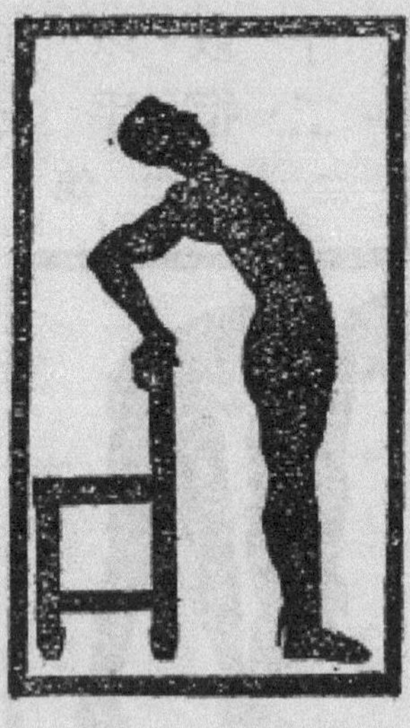

上體之前彎與後屈。爲兩數行一動作。

訂正八段錦終

教育部審定批詞

訂正

八段錦

查此書取中國體育術八段錦舊法加以註解附圖立說簡單易行可備課外運動參考之用

電(279)

Pa Tuan Chin

Commercial Press, Limited

All rights reserved

中華民國十三年十一月初版
中華民國十七年二月十版

(訂正八段錦一册)
(每册定價大洋貳角)
(外埠酌加運費匯費)

編纂者 吳縣王懷琪
發行者 商務印書館
上海北河南路北首寶山路
印刷所 商務印書館
上海棋盤街中市
總發行所 商務印書館
北京天津保定奉天吉林龍江濟南太原開封鄭州西安南京杭州蘭谿安慶蕪湖南昌漢口長沙常德衡州成都重慶瀘縣福州廣州潮州香港梧州雲南貴陽張家口新嘉坡
分售處 商務印書館分館

此書有著作權翻印必究

六五七六歲

八段錦舞

王懷琪 著

商務印書館 民國十八年八月初版

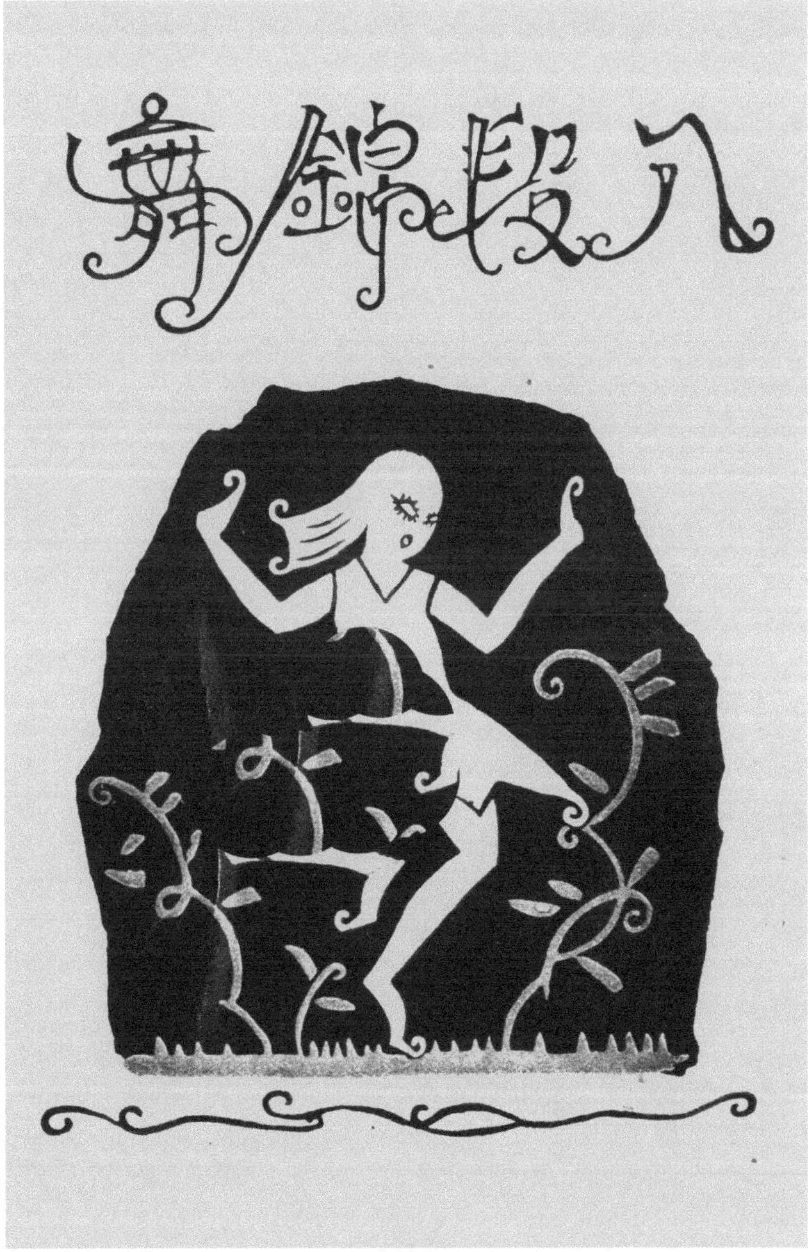
八段錦舞

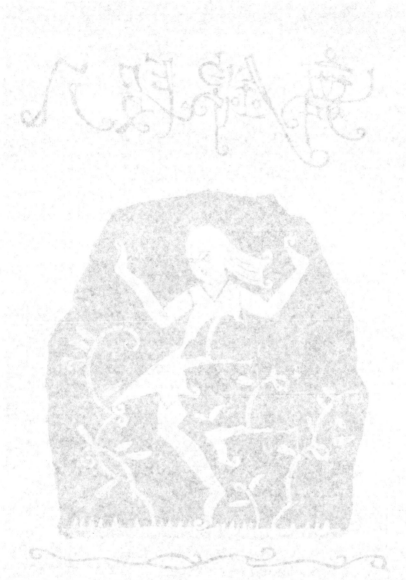

王懷琪著

中國舞蹈

八段錦舞

商務印書館發行

序

編者對於舞蹈一門，全屬外行。擷採吾國固有之健身術動作，編爲中國舞蹈，久有此心。無奈心長力短，不克如願，引爲憾事。幸蒙同學梁志貞女士、奚懷鵑女士、張英穀女士、尤中立君、范玉麟君等不棄，各惠八段錦舞佳作，得成此書。編者亦撰成一種，雖由上海愛國女學體育科十四屆同學暨澄衷中學校初級小學三四年級生實驗，然魚目混珠，貽笑方家。此書問世，旨在拋磚引玉。區區之心，仍不外乎發揚國粹，改造中國固有之體育。不當之處，敬請海內同志，進而教之。中華民國十六年八月吳縣王懷琪識於上海私立澄衷中學體育部主任室。

中國舞蹈

八段錦舞目錄

中國舞蹈八段錦舞

八段錦舞第六種

二

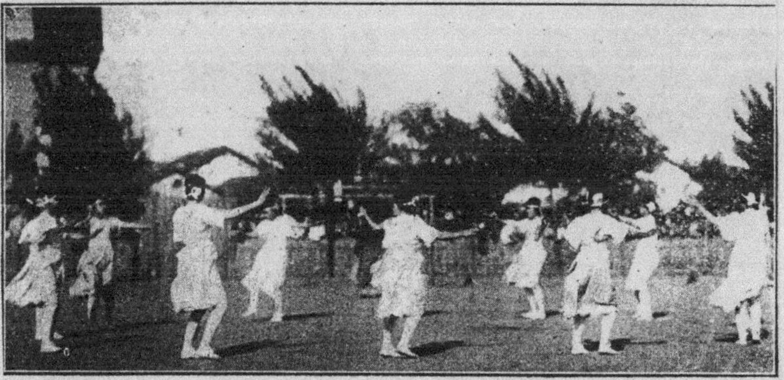

上海愛國女學舞蹈之一

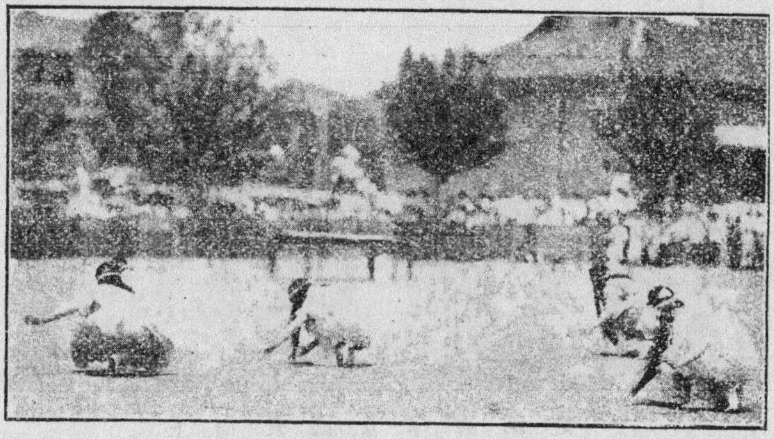

上海愛國女學舞蹈之二

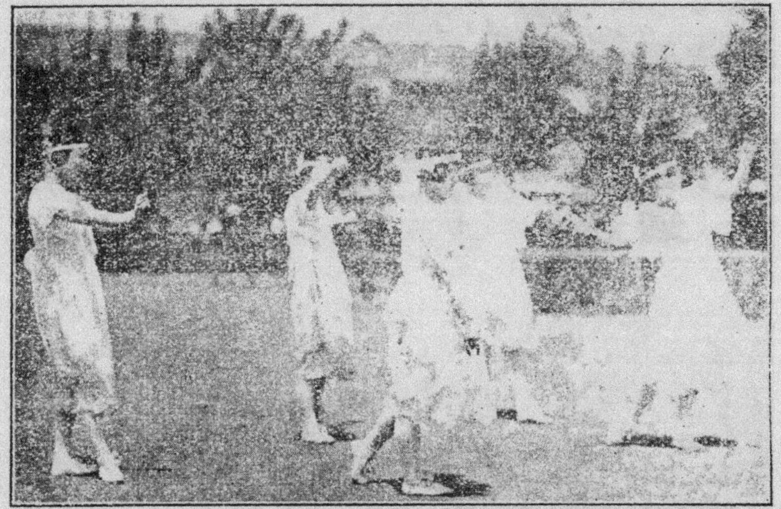

上海愛國女學舞蹈之三

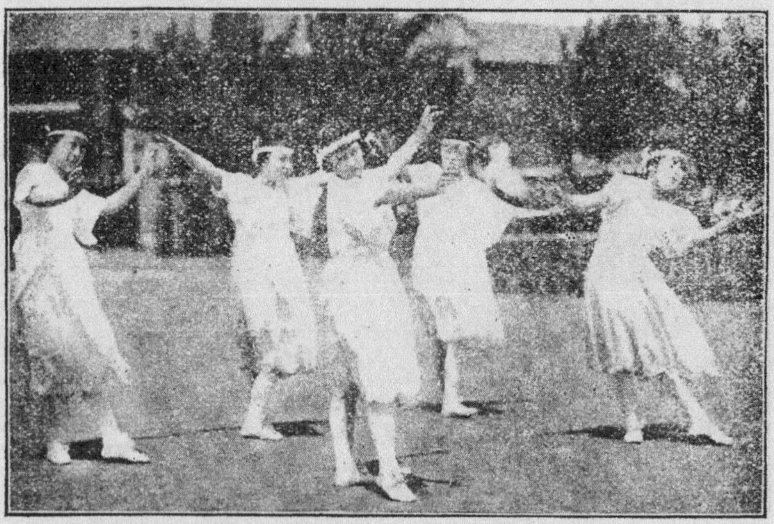

上海愛國女學舞蹈之四

中國舞蹈

八段錦舞

手之部位圖解

手之第一部位

張雅敏女士編

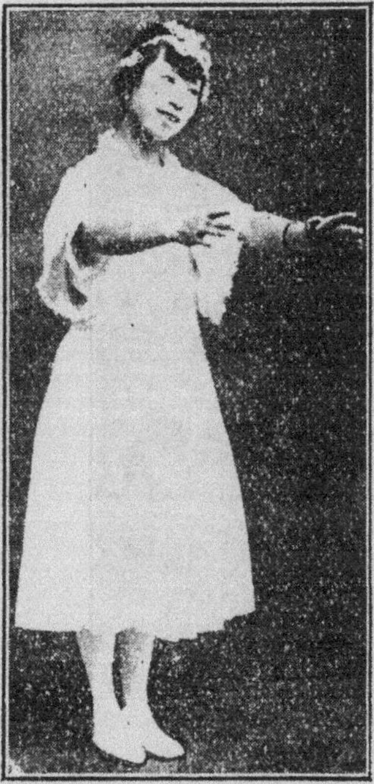

第一圖

兩手作弧形舉於身前。兩手指尖相距約三四寸。中指與拇指略屈。餘指伸直。如第一圖。

手之第二部位

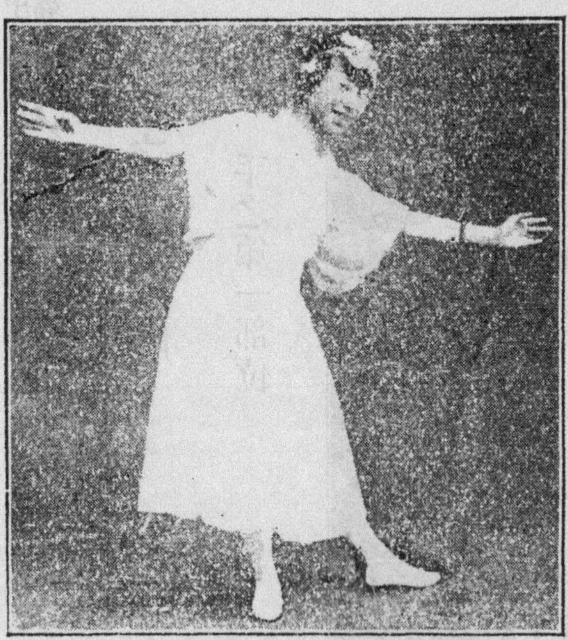

第二圖

兩臂承第一部位，徐徐展開，至兩臂左右舉。小臂略向上屈。掌心向下。頭向左（右）轉。目注視左（右）手。如第二圖。

手之第三部位

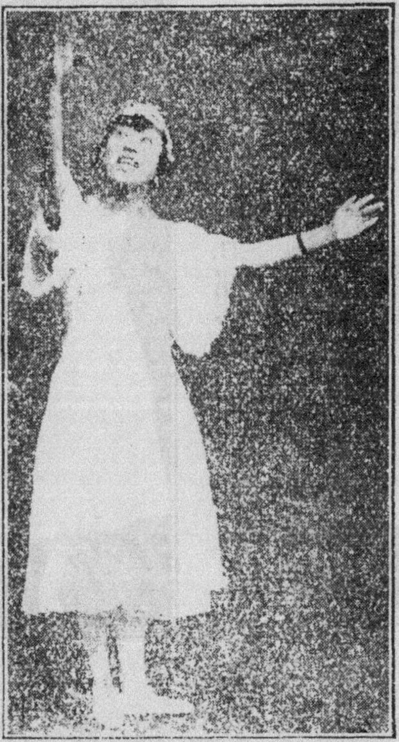

第三圖

左(右)臂仍置於第二部位。右(左)臂由第二部位經過前方，徐徐運至額前，作半弧形。掌心向下。頭旋向左(右)方仰起。目注視右(左)手。如第三圖。

手之第四部位

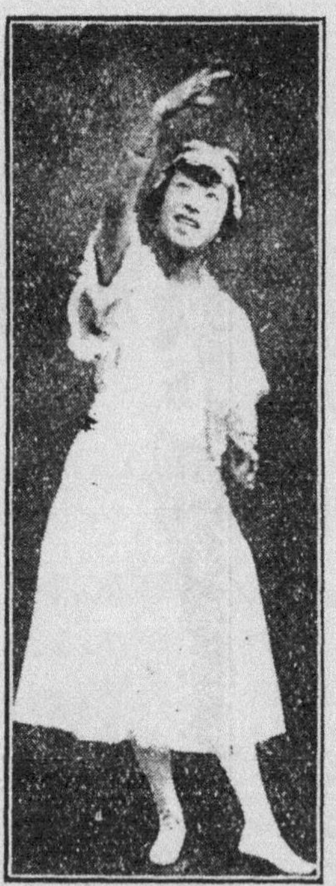

第四圖

四

右（左）臂仍置於額前不動。左（右）臂由第二部位徐徐運至腹前。臂略屈。掌心向下。目注視兩手之中間。如第四圖。

手之第五部位

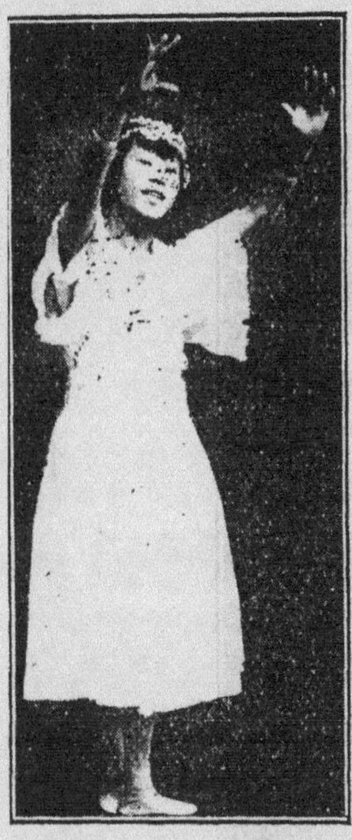

第五圖

兩臂由身前向額前上舉，合作弧形。兩手相距約三四寸。掌心向下。目注視兩手。如第五圖。

八段錦舞第一種

梁志貞女士編

排列

無論何種隊形排列皆宜。

預備

手作第二部位，如第一圖。

動作

第一段　三十二拍

甲八拍　右足始向右爲沙的吁步。（一）

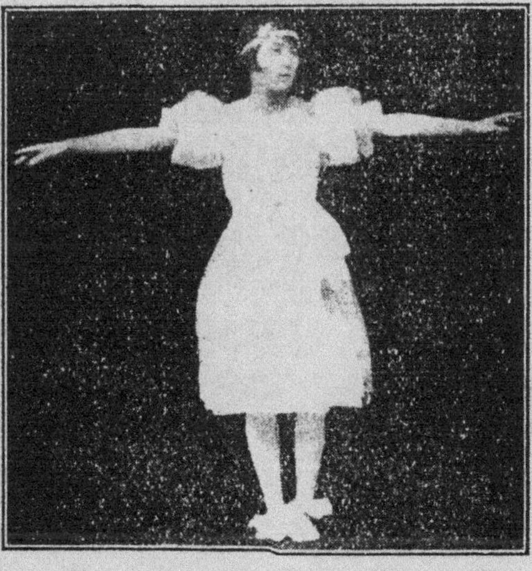

第一圖

（二）（三）（四）右足向右一步。左足踏於右足跟後。右足再向右一步跳起。左足向左前斜踢出。兩臂由第二部位。在左足踢出時左手作第一部位，如第二圖。（五）（六）（七）（八）兩足跟提起。用足尖由左旋轉一週。兩手徐徐高舉而平下，復第二部位，如第三圖。

乙八拍　左足始如甲相反行之。

丙八拍　與甲同。

丁八拍　與乙同。

第二段　三十二拍

甲八拍　右足始爲麥壽卡步二次。（一）兩臂前交义右足前斜重踏一步。（二）右足提起。左足向前跳一步。（踏在右足位置上此時右足提空。）如第四圖。（三）右足向裏彎。同時左足在本位上跳。（四）右足踢出。左足再在本位上跳。（五）（六）（七）

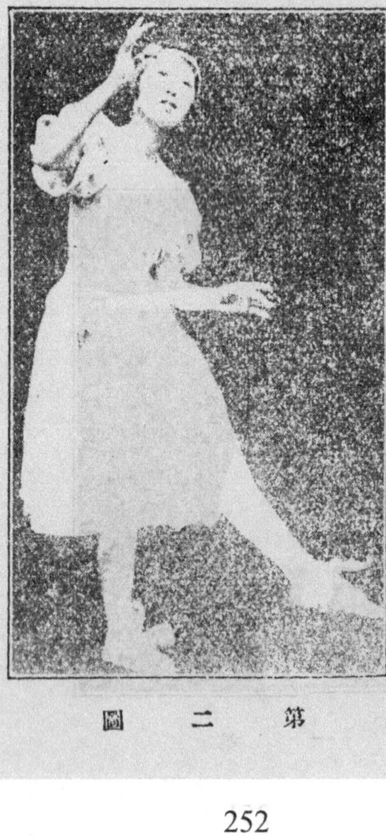

第二圖

（八）右足向右一步。膝略屈。左足慢屈於右足跟後。右臂作第二部位。左臂作第一部位。如第五圖。

乙八拍　左足始如甲相反行之。

丙八拍　（一）（二）（三）（四）左足始向後斜方滑二步。兩臂作第二部位。上體向前傾。右臂由第二部位徐徐運至第三部位。左手叉腰。兩足跟提起。

丁八拍　左起始如丙相反行之。

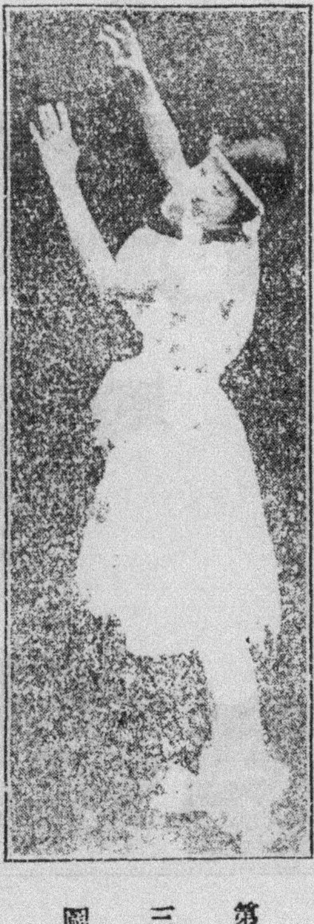

第三圖

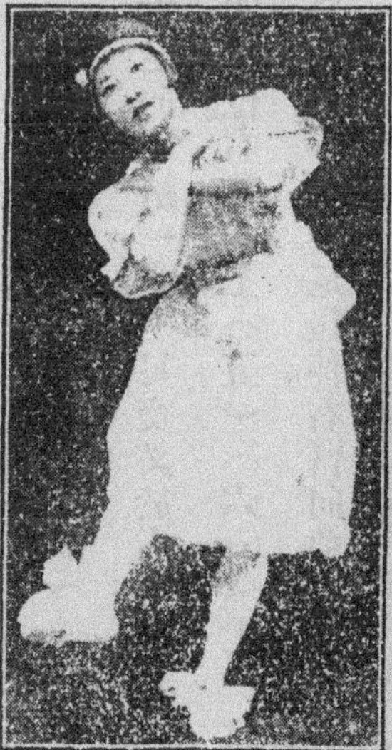

第四圖

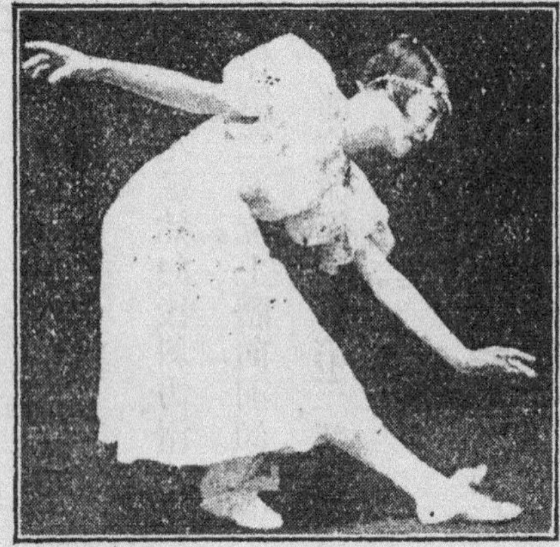

第五圖

第三段　三十二拍

甲八拍　右足始爲搖籃步。（一）（二）（三）（四）右足向右踏一步。左足交义於右足之右。右足跟提起。予作第四部位。右臂在上。（五）（六）（七）（八）右足向前斜踏出一步。左足後伸。右臂向前上高舉。左臂隨左足之方向後舉。目注視右手。如第六圖左足踏下。右足向前踢出。面向上仰。目仍注視右手。

乙八拍　左足始如甲相反行之。

丙丁十六拍　與甲乙十六拍同。惟

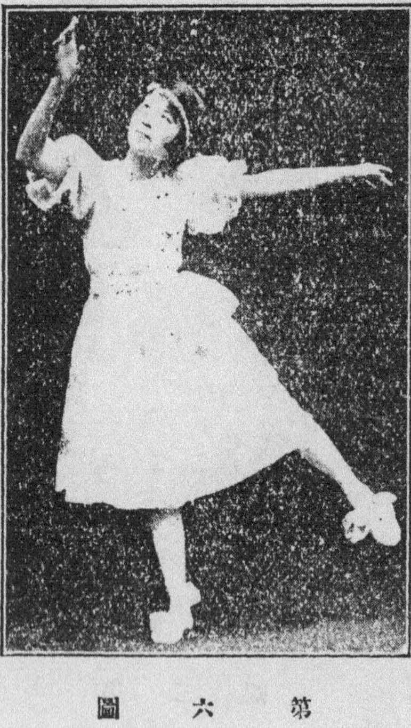

第六圖

向後轉爲之。

第四段　三十二拍

甲八拍　左足始爲抛加步二次。（一）（二）（三）（四）右足跳。左膝上平舉。足尖向下。兩臂向左右擺動。如第七圖。（五）（六）（七）（八）右足始如法爲之。

乙八拍　如甲。惟旋轉至原方向。

丙八拍　（一）（二）（三）（四）右足向前滑出一步。兩臂上舉。（即第五部位）上體向前傾。同時左腿後舉。右足在本位上連跳三次。（五）（六）（七）（八）左足始斜退後滑三步。右足尖點地。右臂徐徐移至第一部位。

丁八拍　左足始相反行之。

第五段　三十二拍

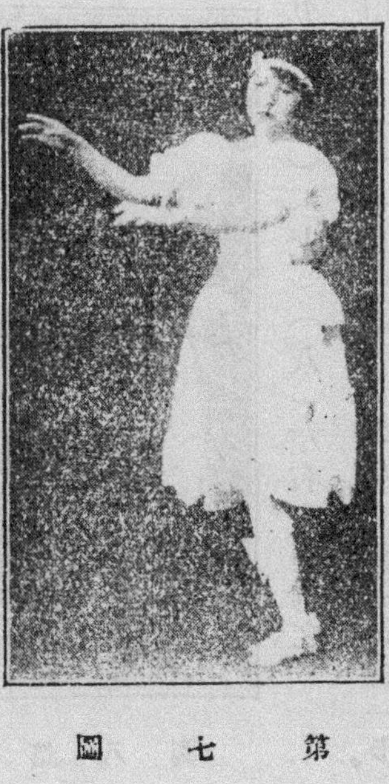

第七圖

甲八拍　左足始向前爲交換步。（一）（二）（三）（四）左足尖向前斜點地。右足隨在後亦點地。次換右足向前斜點地。左足隨在後亦點地。右手㕚腰。左臂作第一部位。如第八圖。（五）（六）（七）（八）左右交換爲之。

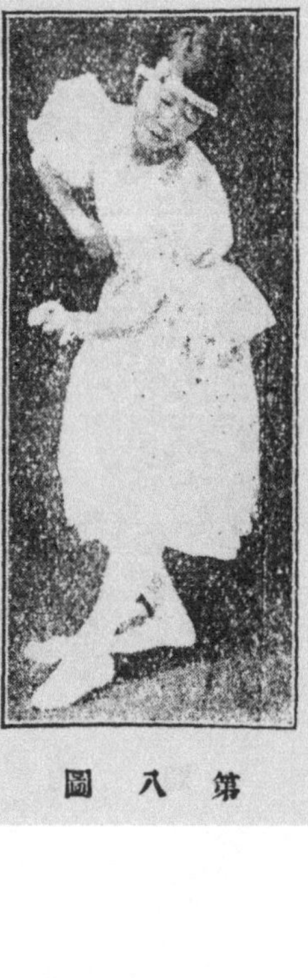

第八圖

乙八拍　（一）（二）（三）（四）右足向右一步。上體蹲下。左足在後。右手作第二部位。左手作第一部位。如第九圖。（五）（六）（七）（八）左足不動。右足退後。左手作第二部位。右手作第一部位。

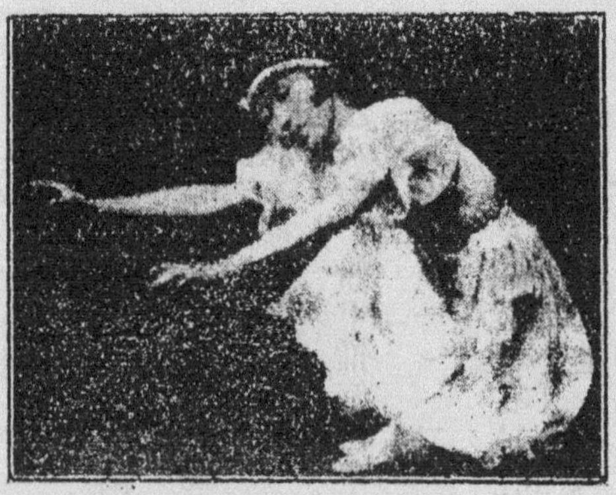

第九圖

丙丁十六拍　與甲乙十六拍同。惟向左爲之。

第六段　三十二拍

甲八拍　（一）（二）（三）（四）兩臂交㕚。右足

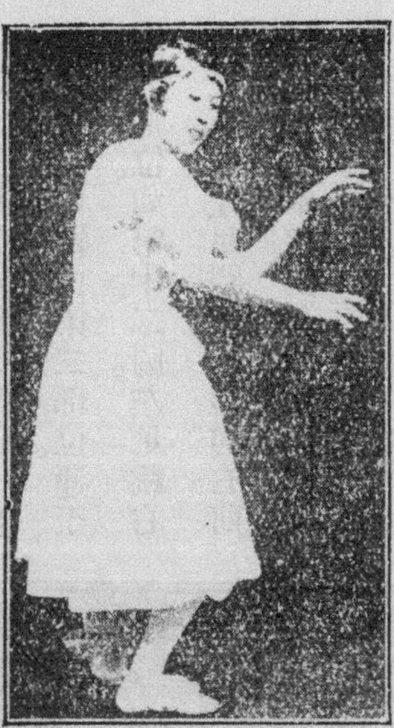

第十圖

始向右前斜方急走三步。同時兩臂移至第二部位。右足跳。左足向前踢出（五）（六）（七）（八）右足向右一步左足交於右足之右。兩膝屈。兩臂作第一部位。左臂在上。如第十圖。

乙八拍　左足始如甲相反行之。

丙丁十六拍　與甲乙十六拍同。

第七段　三十二拍

甲八拍　（一）（二）（三）（四）兩臂作第二部位。右足尖向右前斜方點地二次。上體略向右傾。右臂

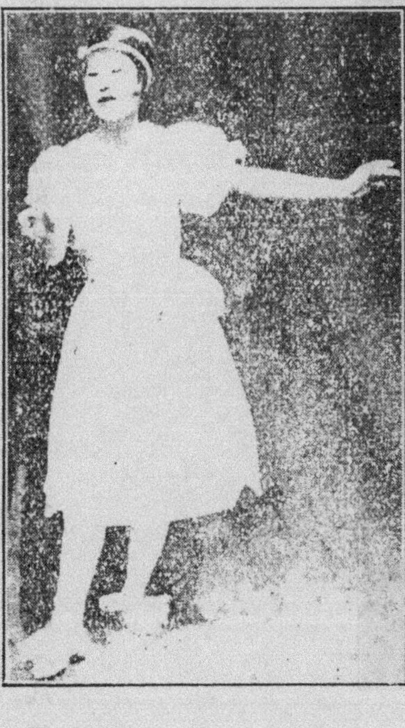

第十一圖

徐徐移至第一部位。左足置於右足跟後。目注視右手。如第十一圖。（五）（六）（七）（八）右足始向右滑三步。左足向前斜點地。

乙八拍　左足始如甲相反行之。

丙丁十六拍　與甲乙十六拍同。

第八段　三十二拍

甲八拍　（一）（二）（三）（四）右足向前斜方踏出一步。左足後伸。兩臂由第二部位。運至第五部位。如第十二圖。左足跳右足交义於左足跟後。上體向右前斜方下伏。兩臂由第五部位運至第三部位。如第十三圖。次兩臂運

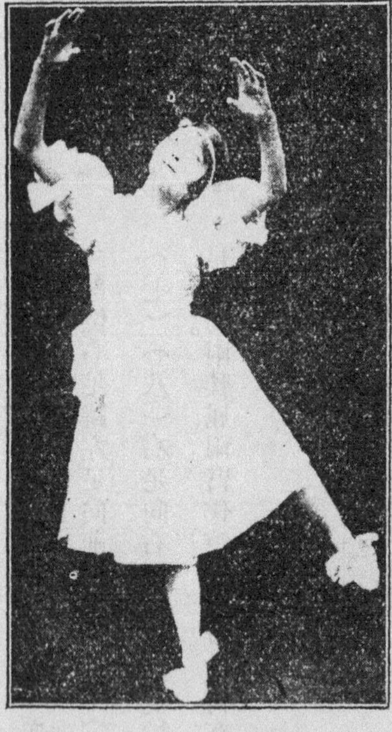

第十二圖

至下垂交义。（五）（六）（七）（八）上體徐徐起。右臂作第二部位。左臂作第一部位。目注視左手。

乙八拍　左足始如甲相反行之。

丙丁十六拍　與甲乙十六拍同。

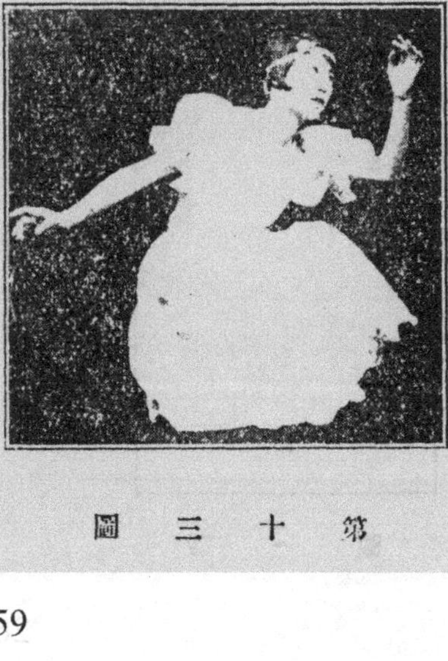

第十三圖

八段錦舞第二種

奚懷鵑女士編

預備

直立。兩臂向前平舉交叉。頭略向右傾。面帶笑容。如第一圖。

動作

第一段 三十二拍

（一）（二）（三）（四）四拍 兩足跟提起。右足始由左向後旋一周歸原位。同時兩手徐徐分開至第二部位。至（四）拍上左足尖向左側

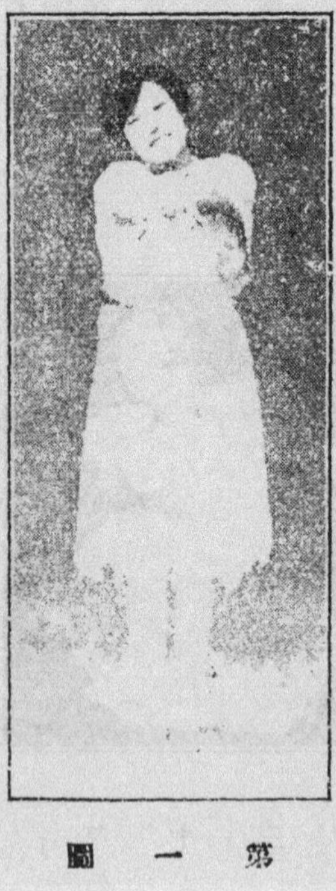

第一圖

點地。目注視左手。如第二圖。

（五）（六）二拍　左足跟落地。右足尖點於左足跟之後。兩膝屈。同時兩手由第二部位徐徐移至第五部位。如第三圖。

（七）（八）二拍　（七）右足向右踏出一步。兩手復作第二部位。（八）左足尖點於右足跟之後。兩膝屈。兩手由第二部徐徐移至第五部位。

次八拍相反行之再左右各行一次。

第二段　三十二拍

（一）（二）（三）（四）四拍　左足始為踏跳步。挺胸。兩臂徐徐平組於肩前。如第四圖。

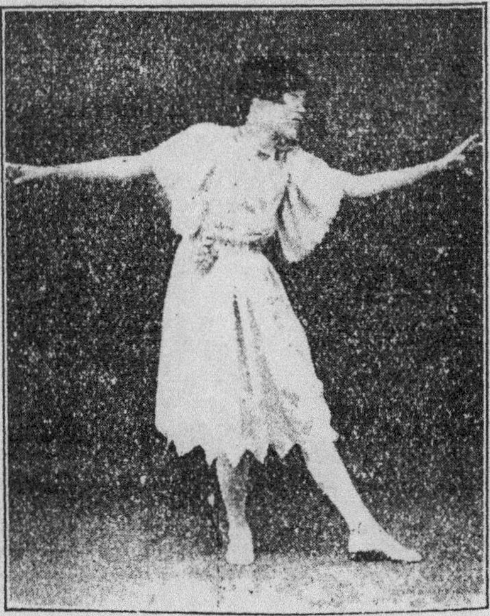

第二圖

（五）（六）（七）（八）四拍　左足始向左滑三步。同時兩手移至第二部位上振動。至（八）拍上。左手在第二部位。右臂屈於肩上。左足尖向左側點地。右膝屈。同時上體向左側稍屈。如第五圖。

次八拍相反行之。再左右各行一次。

第三段　三十二拍

（一）（二）（三）（四）四拍　右足始向左爲搖籃步。同時左手在第五部位。右手至第一部位。目注視

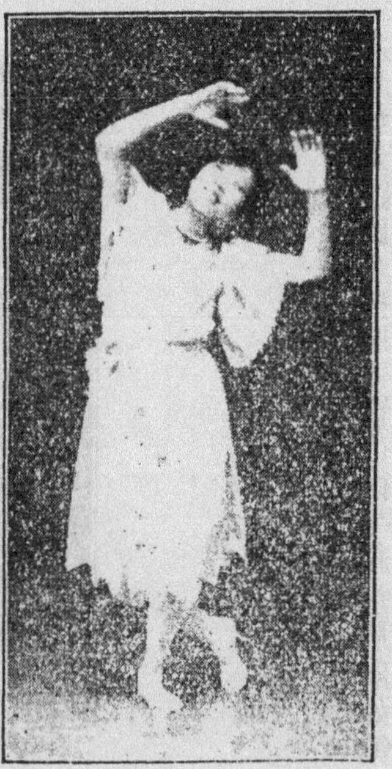

第三圖

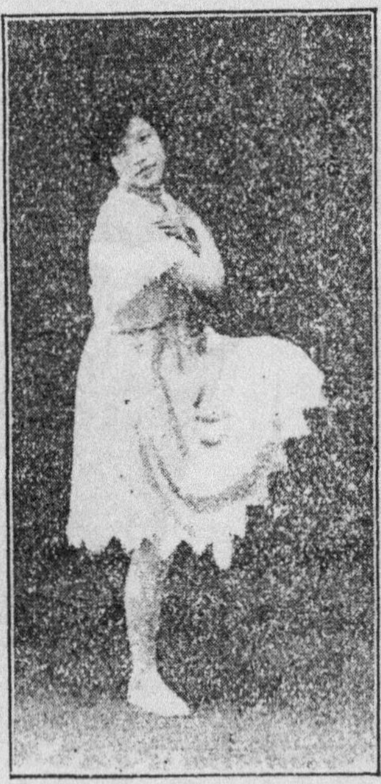

第四圖

左手掌。如第六圖。

（五）（六）（七）（八）四拍　向右爲搖籃步。同時右手在第五部位。左手至第一部位。

（一）（二）（三）（四）四拍　向左方爲沙的吁步。同時兩手至第二部位。至（四）拍上。左手至第五部位。右手至第一部位。如第七圖。

（五）（六）（七）（八）四拍　同。惟向右方行之。

如法再行十六拍。

第四段　三十二拍

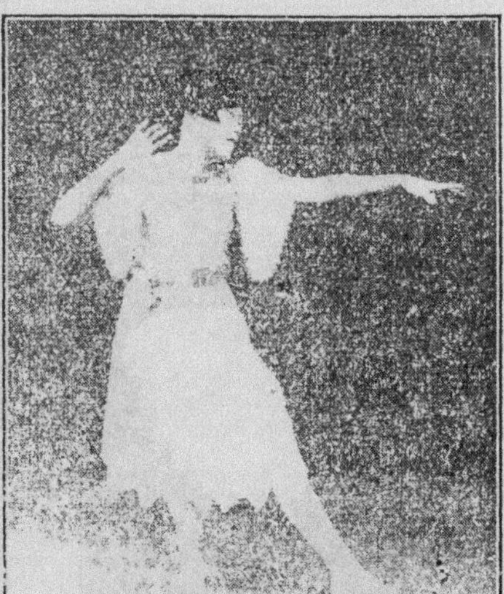

第五圖

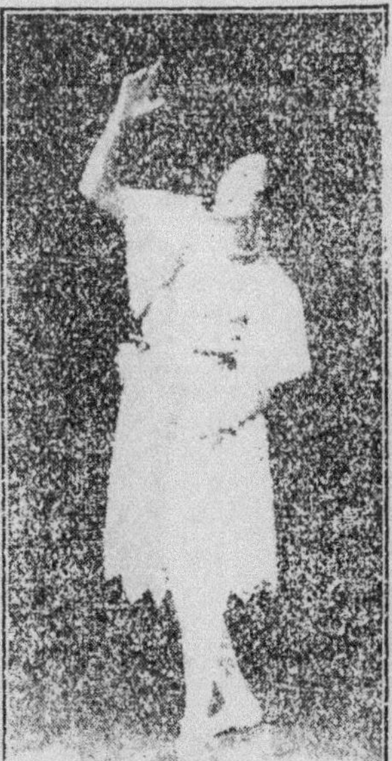

第六圖

（一）（二）（三）（四）四拍　向左方爲抛加步同時右手叉腰。左手屈於左肩上脈腕彎貼在左耳旁。五指作蘭花勢。如第八圖。

（五）（六）（七）（八）四拍　向右相反行之。

如法再行三次。

第五段　三十二拍

（一）左足向前點地上體向右下側傾。同時左臂移至左足尖上方。如第九圖。

（二）左足尖向左側點地。左臂

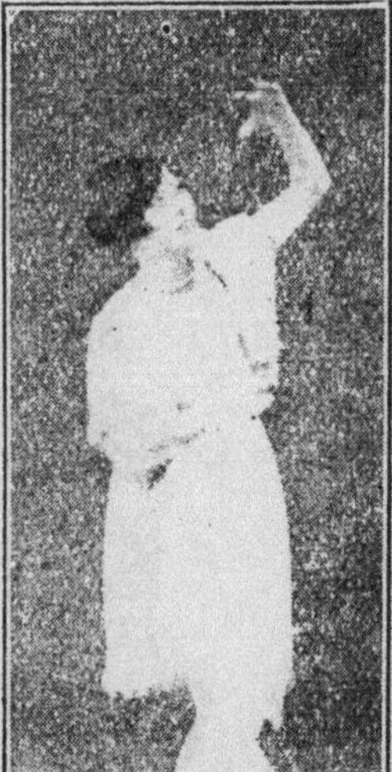

第七圖

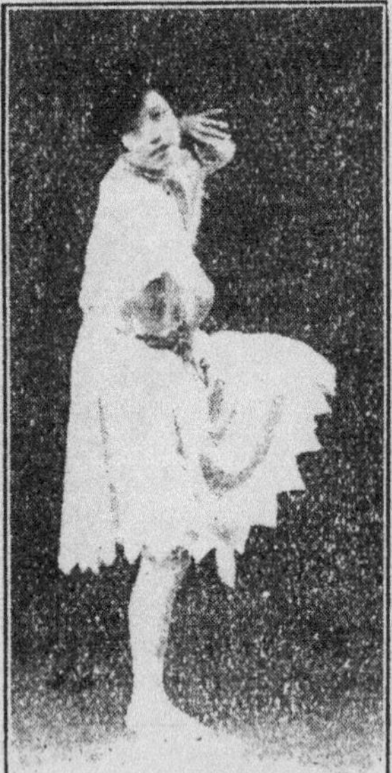

第八圖

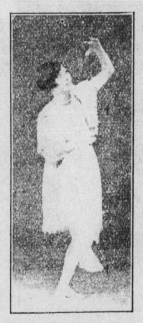

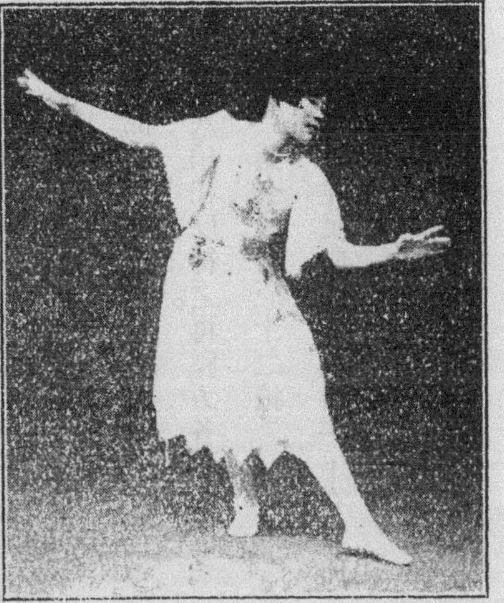

第九圖

作第二部位。同時右臂在第二部位上擺動手腕。

（三）（四）二拍 同（一）（二）二拍。惟上體向左下側傾。

（五）（六）（七）三拍 兩臂移至第二部位上擺動手腕。左足始向左方滑二步。

（八）上體向右下側傾。右足側點地。兩臂在第一部位上。

次八拍相反向右方行之。再左右各行一次。

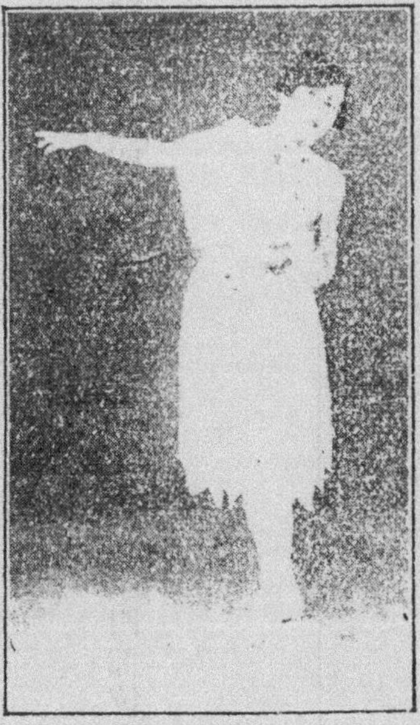

第十圖

第六段　三十二拍

（一）（二）二拍　左足始向前爲交換步。（足跟提起。足尖支地。）左臂在第四部位。右臂在第二部位，兩臂向上下振動。如第十圖。

（三）（四）二拍　相反行之。

（五）（六）（七）（八）四拍　由左向後轉踏跳步二次旋一周。同時兩臂由第一部位徐徐移至第二部位。

次八拍相反行之。再雙方各行一次。

第七段　三十二拍

（一）左足向左方重踏一下右足向右側點地。

（二）（三）（四）三拍　左足單

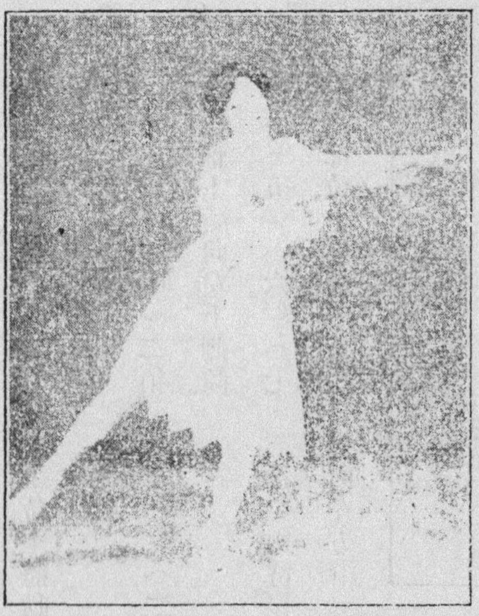

第十一圖

足跳三下。兩臂在左側平舉之部位。手指屈伸三次。怒目前視。如第十一圖。

（五）（六）二拍　右足向左前踏下。左足踢跳步。由左旋轉半周至後方。同時兩手在前舉交叉部位上握拳二次。如第十二圖。

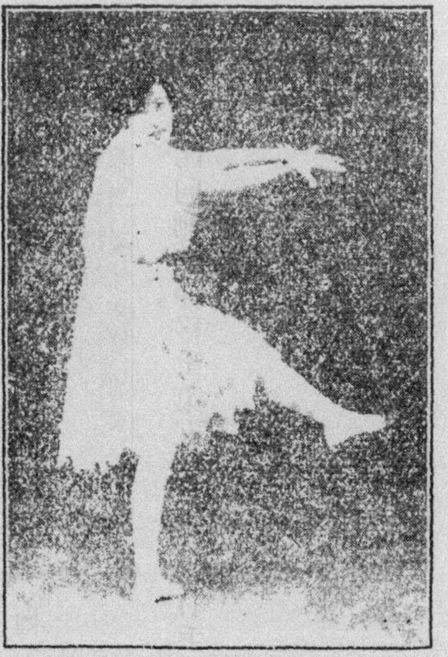

第十二圖

（七）（八）二拍　同。惟換右足踢跳步。由左再旋轉半周。還歸原位。

次八拍相反行之。再左右各行一次。

第八段　三十二拍

（一）（二）（三）（四）四拍　左足始向左爲踏跳步。身向左方下蹲。右足屈下左足跟後。兩手由左右下垂交叉作向地面上捧物狀。如第十三圖。目注視地上。

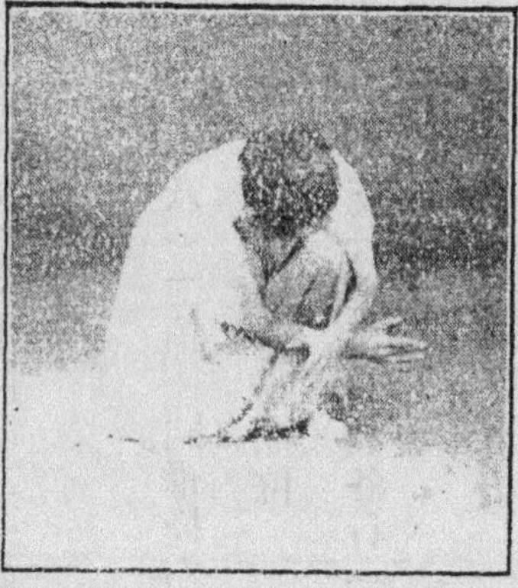

第十三圖

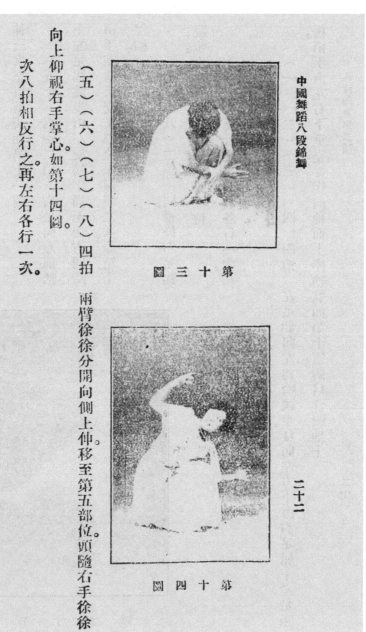

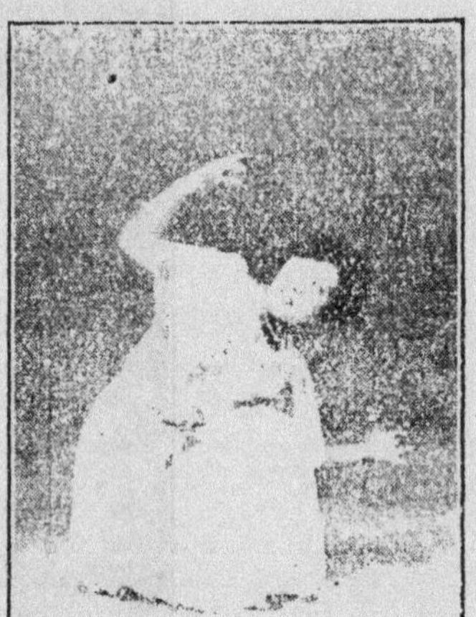

第十四圖

（五）（六）（七）（八）四拍　兩臂徐徐分開向側上伸。移至第五部位。頭隨右手徐徐向上仰視右手掌心。如第十四圖。

次八拍相反行之。再左右各行一次。

八段錦舞第三種

張英穀女士編

第一段

（一）左足向前一步。兩臂側舉。

（二）右足向前一步。兩臂上舉。

（三）左足向前一步。兩手十指相間組握。

（四）十指仍相組握。兩手掌心翻向上托。右足併上。同時兩足跟儘力提起。

（五）左足向左一步。兩手十指仍相組握，由上經前仍至上方。臂直，翻掌向前。

（六）右足交叉，置於左足之上。兩踵提起。兩臂運至上方須伸直。翻掌向上。同時上體半面向左轉挺胸。

（七）（八）與（五）（六）同。惟向右爲之。

如斯行至十六數。

第二段

（一）兩足向左右跳開。兩膝全蹲作騎馬式。右手握拳食指伸直。掌心向右。臂向右伸。左手握拳臂平屈於肩前。拳孔向上。臂肘儘力向右挺。頭向右轉。目注視右手食指。

（二）右拳五指儘力張開。臂由右收回屈於肩前。五指仍屈握爲拳。臂肘儘力向左挺。同時左拳食指豎直。掌心向左。臂向左伸出。頭向左轉。目注視左手食指。

（三）同（一）

（四）手足還原。

（五）（六）左足向左一步。右足側點地。右手叉腰。左臂由身前徐徐速至頭旁。屈小臂於肩上。手掌向前。手指貼耳旁。此時腰向右彎。頭向左轉。

（七）（八）與（五）（六）同。惟向右爲之。但無須再向右出一步。

再八拍同上。惟在第一拍時。先伸左臂向左爲之。

第三段

（一）（二）左臂由左向上高舉。掌心向上。五指併緊。指尖向右。左手向上托。右手向下按。同時左足向左爲搖籃步一次。［說明（一）左足向左一步。右足尖速即交叉置於左足之前。同時左踵起。］

（三）（四）左臂由左下還原。右臂由右向上高舉。掌心向上托。五指併緊。指尖向右。此時左手掌向下。右足向右爲搖籃步一次。

如斯行至十六數。

第四段

（一）兩臂前屈於胸前，兩手掌對合擊掌一下。同時左足向左一步。

（二）左臂側斜上展。右臂側下斜展。此時迫臂向後。手掌向前。頭部徐徐向左轉。同時右足向右併上。

（三）（四）與（一）（二）同。

（五）右手叉腰。左手作半弧形舉於前。左足向左一步。右足側舉。

（六）（七）（八）左足連跳三下。在原地旋一週。

再八拍同上。惟反是爲之。

第五段

（一）（二）（三）（四）兩足尖併立。上體向前彎。兩臂下垂。上體自前經左至後，由右方至前繞環一週。此時兩臂伸直，亦隨身而徐徐繞一週，至前方下垂。

（五）左足向左出一步。同時右足速即踏於左足跟後。左臂下垂於身前。手掌向上。同時右臂由前上方壓下擊左手掌一下。此時上體須向左側。

（六）左足再向左出一小步。（此即交換步。）

（七）（八）與（五）（六）同。惟右足向右爲之。

再八拍同上。惟反是爲之。

第六段

（一）兩足跟提起離地寸許。

（二）膝仍挺直。頭往上頂。兩足跟再提起寸許。後卽放下。復（一）之姿勢。

（三）與（二）同。

（四）足跟落地。

（五）（六）（七）左足始向前走三小步。

（八）左足跳。右足向前踢。同時上體向右後傾。（卽沙的吁步。）此時兩臂由下垂徐徐運至上舉部位。惟手腕須軟。

再八拍同上。惟在第五拍時，右足始前走。

第七段

（一）兩足向左右跳開。兩膝屈作騎馬式。右手握拳向右伸出。（手心向下。）左手握拳臂屈於身旁。拳置於腰間。目怒視前方。

（二）兩腿不動。右拳由右收回腰間。左拳卽向左伸。（手心向下。）目怒視前方。

（三）（四）手足還原。

（五）兩臂側舉作第二部位。左足向左一步。

（六）右手叉腰。左足尖豎於左脚脚凹處。同時左手移至額前。臂作半弧形。上體略向右側。

（七）（八）與（五）（六）同。惟反是爲之。

再八拍同上。惟在（一）時。先左臂向左伸。及至（五）（六）（七）（八）時。反是爲之。

第八段

（一）上體向前深屈。（膝勿屈。）兩臂下垂。兩手握住兩足尖。頭擡起。

（二）休止。或上體再向前下屈。

（三）上體徐徐起來。向後屈。兩手叉於背後。頭隨體下。

（四）上體徐徐還原。

（五）左足向左一步。兩臂側舉作第二部位。

（六）右足尖置於左足跟後。同時兩膝屈。右臂蓮至前方。此時上體略向右側。（卽均衡步。）

（七）（八）與（五）（六）同。惟反是爲之。

如斯再行一次。此後再行踏足十六數。及深呼吸十餘次。

八段錦舞第四種

尤中立編

第一段　十六拍

預備　兩手叉腰。

（一）兩手向左前上斜方成弧形。左足向左前斜方踏出一步跳躍。右足向後伸。足尖向下。目視兩手中間。

（二）休止。

（三）兩手由前之部位展開。右臂向右平舉。（小臂略屈。手心向前。）左手展至腹前。（臂屈。）同時右足退踏原位。

（四）右足跳。同時左足收回向左斜方踢出。（頭稍向左。目視左手及左足尖。）

（五）兩手义腰。左足在原地爲急踏步。

（六）休止。

（七）右足爲急踏步。

（八）休止。

第二八拍向右斜方如法行之。

第二段 十六拍

（一）右手向右平舉。小臂略屈。左手向左下斜方舉。同時左足向左斜方踏出。足尖着地。腿伸直。身體稍向左前傾，

（二）左手由前之部位。移至額前，臂略屈。同時左足向後直伸。足尖着地。挺胸。頭稍仰起。目視左手。

（三）兩手叉腰。左足向前跑一步。右足再跑一步。

（四）左足前跑一步。跑時步宜小。活潑向上聳起。

（五）（六）（七）（八）右手右足行之。

第二八拍同。

第三段　十六拍

（一）（二）左手移至額前。臂略屈。右手仍叉腰。目注視左手心。左足始為搖籃步。

（三）（四）為急踏步。法以左足踏一步。右足踏一步。左足再踏一步。

（五）（六）（七）（八）右手右足行之。

第二八拍同。

第四段　十六拍

（一）（二）兩手向左平舉。臂略屈。右手平屈於胸前。頭向右轉。左足始為交換步。

（三）（四）相反向右為之。

如法行至十六。

第五段　十六拍

（一）兩臂作弧形於腹前。手心向下。足尖併攏。

（二）兩臂由腹前徐徐展開至左右平舉。小臂稍屈。手心向前。上體稍向左彎。右臂比左臂略足後。

高。目注視左手左足尖向側點地。

（三）身向左後轉頭稍仰起。兩臂由左右徐徐運至額前成弧形。右足尖點地交叉於左足後。目注視兩手之中間。手心向前。挺胸。

（四）左足尖轉向前。右足尖側點地。此時上體傾向前，略向右彎。兩手由前之部位，運至左右平舉。臂略屈。頭向右轉。

（五）與（一）同。

（六）與（四）同。

（七）上體向右後斜轉。兩手運至額前成弧形。頭稍仰視。右足跟着地。左足尖點地交叉於右足後。

（八）與（二）同。

如法行至十六。末拍上還復預備姿勢。

第六段　十六拍

（一）左足向左前斜方踏出一步。右足向後斜直伸。足尖離地約一二寸。同時左手向左上斜方伸出。手心向上。臂稍屈。右手伸至右下斜方，與右足平衡。身稍向左傾。

（二）左足跳。

（三）（四）同（二）。

（五）右足向右斜方踏出一步。左足後伸。同時左手移至左下斜方。右手運至右上斜方。手心向上。

（六）（七）（八）同。

第二八拍相反行之。

第七段 十六拍

（一）（二）左手向前平舉。手心向下。左足始向左爲搖籃步。

（三）（四）右手向前平舉。手心向下。右足始向右爲搖籃步。

餘同。

步。

第八段　十六拍

（一）左臂向前上斜舉。右臂運至腹前下斜方。臂略屈。手心向內。同時左足向左斜方踏出一步。

（二）左足跳。右足踢出。即踢跳步。目注視右足尖。

（三）右臂由前之部位。運至前上斜方。左臂由前之部位。運至腹前下斜方。臂略屈。手心向內。同時右足向右斜踏出一步。

（四）右足跳。左足踢出。即踢跳步。目注視左足尖。

（五）左足交於右足前。膝屈蹲下。身向前傾。兩臂由前之部位，徐徐向左右分開。

（六）兩手由前之部位，徐徐向下交叉於足前。

（七）兩手徐徐舉起運向左右。身體徐徐起立。

（八）兩手放下，成立正姿勢。

次八拍相反行之。

（附註）本篇舞蹈。按八段錦次序編成，演時宜先操一節八段錦。後演一節舞蹈。

八段錦舞第五種

范玉麟編

第一段 十六拍

預備 兩手左右手舉。

（一）左足向左一步。

（二）右足向左足之左踏一步。同時將身轉背方。

（三）左足靠於右足旁。

（四）兩足跟起。

手之部位：（一）右手徐徐由身前左側向上高舉。（二）左手徐徐由身前右側向上高舉。

（三）兩手十指相組。（四）手心翻向上作擎天狀。

第二四拍同。

第三第四八拍相反行之。

第二段

預備　兩手前平舉。

（一）左足向左一步。

（二）右足（足跟着地。膝勿屈。）置於左足跟後。

（三）左足再向左一步。

（四）右足尖豎於左足跟後。同時兩膝屈。

手之部位：（一）（二）（三）兩手平盪於胸前。至（四）時右手前平屈。左手向左展開。目注視左手食指。作左開弓射鵰狀。

第二四拍相反行之。

第三第四八拍雙方各行一次。

第三段　十六拍

（一）左足向前斜踏出一步。

（二）右足向左前斜踏出一步。交於左足之前。同時兩足跟提起。
（三）右足退歸原位。
（四）復預備姿勢。
手之部位：（一）（二）左手徐徐由下而上。至（三）（四）時向上直伸。右手在下垂部稍作振盪勢。此時成左單舉手式。目注視左手指。
第二四拍相反行之。
第三第四八拍雙方各行一次。

第四段　十六拍

（一）左足向前一步。右足跟徐徐提起。同時兩手併於身前。
（二）（三）（四）身首徐徐向左轉。右手徐徐向後展。左手前平舉。此時目望後瞧。
第二四拍相反行之。
第三第四八拍雙方各行一次。

第五段 十六拍

（一）左足向左一步。兩手相併於身前。

（二）（三）（四）（五）（六）（七）（八）右足置於左足後。同時蹲下。左手向左平展。右手徐徐由身前自左過頭頂向右展，卽在頭頂劃一大圈。至第八拍時，與左手相併於身前。頭、目、身、須依右手的方向而行。作搖頭擺尾勢。

第二八拍相反行之。

第六段 十六拍

（一）左足由前打右足，佔右足位置。同時右足向後舉。

（二）（三）（四）左足連跳三下。

手之部位：先兩臂左右平舉。（一）兩臂徐徐向背後下垂。至（二）（三）兩拍中間時。兩臂交加於背後。不可停頓。至（三）時兩臂徐徐向左右平舉。至（四）時還復原時部位。

第二四拍相反行之。

第三第四八拍雙方各行一次。

第七段 十六拍

（一）左足向前點一步同時左手前伸右手作伏腰狀。身首略向左傾目注視左手指。

（二）還原。

（三）（四）相反行之。

（五）（六）換向左方左足向左點地行之。

（七）（八）換右方行之。

第八段 十六拍

預備 兩臂向左右平舉。

（一）左足向後左斜退一步同時兩臂徐徐向下。

（二）右足向左斜拖去兩足伸直。上體前屈。此時面向右前斜方。作兩手攀足勢。

（三）（四）身、手、足、徐徐還原。

第二四拍相反行之。

第三第四八拍。左右各行一次。

經束動作　四拍

依第八段末一動姿勢。

（一）左足向前一步。

（二）右足向前一步。

（三）與（一）同。

（四）右足向前一步。右手由身下徐徐向前平舉。左手後平舉。

八段錦舞第六種

王懷琪編

排列

一行面內圓陣。

預備

全體左右下攜手。每人之右手攜住右鄰者之左手四指，左手給左鄰者之右手握手。

動作

第一段

甲十六拍　各人均半面向左轉。自左足始，依圓陣線向左跑十六步。惟至末二拍時，轉向圓心爲原地跑步。

乙十六拍　與甲十六拍同，惟换向右方跑還原位。

丙八拍　左足始爲短跑步向圓心前進。各將攜住之手，由前徐徐運向上方。

丁八拍　左足始爲短跑步向後退歸原位。手由前徐徐下垂。至末二拍時，手均放開。身向右轉立定。變成一行面向排頭之縱隊圓陣。

戊十六拍　操初（中、高）級八段錦第一段。（操法參閱王懷琪著分級八段錦。）

己十六拍　各以左足始依圓陣線向前跑十六步。跑時兩臂向前後振盪。宜取自然之勢。惟至末二拍時，由右轉向排尾方向。

庚十六拍　與己十六拍同。至末二拍時，轉向圓心爲原地跑步。左右攜手，接演下段。

以下七段，除戊之十六拍之動作，换操八段錦一段外，餘皆倣此行之。八段演畢，宜行深呼吸十六動。

中國舞蹈

八段錦舞

此書有著作權翻印必究

中華民國十八年八月初版

(每冊定價大洋叁角)
外埠酌加運費匯費

著者 王懷琪

發行兼印刷者 上海寶山路 商務印書館

發行所 上海及各埠 商務印書館

THE EIGHT PARTS CHINESE ATHLETIC DANCE

By

WANG HUAI CHI

1st ed., Aug., 1929

Price : $0.30, postage extra

THE COMMERCIAL PRESS, LTD., SHANGHAI

All Rights Reserved

A一七二沈

分級八段錦

王懷琪　編纂　中國健學社　民國二十年十月四版

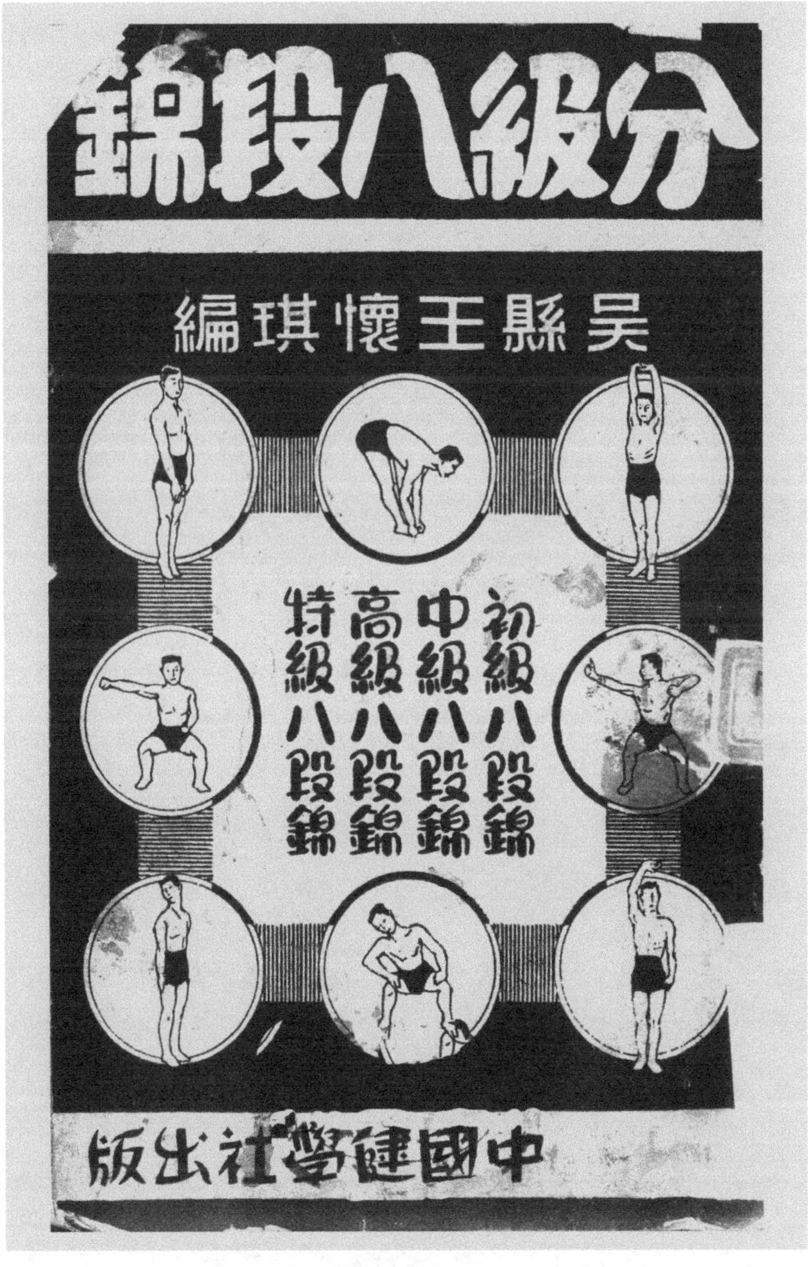
分級八段錦
吳縣王懷琪編
初級八段錦
中級八段錦
高級八段錦
特級八段錦
中國健學社出版

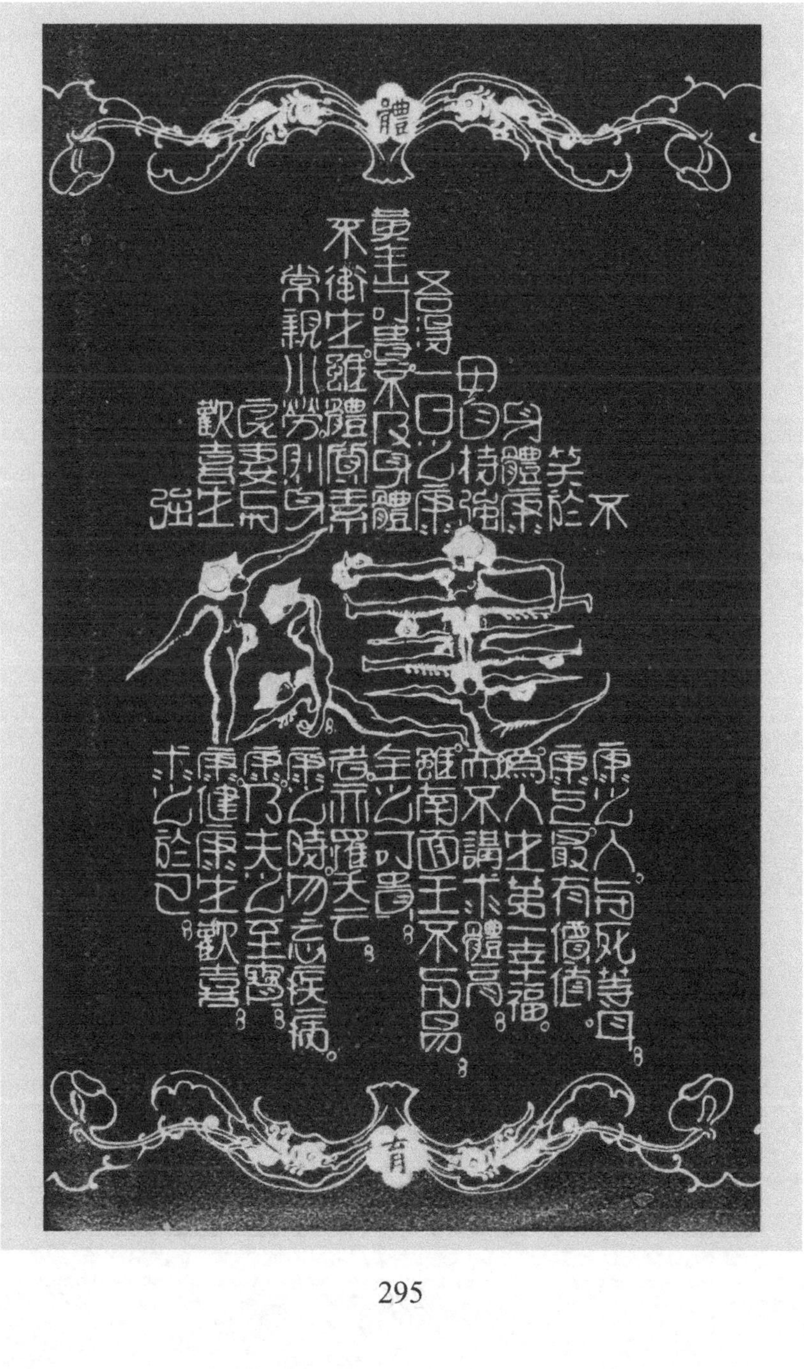
體
育

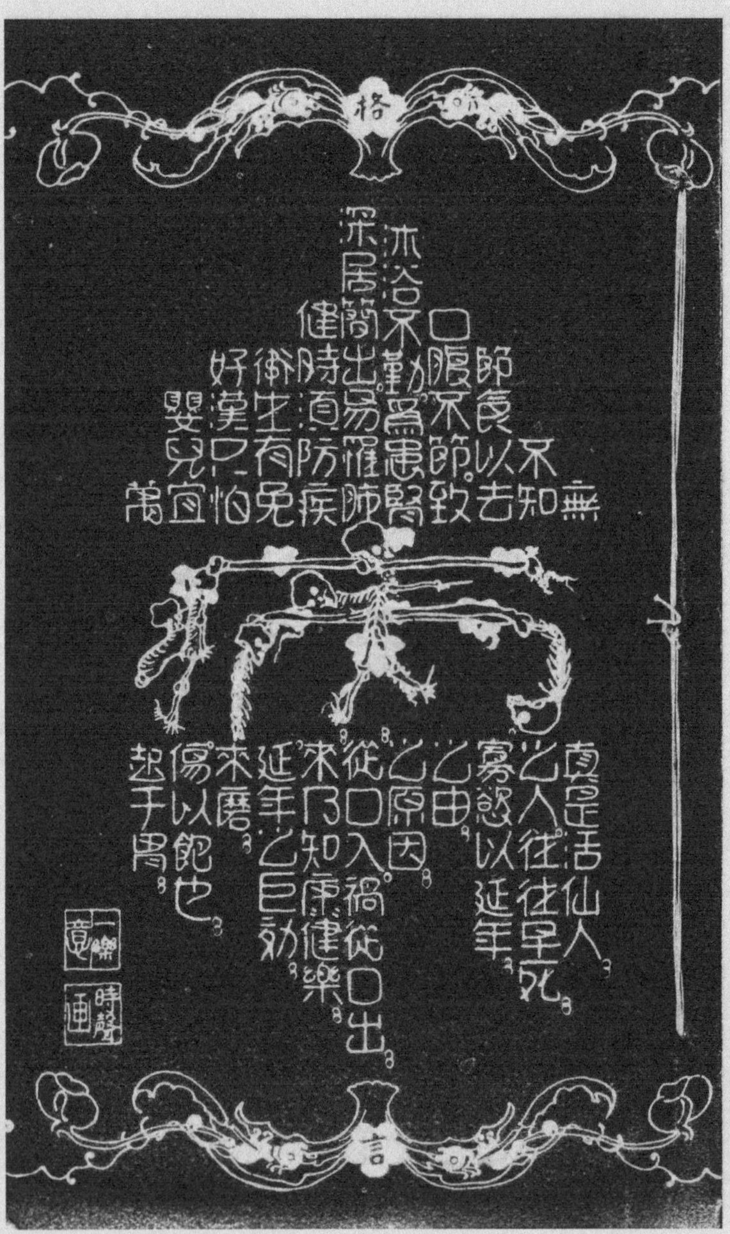
格
無
不知
節食以去
口腹不節。致
沐浴不勤。爲患醫
深居簡出。易罹肺
健時須防疾
衛生有免
好漢只怕
嬰兒宜
萬
真是活仙人。
之人往往早死。
寡慾以延年。
之由。
之原因。
從口入。禍從口出。
來乃知康健樂。
延年之巨効。
來磨。
傷以飽也。
起手胃。
言

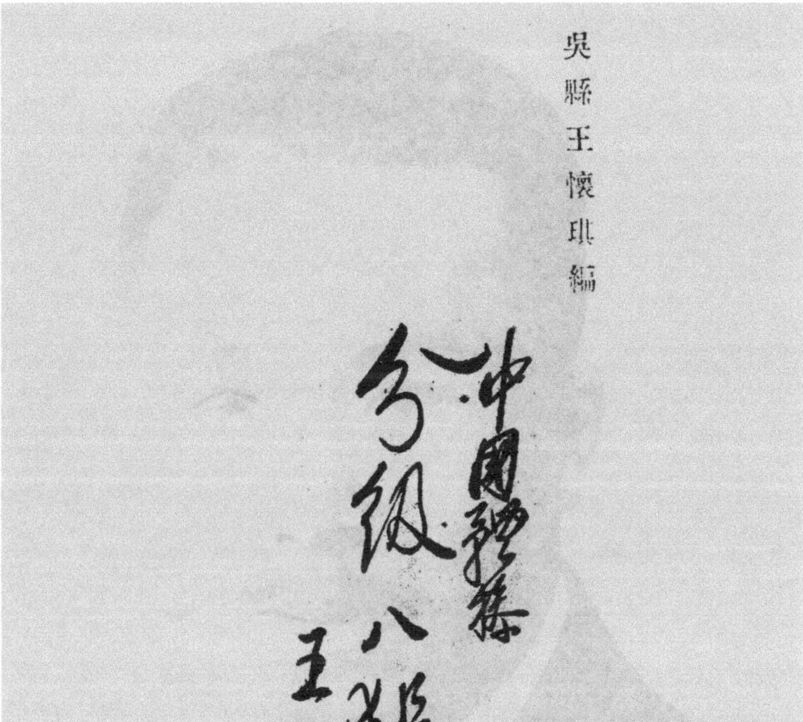
吳縣王懷琪編
中國體操
分級八段錦
二十一年十一月四版

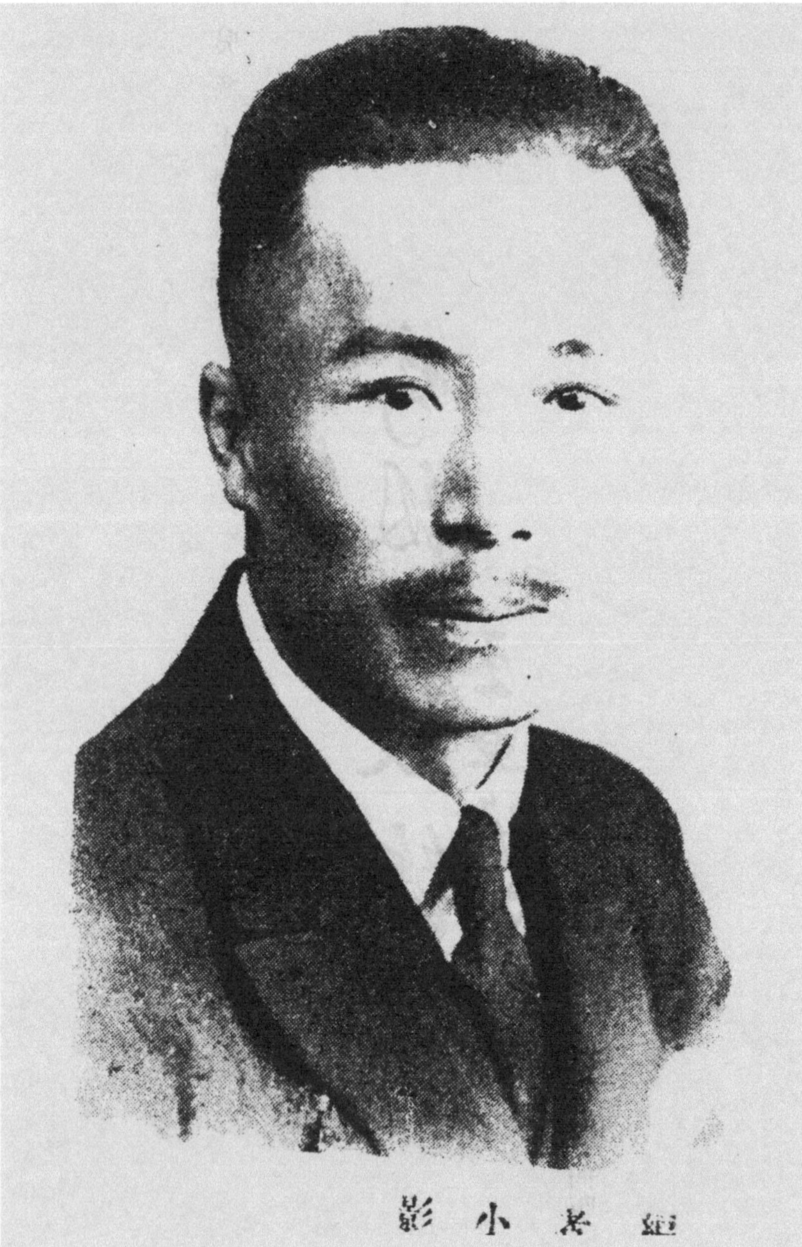

[illegible]君小影

分級八段錦

目次 …… 頁數

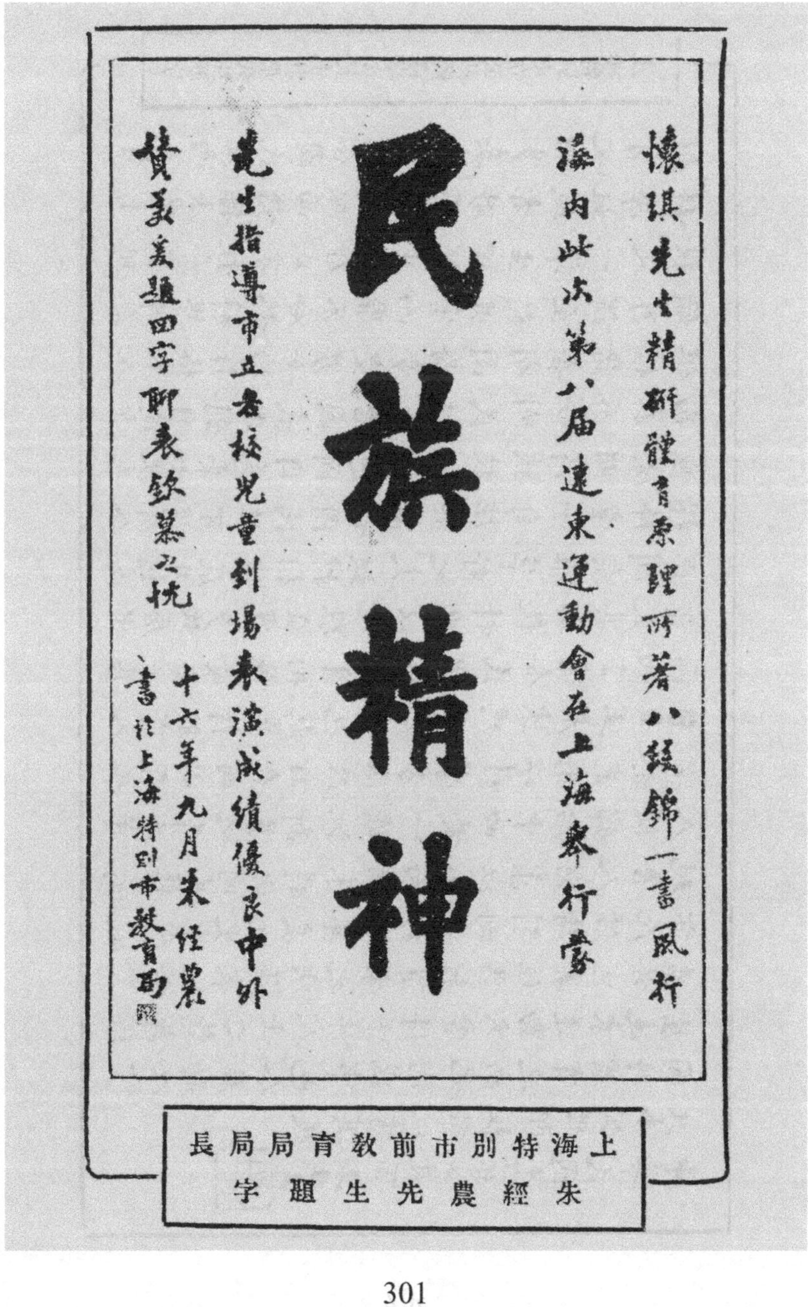
懷琪先生精研體育原理所著八段錦一書風行
海內此次第八屆遠東運動會在上海舉行蒙
民族精神
先生指導市立各校兒童到場表演成績優良中外
贊美爰題四字聊表欽慕之忱
十六年九月朱經農
書於上海特別市教育局
上海特別市前教育局局長
朱經農先生題字

上海特別市立公共體育場場長王壯飛先生題字

健身之術多矣求其適合國民性而不背科學組織者渺不可得歐西諸操法舉手投足一準生理起止配合咸有程序其組織可謂至精且審而靡不合於科學者矣但行諸吾國固論童叟男女均扞格不入病在不合國民性也吾國武術創自遠古盛於明清技擊遨遊通國目為豪士俠弄桿棒童子自炫其能於國民性可謂訢合無間矣惟草野之夫輾轉相傳歲月迢遠寖失其真執科學以繩瑕疵實多故居中國而言適合民眾之健身術誠戛戛乎其難哉王君懷琪予之畏也既專精體育又邃於武術以科學方法改訂吾國固有之八段錦冶中西於一鑪撫新舊之菁華實現吾人寤寐以求而猶未得之國民健身術亦既付諸剞劂風行有年矣近更重加修改益臻完美經諸體育家之決議表演於第八屆遠東運動大會得中外人士之贊許張國粹體育之幽光洵盛事也今君將以修改本公世即拉雜以書其後

中華民國十六年十月一日王壯飛

上海全市小學校參加第八屆遠東運動會表演順序

（甲）環行：各校排列四行蹤隊。依左列次序入場，行進時步伐須要自然，切勿做作。目前視。對準前者。

（1）通惠 八十人 佔四線
（2）萬竹 六十人 佔三線
（3）和安 四十人 佔二線
（4）湖州 四十人 佔二線
（5）梅溪 四十人 佔二線
（6）西成 四十人 佔二線
（7）時化 四十人 佔二線
（8）隆德 四十人 佔二線
（9）養正 四十人 佔二線
（10）巽與 四十人 佔二線
（11）旦華 四十人 佔二線
（12）比德 四十人 佔二線
（13）飛虹 四十人 佔二線
（14）農壇 二十人 佔一線
（15）高昌 二十人 佔一線
（16）市北 二十人 佔一線
（17）暉橋 二十人 佔一線
（18）崇正 二十人 佔一線
（19）唐灣 二十人 佔一線
（20）尚文 二十人 佔一線

（乙）分隊　聞『各校左轉灣分隊—走』之號令。由各校體育教師率領該校學生用快步走入指定格線上。（報一二……）數生走立最前第一（二……）格之十字線上。餘者依次遞減。末一人立在末一格十字線上。（注意）（每二十人佔一直線）立定後。向後轉稍息。變成排尾在前之分隊式。此時面向總司令排尾在前。各生稍息時。右足踏在十字線中。各校體育教師立於排尾之前。每校走入格線不必同時走入。須俟前一校走入後行之。較有秩序。

（丙）中級八段錦　每段之開始動作與還原動作。須一致敏捷。多加訓練。否則千人中有一二人不能一致。未免減色。

前組臂稍息。（注意）（左足分開）拍掌立正（注意）（左足收同弗兩足跳合）此二動作亦宜多練。

（丁）遊戲　蛇脫殼

「排列」各生先右向後轉面向排頭方向次聞『兩臂向前舉向前看—齊』之號令排頭不動餘者向前跑步以兩臂前舉看齊

「預備」聞笛聲足跳開立上體前彎左手由胯下向後伸給後者之右手携住各生右手携住前者胯下伸出之手（排頭之右手叉腰）聞『預備』之號令末一人坐下

「演法」聞笛聲各生依次向後退臥下以不脫手臥下整齊者爲合度在全體臥下時聞『預備』之號令末一人（即排頭）坐起聞笛聲依次起立前進聞『還原稍息』之號令各將携手放去手置於背後稍息

遊戲注意——肅靜——守秩序

（戊）聞『各校成四路右轉灣走』之號令由各校體育敎員指揮本校學生復成四路仍照環行時排列次序出場

上海市立小學校

選手參加第八屆遠東運動會

操演中華國有體操「八段錦」

說明書

上海特別市市政府教育局

中華民國十六年八月廿八日

上海特別市市政府教育局在第八屆遠東運動會會場分送全市小學校參加中華表演國有體操八段錦中西文說明書之一

上海市立小學校選手參加第八屆遠東運動會操演中華國有體操

『八段錦』說明書

第八屆遠東運動會開幕的第二天，（八月二十八日）上海全市市立小學校，約選幾百個兒童，參加運動。所操演的是中國固有的著名運動之一種，叫做『八段錦』。

但是這『八段錦』，已經體育家王懷琪先生，參以新方法，融化陶冶過一番了。……他自己練習過好多年，還教授了好幾萬個學生，本着他的心得和經驗，研究錄要，才改編成這一種現在的八段錦。……所以效用格外顯著，在運動中的地位，正和鋼鐵品中精鋼一般。

種操共分八段，作拉弓騎馬等姿勢；和『摹仿操』差不多，而精神貫注，高於兒戲式的摹仿操很多。而且方法簡單，容易學習；即使極忙碌的人，天天實地練習，也不費時間的。說他的功效：運動普及全身各部，能夠強壯筋骨，穩健步履，增加氣力，所以中國人練習這八段錦的，現在大約有十萬人以上。……王君所著關於八段錦的圖書，銷數已達一千萬冊，可見這種運動已漸普及於全國了。

這八段錦的是非好歹，到底怎樣，敬請到會的諸君評一評！

開會期，剛在暑假期內，市立學校有的開學未滿十天，有的因爲暑假放，還未開學。所以所有的學生不能全來參加；預備的時間太短促，操法也不很純熟！敬請到會的諸君原諒！

至於別種中國固有的體操，例如『華佗五禽戲』『易筋經十二勢』『易筋經廿四式』……都因爲限於時間，不能在諸君之前表演，這真是一件憾事。

上海特別市教育局 十六、八、二八、

上海特別市市政府教育局在第八屆遠東運動會會場分送全市小學校參加表演中華國有體操八段錦中西文說明書之二

An Explanation Concerning the "Pa Tuan Ching" Demonstration by the Pupils of Elementary Schools of the Municipality of Greater Shanghai

Prepared by

The Department of Education

of

The Municipality of Greater Shanghai

August 28, 1927

上海特別市市政府教育局在第八屆遠東運動會會場分送全市小學校參加表演中華國有體操八段錦中西文說明書之三

An Explanation Concerning the "Pa Tuan Ching" Demonstration by the Pupils of Elementary Schools of the Municipality of Greater Shanghai

On the second day (August 28, 1927) of the Eighth Far Eastern Olympic Games, the public Elementary Schools of Shanghai are to be represented by several hundred boys and girls who will demonstrate a type of famous Chinese national calisthenics, named "Pa Tuan Ching" (The Eight-section Grace).

The "Pa Tuan Ching" has been experimented and practised for many years by Mr. Wang Hwai Chi, a local physical director, who has already trained thousands of students in this drill, and who has succeeded to fuse together his valuable experiences with modern ideas in the present established form of "Pa Tuan Ching," which is so evidently practical and beneficial that it holds a position in athletics just as glorious and graceful as the most delicate fabrics among our silk-woven piece goods. Hence its name.

This drill is divided into eight sections imitating shooting, riding and [illegible] movements and so forth. But the "Pa Tuan Ching" is more lively than the so-called "Imitation Drill" because it naturally wins the whole-hearted devotion of the performer. Moreover, its movements are very simple and easy. Even the busiest persons can master it in no time. The advantages of practising the "Pa Tuan Ching" are numerous, namely, (1) Giving exercises to the different parts of the whole body, (2) strengthening muscles, (3) stabilizing standing posture and (4) fostering general sound health. For this reason, at present there are about one hundred thousand Chinese who are daily practising this drill. About ten million copies of a book, captioned "Pa Tuan Ching" with many illustrations annotated and written by the aforesaid Mr. Wang, have been sold by the Commercial Press. Evidently the "Pa Tuan Ching" is the most popular calisthenics in China.

Any criticisms concerning this drill will be welcome and much appreciated by its author.

Unfortunately the Eighth Far Eastern Olympic Games takes place about the end of the summer vacation. Some schools have just resumed their work for a week or so, and for some reason or other some other schools are not yet in full session. Consequently it is impossible to get all students of Shanghai to participate in this demonstration. Since the time for preparation is too short, we are afraid that our students cannot give a very satisfactory performance.

Besides, we have many other types of Chinese indigenous physical culture, such as the "Five Beast" play of Hwa Tuo," "Twenty-four Forms of Yi Ching Ching," "Twelve Forms of Yi Ching Ching." But we regret to say that owing to the lack of time we are not able to show them all.

Prepared by
The Department of Education
of
The Municipality of Greater Shanghai
August 2[illegible], 1927.

上海特別市市政府教育局在第八届遠東運動會會場分送全市小學校參加表演中華國有體操八段錦中西文說明書之四

上海全市小學校參加第八屆遠東運動會表演中華國術有體操中級八段錦

各校司令

在公共體育場集合時攝影

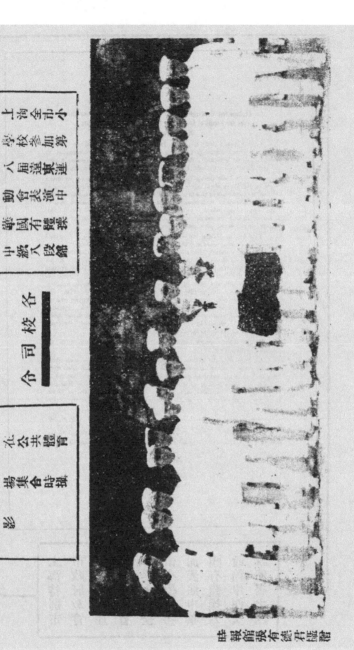

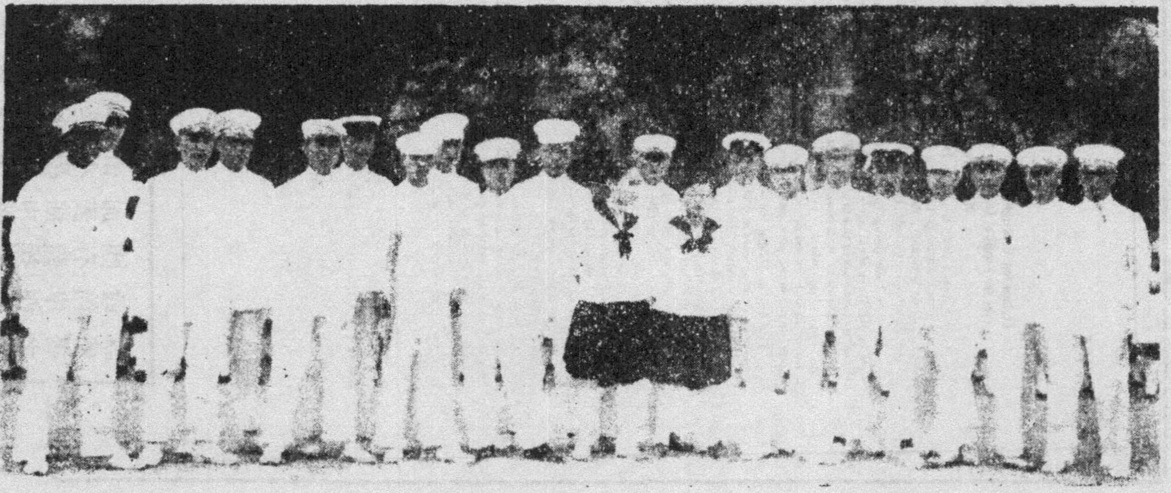

時報館張有德君攝贈

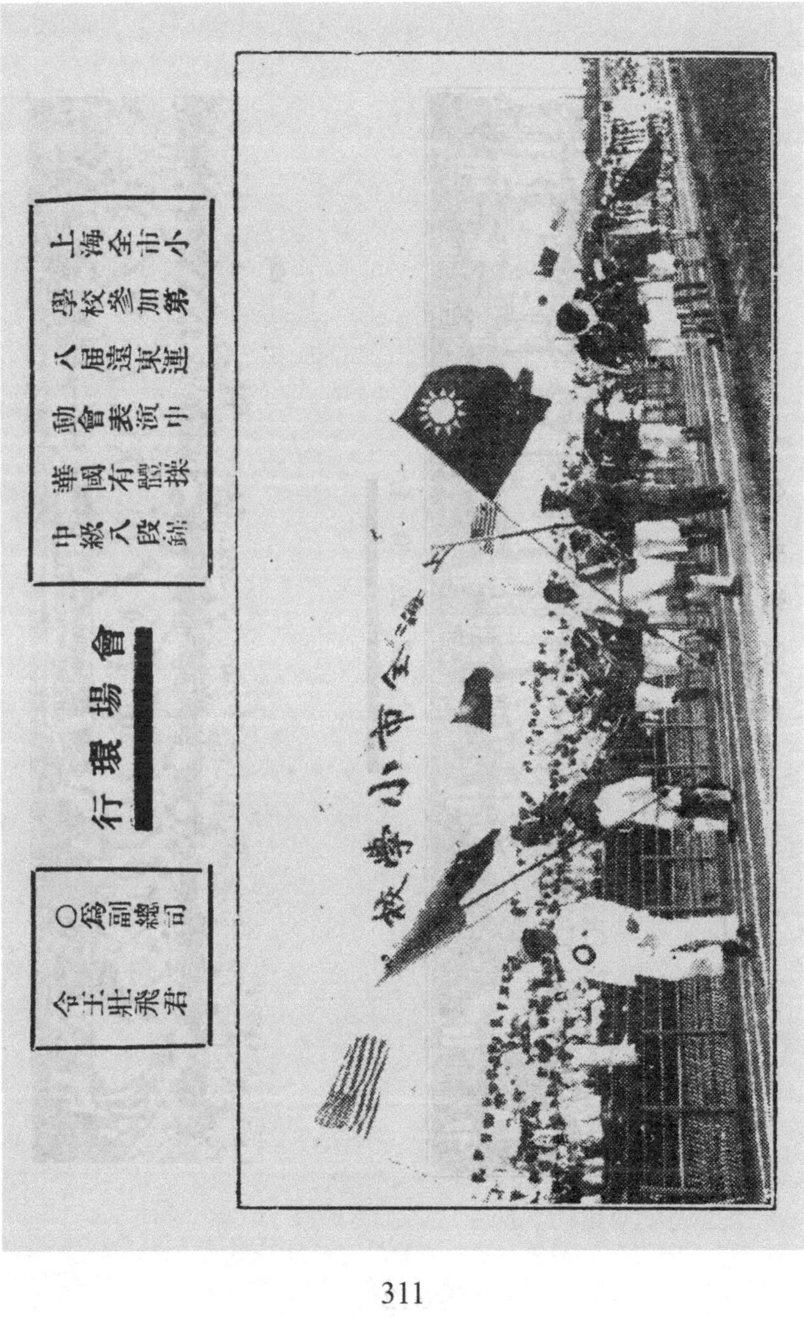
上海全市小學校參加第八屆遠東運動會表演中華國術體操中級八段錦
會場環行
○爲副總司令王壯飛君
全市小學校

會場表演之一

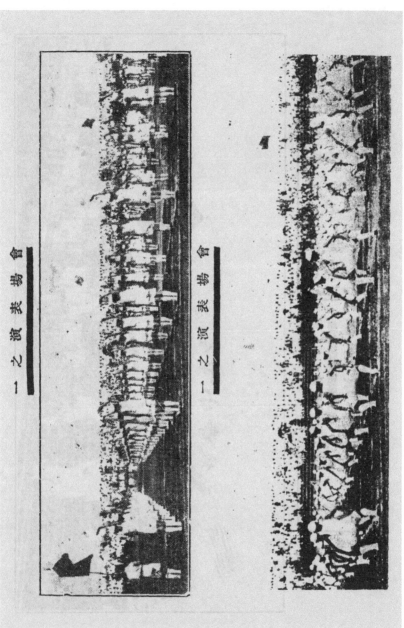

會場表演之一

中華民國十六年八月二十九日　星期一　（申報第三張）舊曆丁卯八月初三日（十一）

申報教育消息　遠東運動大會特刊

第八屆遠東運動大會之第二日

●男生團體表演

昨日下午。上海市立小學八百餘人。在田徑賽場表演。王懷琪氏修訂之中華國有體操「八段錦」。市教育局長朱經農。到場照料。一時五十分。王懷琪及王壯飛二君率領上海市萬竹等二十一校之小學生蒞場。國旗黨旗上海市立小學校旗。及孤兒院之軍樂隊前導。列成一百八十五排。四路縱隊步伍齊整。頗壯觀瞻。各校教師押隊者十九人。（內女教師二人。自東端入口經北而西而南繞場一週。然後按已豎牌指定之校名。分立場中。通惠。萬竹。和安。湖州。等校在北端。飛虹。尙文。唐灣。南區等校在南端。各小學生及各教師之上下服裝。一律白色。小學生所着之白運動背心。胸前正綻國徽。莊整美觀。王懷琪君任總司令。登台發令。聲音清晰宏亮。各校前均有教師隨同動作。以示模範。是其特色也。體操完畢。表演蛇脫壳游戲。當兒童依次向後仰臥時。儼似白皮層脫。平鋪地上。實異觀也。演畢收隊。美國某活動電影公司特事攝照。以作大會中之一項重要節目。將來演放。藉飽末能參與盛會者之眼福。俾便知中華國粹體育之一班也。王氏專研國粹體育前後二十餘年。著述頗多。此次小學選手參加表演。上海特別市教育局特撰中西說明書一份。印贈參觀者。意在使會衆明瞭此次參加之目的及王氏體育之優點。

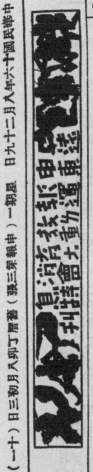

新聞報

（第四張）（中華民國十六年八月二十九日）（星期一） 新 聞 報 （陰曆丁卯年八月初三日）（第三版）

第八屆遠東運動會特刊

昨日運動之結果

□網球——中國雙打勝菲律賓——三對〇

□田徑賽——達成七個新紀錄日本總分三十三分菲律賓得一二分中國無分

□棒球——日本勝菲律賓——三對一

□排球——菲律賓勝日本——二對〇

□籃球——菲律賓勝日本——三〇對二七

□游泳——日本得分最多菲次之中國〇

□女子排球——日本勝中國——二對〇

今日比賽之要目

運動項目	國度	時間	地點
□網球	中菲	下午二時	網球場
□排球	菲中	下午三時	排球場
□田徑賽	中日菲	下午三時半	田徑賽場
□棒球	菲中	下午三時半	足球場
□足球	菲日	下午四時半	足球場
□游泳	中日菲	下午八時	虹口游泳池
□籃球	菲中	下午八時半	棒球場
□團體表演	中國	下午二時	田徑賽場
□[illegible]表演	中日	下午四時	[illegible]

上海市立小學之表演

昨日下午二時。上海市立小學萬竹・和安・飛虹等校。共有七百餘人。在田徑賽場作團體表演。學生年齡。多在十歲以下。各穿白背心白短褲。四人一排。先整隊遊行一週。軍樂隊前導。旋即分隊面西立。由生懷祺指揮。採八段錦為敎材。表演倘稱整齊。對於嚴肅方面。自有相當價值。而使幼年童子作此乾燥無味之動作。在敎育方面看來。對於兒童身心。是否有益。不無懷疑。惟各小隊之領袖。均各精神抖擻。頗堪欽佩也。

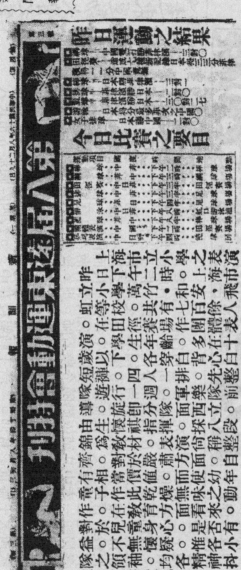

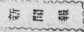

中華民國十六年八月廿九日 時報第二張 舊曆丁卯年八月初三日 星期一 九

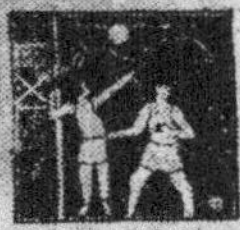

第八屆遠東運動大會特刊

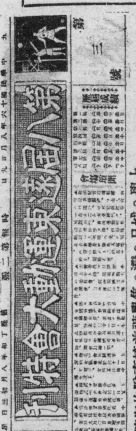

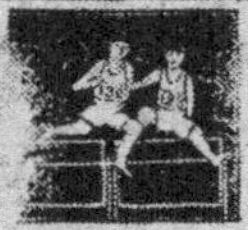

第 三 號

歷屆成績

會場瑣聞

各報輿論

時報

提要

昨日成績在田徑賽中突破前紀錄

我國女子小學生童軍表演極純熟

小學的

■男生表演■

八百人一全雪白

沿馬路觀者如堵

八段錦純熟齊整

蛇脫殼靈活異常

上海全市小學校除尚未開學及開學未久不及預備者外。昨有通惠。萬竹。和安。湖州。梅溪。西城。時化。隆德。養正。巽與。旦華。比德。飛虹。農壇。高昌。市北。暉橋。崇正。南區。唐灣。尚文等二十一校學生八百人。於下午一時在西門公共體育場集合。

學生服裝一律白色背心。白色短褲。白色鴨舌帽。白襪黑鞋。胸前綴青天白日滿地紅之國旗。各校均有司令一人指揮。由國粹體育專家王懷琪爲總司令。指揮全隊。各校司令有男有女。男司令均衣白色制服。女司令則衣白色海軍式制服。肩披黑色翻領。短褲亦黑色。參加之貧兒院軍樂隊。則衣深藍色制服。

在公共體育場集合時。八百學生到齊後。列隊作川字形。各司令由本報記者攝一合影。攝影後即由公共體育場出發。軍樂在前。學生成四路縱隊。依此尾隨。以後軍樂。前更導以國旗及白布黑書之上海全市小學校之橫額。出公共體育場。循大吉路西行。至藍維藹路。折而北上。至康悌路口。再向西行。但康悌路口馬路爲鐵柵門及鐵絲網所阻。祇有北側人行道上一線可通。惟浩浩蕩蕩四呇縱隊不得通過。不得已變換隊形。魚貫前進。至康悌路後恢復原有隊形。直達中華運動場。由貝勒路折入勞神父路田徑賽場。由田徑賽場之大門口入內時。又因入口太狹。故改成二路縱隊入內。沿跑道站立。初成新月形。後一端逐漸增長。遂成灣曲之傘柄狀。迨全隊站齊後。再成四路。繞場一週。軍樂洋洋。步聲得得。可稱整齊與活濺。二美俱備。繞至場之東部。各隊各依場中預先劃定之粉線向西折入場中。場中粉線劃成正方格子。縱四十線。橫二十線。共有八百交乂點。每交乂點站立一人。適合八百人之位置。故縱橫斜角均成整齊行列。在尋常運動會中表演團體操時。有所謂美國式者。德國式者。瑞典式者。日本式者等等名目。然未必均合於中國情形。一味盲從。實爲國人之恥。故此次表演者爲中華國有體操八段錦。是中國固有著名運動之一種。且今所表演者又經王懷琪總司令用科學眼光參以新法。經一番融化陶冶親自練習多年。確有顯著效力。操法共分八段。作拉弓騎馬等姿勢。演時由各司令在前率領表演。以短時間內臨時集合之二十一校八百學生同時表演。却異常純熟齊整。頗非易事。

八段錦演畢。即殿以游戲。游戲爲蛇脫売。當八段錦演畢時。一聲向後轉。八百即全體背東面西。再向前靠攏。在場中成四十行單行縱隊。表演蛇脫壳時。每行各人依次用一手由膀下伸至後面。與後一人之手緊握。一聲令下。即向後退走。而最後一人先倒身仰臥依次跨在身上後退。退至後面。亦依次臥下。結果在前者臥在後面。場上頓現白蛇四十條。而各人之手仍緊握不放。再經一令。臥在最後之一人即先起立。跨過臥者身上向前進行。依次各人均手牽手拉起。追隨於後。仍復原狀。演時頗有興味。秩序亦佳。

游戲後。仍列隊游行一週。更列成半圓形。八百學生合攝一影。即退出場外。赴台上作壁上觀。當赴看台時。沿東部看臺前短離旁進行時。中途被阻。遂越彼臺上面而過。至南端更穿過廣告牌之下蜿蜒而登南部看臺。故初無一人之看臺。頓現一片雪白之色。

當八段錦尙未開演之時。在隣近棒球場之東面看臺上最高一層觀衆。因聞背面棒球場中掌聲如雷。均回頭返顧。且在南段兼可望及網球場中。以購一勞而得兼願數場。不太便宜耶。但在八段錦表演時。則均無他顧。吸引觀衆之力。偉矣。

懷琪按此次聚集年齡十歲以上之童子八百餘人出席第八屆遠東運動會作國粹體操之表演。幸未辱命。差堪自慰。申時二報於紀事中獎飾有加。私衷至愧。至新聞報記者一則曰『表演尚稱整齊。對於嚴肅方面自有相當價值。』再則曰『使幼年童子作此乾燥無味之動作。在教育方面看來。對於兒童身心是否有益。不無懷疑。』言外之意。若有不滿者然。懷琪認爲頗有辯論之價值。夫『尚稱整齊。』則非不整齊也可知。『對於嚴肅方面自有相當價值。』使非嚴肅表演時安能精神一致。如姑該記者言。『八段錦體操爲乾燥無味之動作。』然則所謂各國式徒手操者。豈均不乾燥有味之動作耶。抑該記者心目中另有所謂不乾燥而有味之動作耶。果爾懷琪甚願該記者隨時賜示。以匡不逮。『在教育方面看來。對於兒童身心是否有益。不無懷疑。』懷琪從事國粹體育已十有六載。詳察兒童身心雖未能爲十分有益。然可決其無害。關於此層。請該記者儘可放心。無所用其懷疑也。

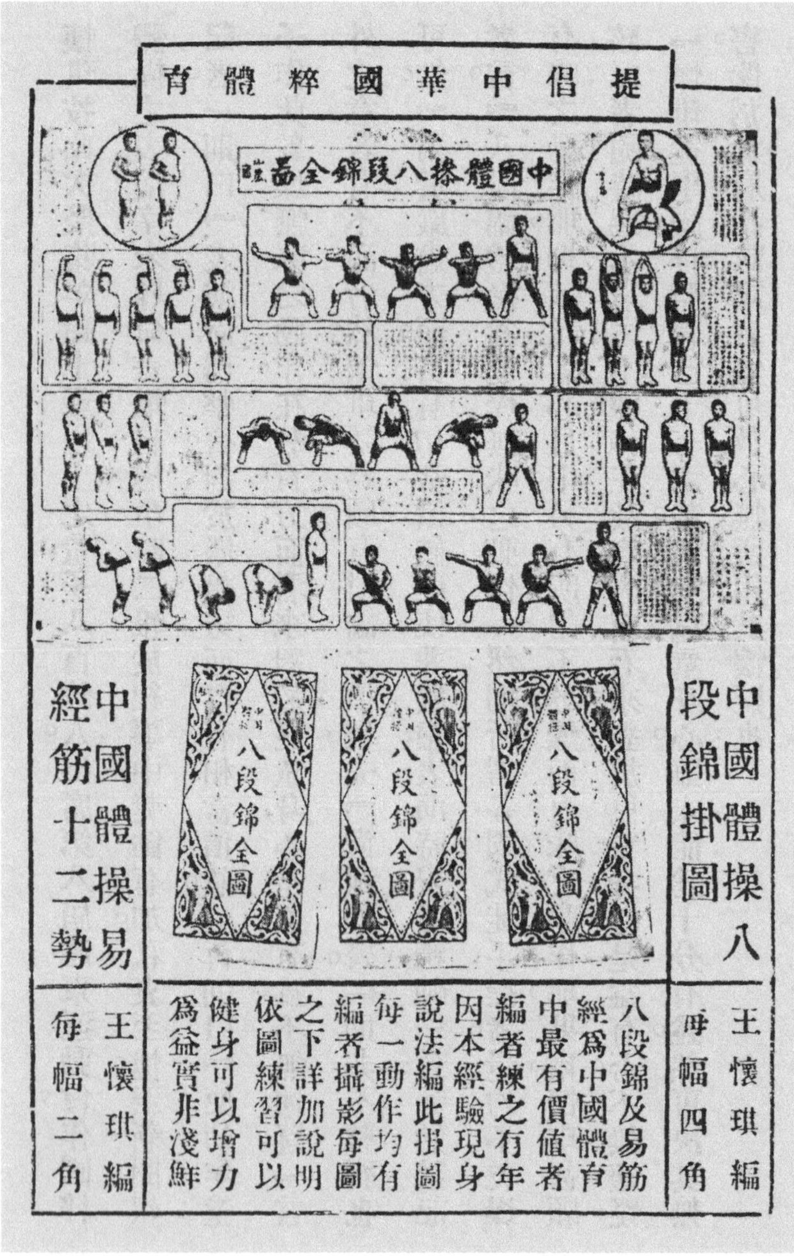
提倡中華國粹體育
中國體操八段錦全圖
八段錦全圖
八段錦全圖
八段錦全圖
中國體操八段錦掛圖
王懷琪編
每幅四角
八段錦及易筋經爲中國體育中最有價値者編者練之有年因本經驗現身說法編此掛圖每一動作均有編者攝影每圖之下詳加說明依圖練習可以健身可以增力爲益實非淺鮮
中國體操易經筋十二勢
王懷琪編
每幅二角

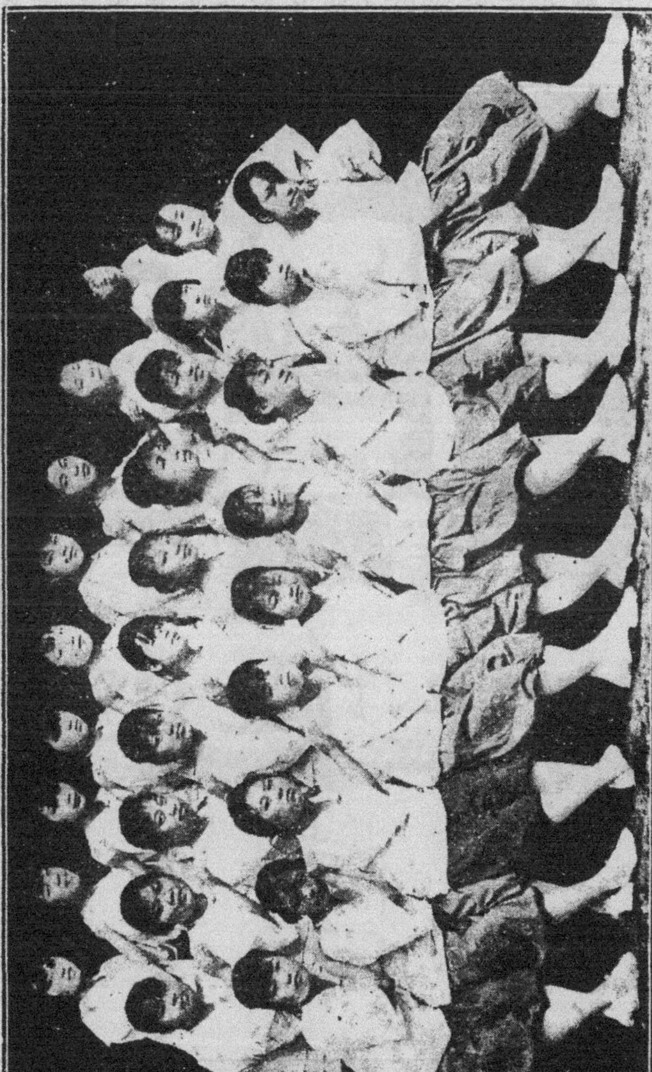

上海愛國女學體育專科學生攝演初級八段錦中級八段錦圖式全體攝影

丙寅孟夏

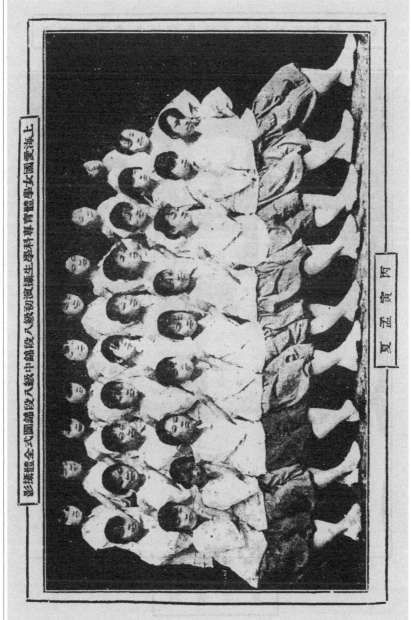

澄衷中學學生攝演高級八段錦圖式全體攝影

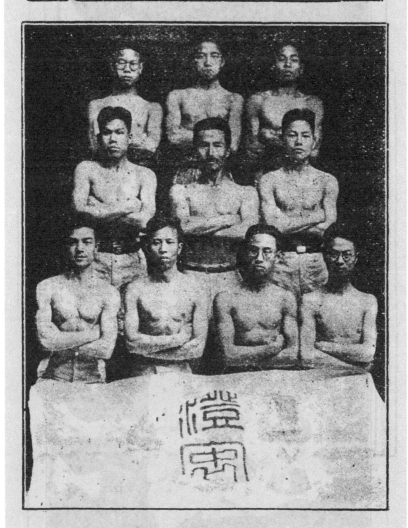

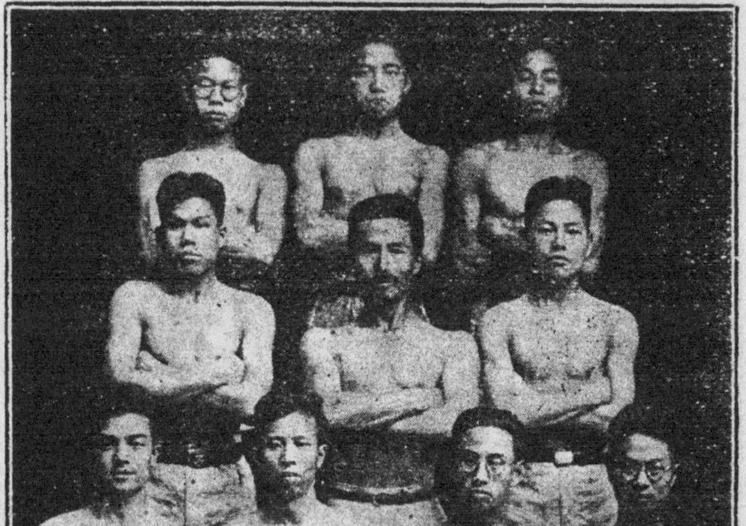

丙寅孟夏

上海澄衷中學校十五年春季早操高級八段錦攝影

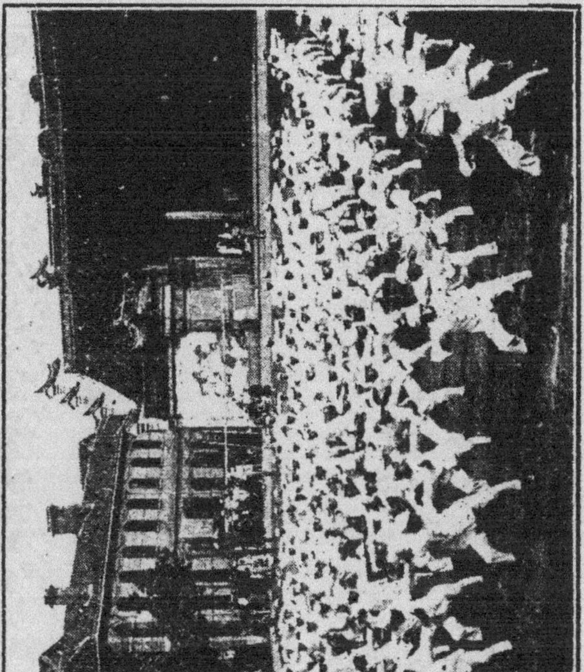

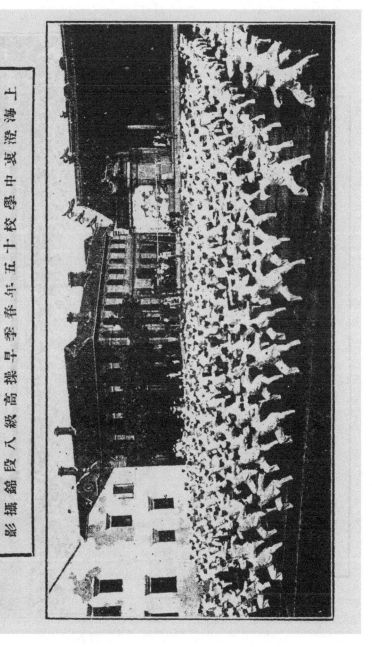

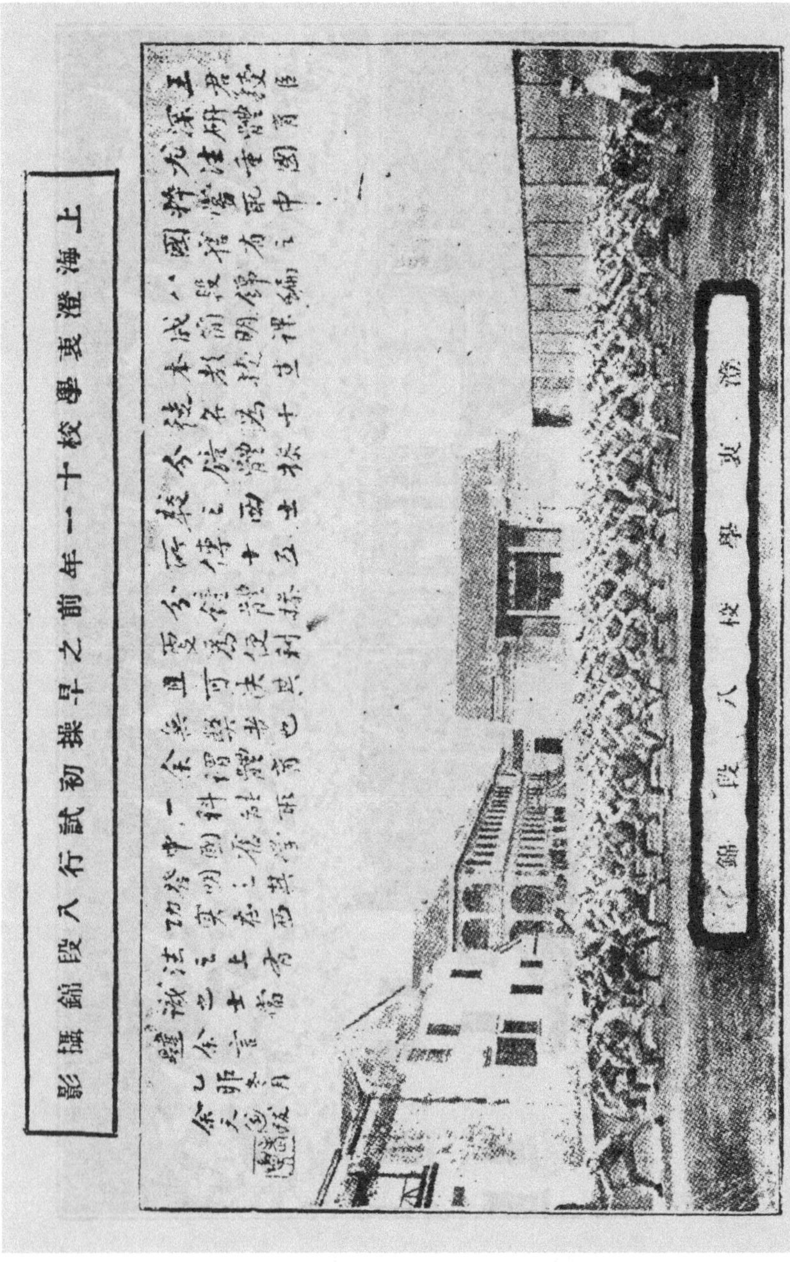
上海澄衷學校十一年前之早操初試行八段錦攝影
澄衷學校八段錦

分級八段錦編者自序

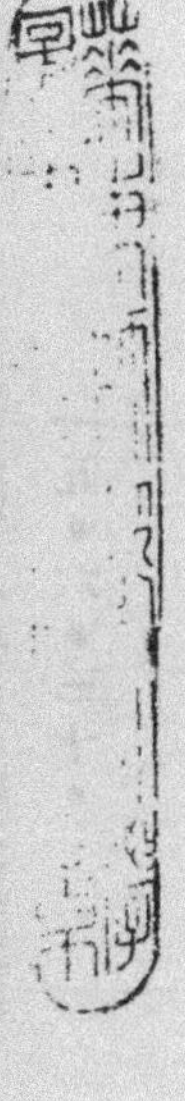

民二懷琪掌敎上海葉氏澄衷學校。曾依吾國舊有之八段錦次序。參以現代體操方法。改編爲中國式十分鐘體操。每日淸晨集全校生徒練習。採爲朝體操敎材。取其方法不難。而運動量不過高。深且收效宏遠也。旋因生徒索取講義。遂付石印。兼以貽我友朋。轉爲提倡。越半載成效漸著。友朋函索亦漸多。又鑒體育界之潮流趨向新奇棄國粹而不顧。愍焉憂之。於是以提倡吾國固有運動方法爲己任。勤加研究。漸有所得。不敢珍秘。乃從事鉛槧。以徵海內同志意見。發行以來。風行一時。初版售罄。復詳加釐訂。作第二次之印刷。爲宣傳起見。特將版權贈於上海商務印書館發行。另製精圖一幅。由大東書局印行。至今書出十餘版。圖出五六版矣。此足以見國人對於國粹體育

之熱心也。民八懷琪在山西担任陸軍敎導團暨留日預備學校國民師範學校敎職。暇輒參觀各校。見爲此種運動者頗衆。深竊欣喜。然細考彼等練習。按法而不按理。殊少興趣。失却活潑。於是又爲深慮矣。蓋前之拙著訂正八段錦。純供成人之練習。故按其方法取爲成人之用則可。若不加以敎授之次序與變化而作爲課小學生徒之敎材。大不可也。退而靜思。不揣譾陋。特編分級八段錦一書。分初級中級高級特級四級。初級專供初級小學用。中級供高級小學用。高級可作中等以上學生之練習。附有特級。兼行深呼吸。專供個人練習。敎授之次序。由淺而深。練習之方法。自易而難。依此而行。敎者可免枯窘之患。學者可得適當興趣。依生徒之程度。施以相當敎材。庶幾國粹體育。不至頻於淪亡。區區寸衷。原蘊此志。結果如何。效用如何。固難逆料。然有此以爲參考。則索驥有圖。或亦足爲諸同志敎授之一助歟。

吳縣思梅王懷琪謹識

一五·六·三十·

編者未研究體育時與已研究體育時之比較

民國前二年未研究體育時代之王懷琪

民國前五年中學生時代之王懷琪

折臂斷弦後一年之王懷琪在民國十年

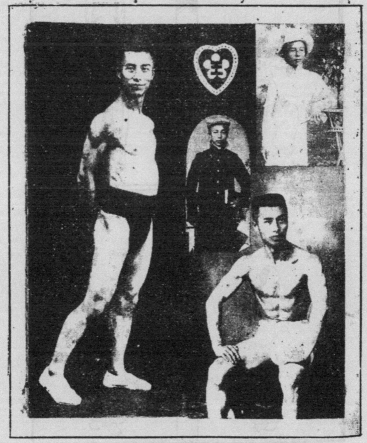

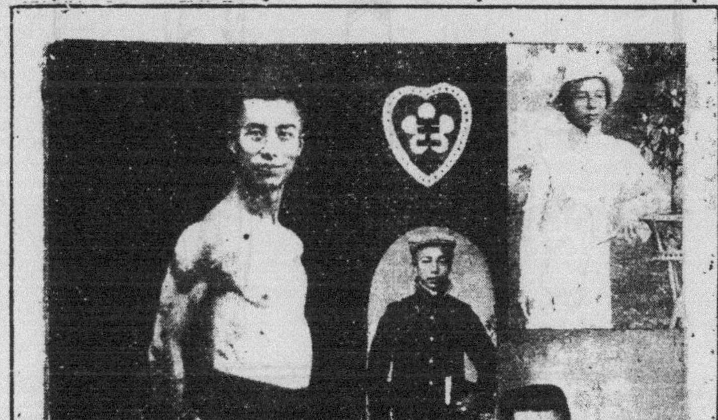

體育專門畢業後四年之王懷琪在民國四年

八段錦中興之沿革

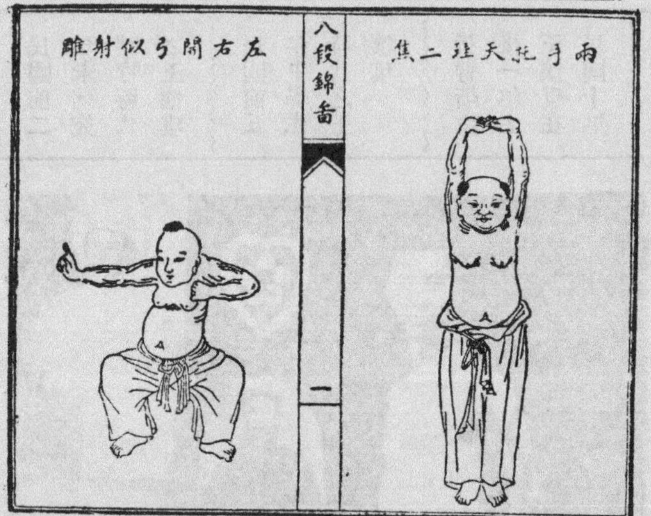

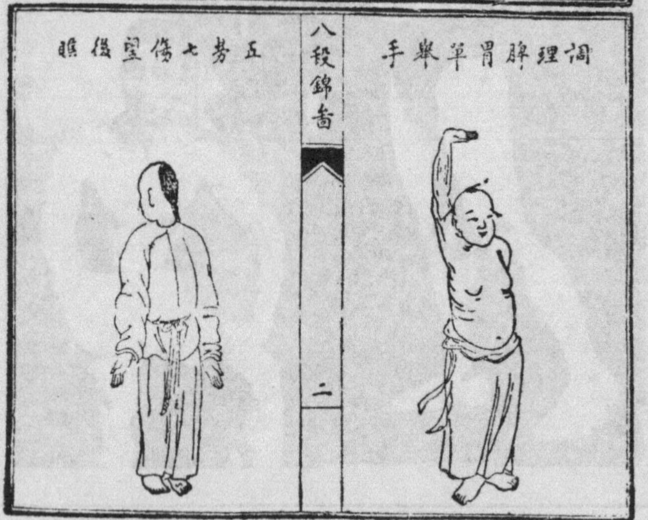

從上海邑廟前舊書攤得來之八段錦原圖

八段錦圖 三

搖頭擺尾去心火

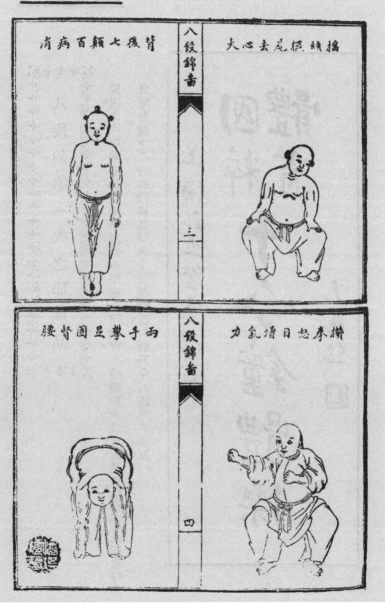

背後七顛百病消

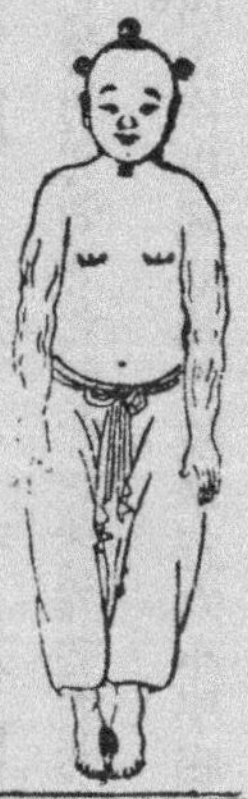

八段錦圖 四

攢拳怒目增氣力

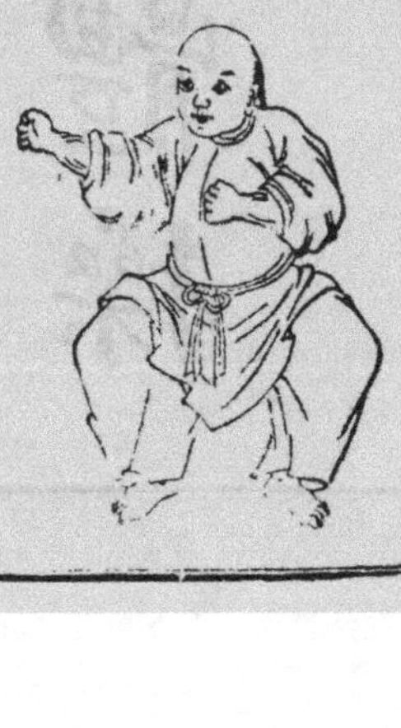

兩手攀足固腎腰

八段錦第一次之印刷品

民四上海中國體操學校舉行六小學聯合運動會。八段錦初次表演。大受衆觀衆迎。此印當時在會場分送之八段錦印刷品。題名十分鐘體操封面乃余天遂先生手筆。

上海私立澄衷学校

國粹體育

十分鐘體操

天遂題

遂

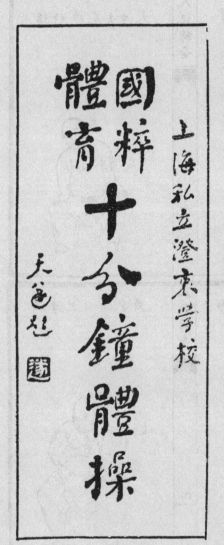

十分鐘體操姿勢圖

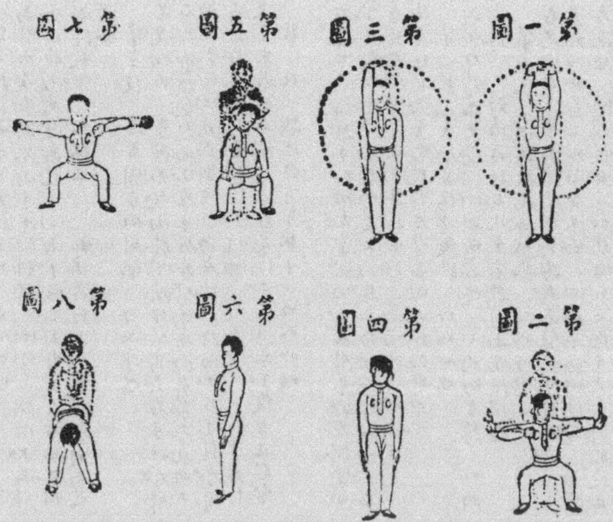

序

八段錦者。古中國武士道也。俗以其操法簡捷。十分鐘可畢。故謂之十分鐘體操。而或者遂疑其無效。昧乎今人飲饌。日必三餐。率不過十數分鐘。而終不可以廢飲食。然則治事者。計其利害得失。何若耳。於時之短長何與也。且天下事固有以剎那間而收奇效者。拿破侖曰。兵家勝敗在最後十五分鐘。何獨於八段疑之。余嘗有言。吾國非國弱之為患。惟病之為患。治弱之方。八段錦其最適乎。蓋其法簡。故習之也易。暫時療。故無害於事也。嗚呼。吾民之病弱者多矣。不人人治之。則治。吾民之弱病深矣。不日日治之。則愈矣。於人人治之而奏效。日日治之而無害焉者。舍八段錦其奚屬哉。其奚屬哉。吾校學生。每晨八時起操八段錦。教授者同學王君戟日。民國四年十一月上虞曹慕管序於上海滬東中學校。

編輯大意

一此種運動。原名八段錦。為國粹體操之一。今改名為十分鐘體操。

一此種體操。為家庭體育學校體育均能適用。

一此種體操使於學校早會練習。每節操畢。可參入呼吸一二次。

一凡運動之次數。視學者程度之高下而增減之。

一此種運動。宜按日練習。其功效能捷健步武。強壯。筋骨。發精神。

一練習時面向東而立。

吳縣王懷琪誌

十分鐘體操

第一段　兩手擎天理三焦　四八呼唱

(一)兩臂由左右高舉。兩手十指相組。(二)掌心翻向上。兩肘毋屈。同時兩足踵高起。(三)兩手放開。兩臂由左右垂下。同時兩踵放下。(四)休止　如法再行七次。至末數時。兩足趾開合。

第二段　左右開弓似射鵰　四八呼唱

(一)右足向右一步。踵弗起。兩膝下屈。作騎馬式。右手握拳。臂向右舉。食指翹起向上。左手握拳。臂平屈於肩前。拳孔向上。頭向右轉。(二)足弗動。左臂向左伸。食指向上。右手握拳。臂平屈於肩前。頭向左轉。(三)同(一)(四)同(二)　如法再行七次。至末數時。上體起立。右足併上。兩臂垂下。復立正姿勢。

第三段　調理脾胃單舉手　四八呼唱

(一)右臂右上高舉。手指向左。掌心向上。左臂垂於左側。掌心向下。手指向前。(二)左臂左上高舉。手指向右。掌心向上。右臂垂於右側。掌心向下。手指向前。(三)同(一)(四)同(二)　如法再行七次。至末數時。左臂弗向上舉。兩臂垂下。

第四段　五勞七傷望後瞧　四八呼唱

(一)頭向右轉九十度。(二)頭向前轉。(三)頭向左轉。(四)頭向前轉。　如法再行七次。至末數時。兩足趾開合。

第五段　搖頭擺尾去心火　四八呼唱

(一)右足向右一步。兩膝下屈。作騎馬式。兩臂稍屈。肘向後。兩手輕置於兩膝蓋上。頭向右深屈。(二)足弗動。頭復正。(三)頭向左深屈。(四)頭復正。　如法再行七次。至末數時。頭復正。上體起立。右足併上。足尖仍開合。兩足踵高起。

第六段　背後七顛百病消　四八呼唱

(一)兩足踵輕輕放下即舉起。(二)(三)(四)與(一)同　如法再行七次。至末數時。兩足踵放下弗起。

第七段　攢拳怒目增氣力　四八呼唱

(一)右足向右一步。兩膝屈。作騎馬式。右臂握拳向右伸。左臂握拳平屈於肩前。拳孔向上。目努出注前方。(二)足弗動。右臂肩前平屈。左臂向左伸。(三)同(一)(四)同(二)　如法再行七次。至末數時。兩臂垂下。上體起立。右足併上。

第八段　兩手攀足固腎腰　四八呼唱

(一)上體深向前屈(膝下能好惟時不可彎)兩臂隨體垂下。手握足趾。頭略抬起。(二)休止。(三)上體起立。兩臂還原。(四)休止　如法再行七次。至末數時。右足併上。復立正。

演畢面東方而立。行深呼吸數次。

室內八分鐘健身術

王懷琪 編
楊左陶
王一樂 繪

一冊實價二角

寄售處
商務書館　中華書局
文明書局　大東書局

教育雜誌上八段錦

民四十一月十五日登載上海商務書館出版教育雜誌內題名八團錦體操。

教材

八團錦體操

王懷琪

高等小學及中學校用

偶於舊書攤畔見有八團錦一書爲山左八十老翁梁世昌先生實地經驗後所著雖字句間有遺跡然按文尚可研求其原書序云余氣體素弱中年多病適於友人處得八團錦一書朝夕依法練習不數月間果覺身體舒暢諸病全消年叨八旬以外謂非此書之功力歟因出獨元兩枚袖之以歸每晨依法練習身體亦得益不淺乃按其圖中姿勢編成簡明方法以作小學校教材惟自分學識譾陋訛謬必多尚冀海內大家有以是正不勝感佩。

第一段 （原題）兩手擎天理三焦 四四動作

（一）兩臂由左右上高舉掌心向上十指交錯兩肘毋屈同時兩踵高起。

（二）休止。

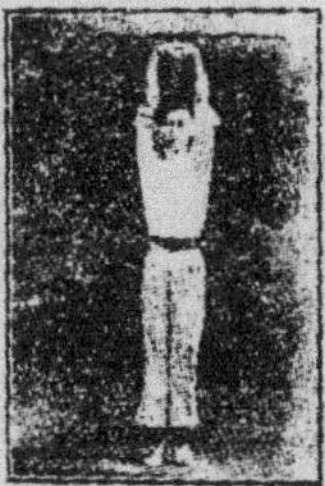

第一段

（三）兩臂由左右下垂踵亦放下。

（四）休止。

如法運行三次至四之（四）時足尖閉合。

第二段 （原題）左右開弓似射鵰 四四動作

（一）右手握拳臂向右舉食指向上左手握拳平屈於肩前（拳孔向上）目注右食指同時右足向右一步屈膝作騎馬式（兩踵毋起兩膝屈下身體正直如

教材 八段錦體操

騎馬狀）

（二）足膝不動而左臂向左舉食指向上右臂平屈於肩前手握拳目注左食指

第二段

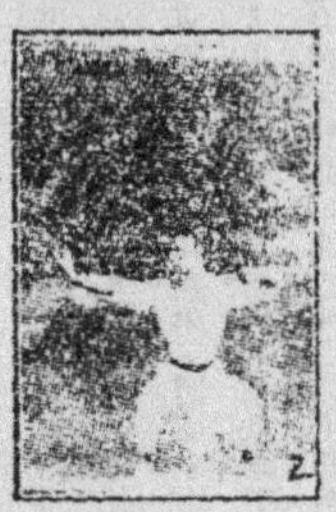

（三）四同（一）（二）

如法連行三次至（四）之（四）時兩臂下垂體亦起立右足併上。

第三段 （原題）調理脾胃單舉手 四四動作

（一）右臂右上高舉掌心向上手指向左左臂垂於左側掌心向下手指向前。

（二）左臂左上高舉掌心向上手指向右右臂垂於右側掌心向下手指向前。

第三段

（三）四同（一）（二）

如法連行三次至（四）之（四）時兩臂俱垂下

第四段 （原題）五勞七傷向後瞧 四四動作

（一）頭向右轉目視後方

（二）頭復正

第四段

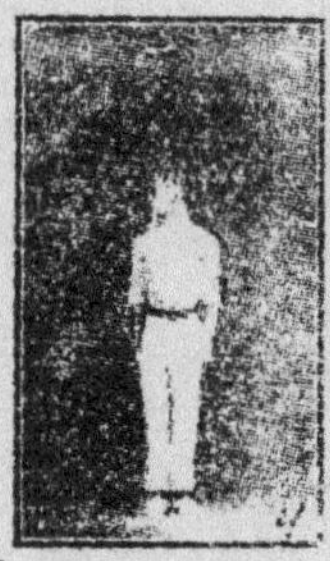

（三）頭向左轉目視後方。

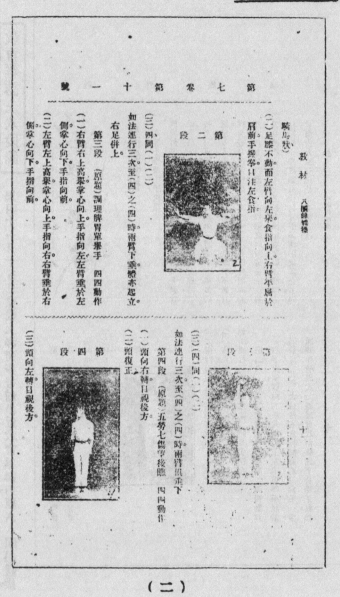

（四）頭復正。

如法連行三次至（四）之（四）時足尖閉合。

第五段 （原題）搖頭擺尾去心火 四四動作

（一）右足向右踏出。屈膝作騎馬式。同時頭向右深屈。

（二）頭復正。

第五段

（三）頭向左深屈。

（四）頭復正。

如法連行三次。至四之四時。體卽起立。左足併上。足尖仍閉。兩踵高舉。

第六段 （原題）背後七顛百病消 四四動作

（一）兩踵放下卽舉起。

第六段

（二）（三）（四）同（一）

如法連行三次。至（四）之（四）時兩踵下。

第七段 （原題）攢拳怒目增氣力 四四動作

（一）右足向右踏出。屈膝作騎馬式。同時右拳向右舉。

第七段

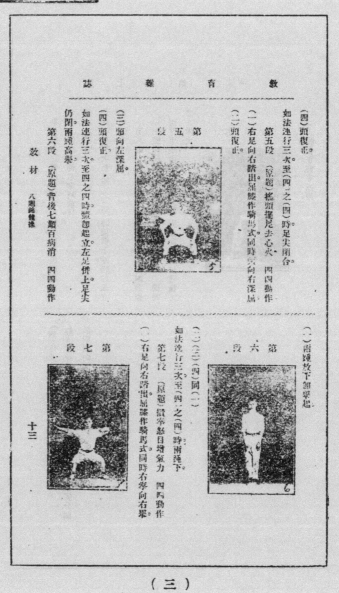

教材 八段錦體操

拳孔向上。左臂肩前屈。拳孔向上。目突出視前方。

(二)左臂向左伸。右拳肩前屈。

(三)(四)同(一)(二)

如法連行三次。至(四)之(四)時。兩臂下垂。體即起立。足不併上。

第八段 (原題)兩手攀足固腎腰。 四四動作

(一)上體深向前屈。(愈下愈好、惟膝不可屈、)同時兩臂下垂。兩手握住兩脚足尖。頭向後屈。目注後方。

(二)休止。

第八段

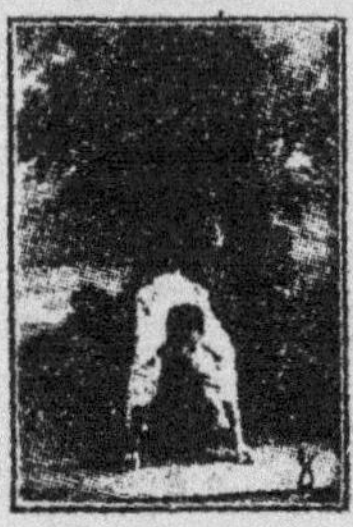

(三)上體復正。臂亦還原。

(四)休止。

如法。再行三次。至(四)之(四)時。左足併上。足尖分開。

畢則面向陽行深呼吸數次。

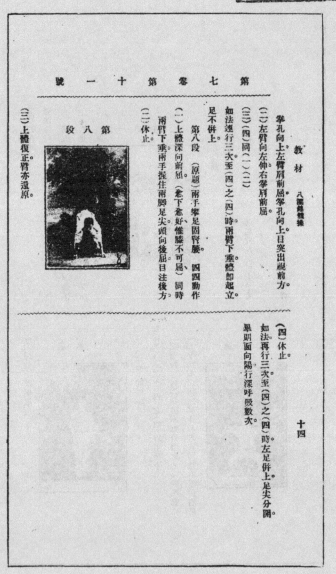

八段錦訂正後第一版

封面為范靜生先生手筆

吳縣王懷琪編

訂正八段錦 附共和球

范源廉書

中華民國五年九月初版

訂正八段錦 附共和球 全一冊定價三角

有著作權 不准翻印

編輯者 吳縣王懷琪
印刷者 上海 中華書局
發行所 上海西門外 中國體操學校 上海塘山路 澄衷中學校

寄售處 上海及各省 中華書局

教育部審定批詞

有書 八段錦

查此書取中國體育術八段錦圖法加以註解附圖文說簡單易行可備課外運動參考之用

Pa Tuan Chin
Commercial Press, Limited
All rights reserved

訂正八段錦 一冊

編纂者 吳縣王懷琪
發行者 商務印書館
印刷所 商務印書館
總發行所 商務印書館
分售處 商務印書分館

此書有著作權翻印必究

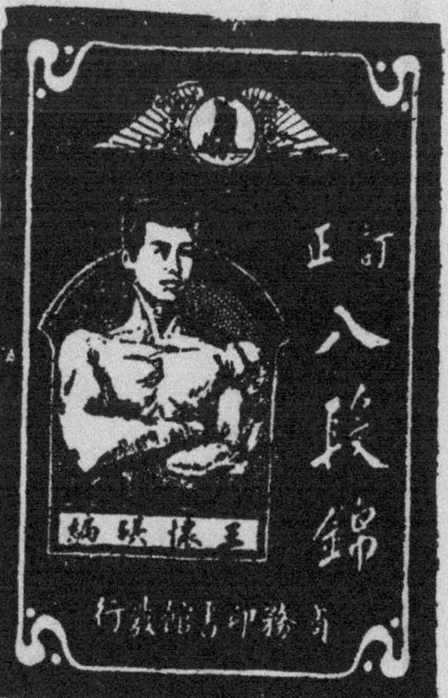

八段錦訂正本第二版 封面為伯氏勝之公手筆 畫為楊左陶君所繪

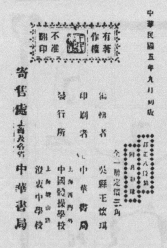

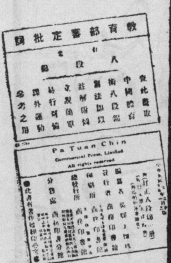

分級八段錦　14

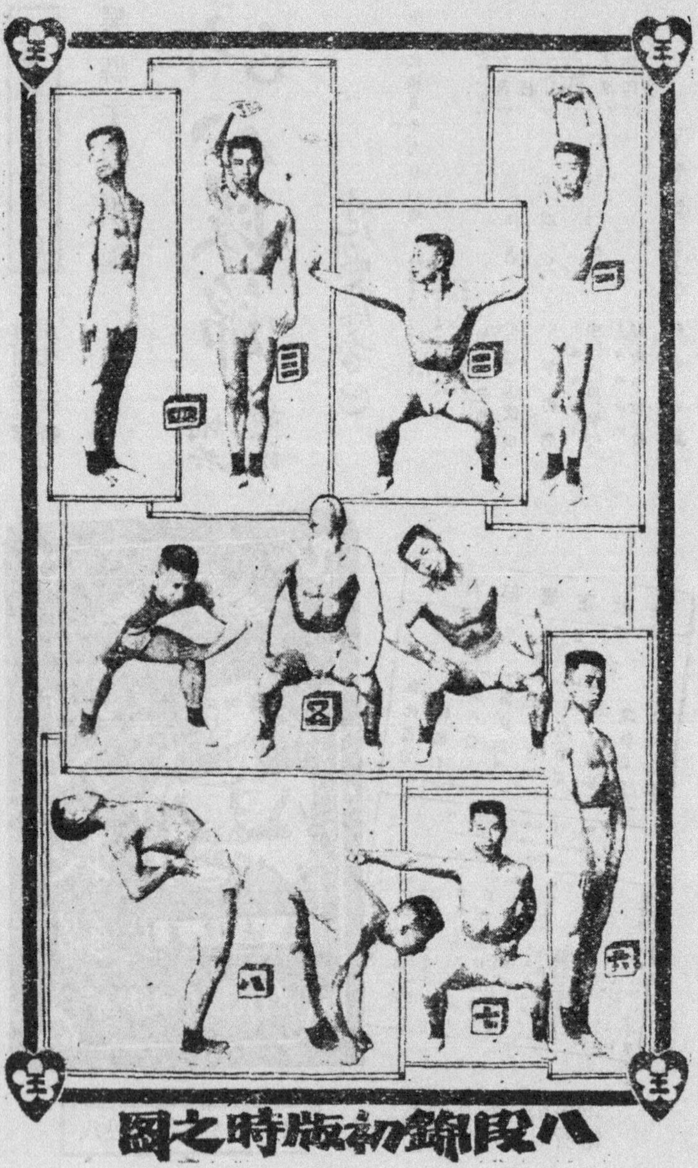

八段錦初版時之圖

八段錦訂正本各界名人題字

黃任之先生題字

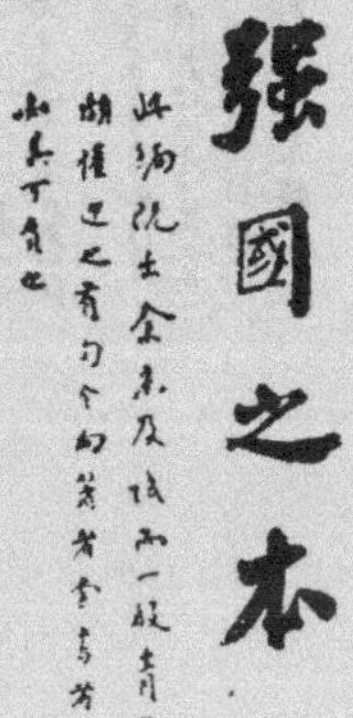

強國之本

余天遂先生題字

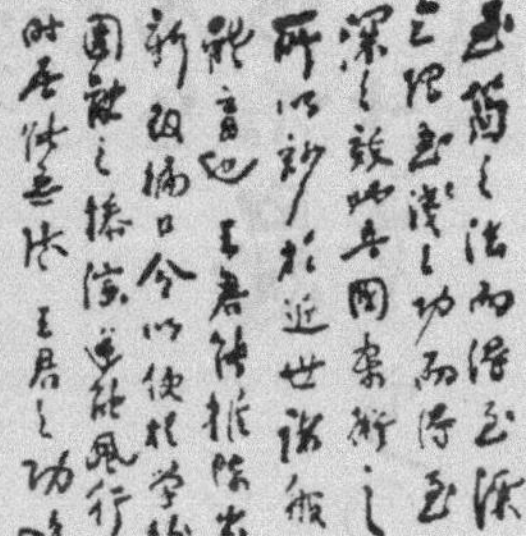

蔣竹莊先生題字

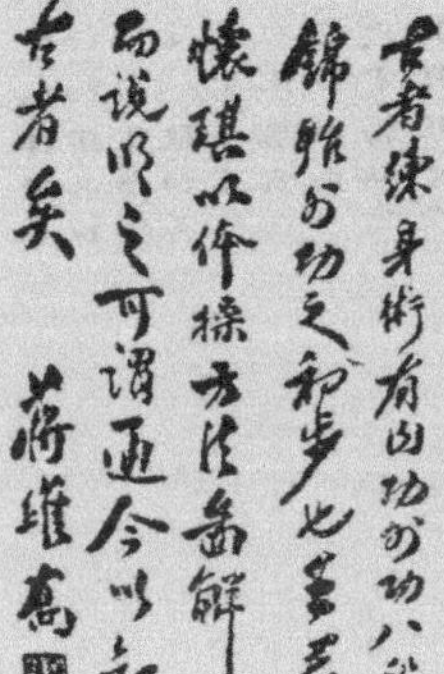

古者練身術有由功有功八段錦雅有功之初步也今君懷琪以作操方法爲解而說明之可謂通今而知古者矣

蔣維喬

王卓夫先生題字

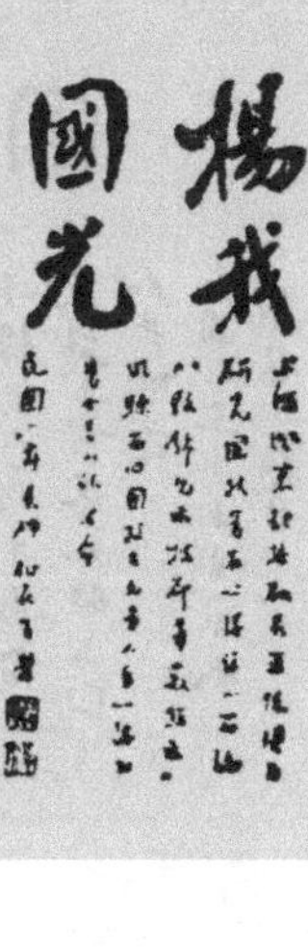

揚我國光

朱葆三先生題字

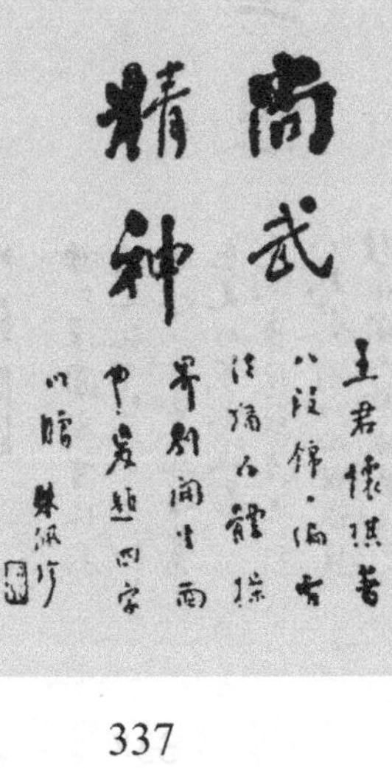

尚武精神

陳鐵生先生題字

維我武揚

王君懷琪爲吾精武同學比以手訂八段錦見示喜其能作武術先河爲署數言作無量頌

民國六年仲夏新會陳鐵生題

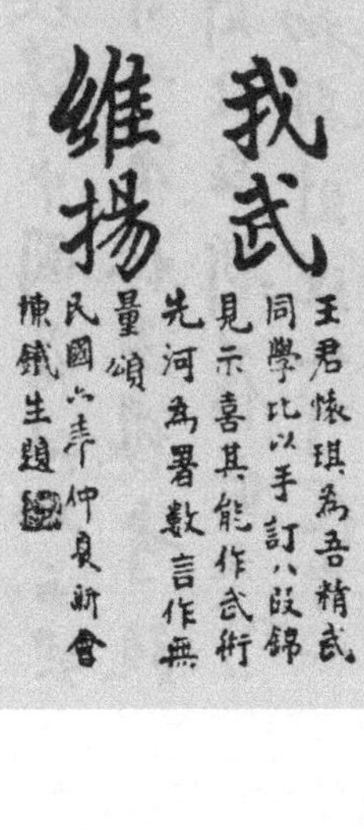

項遠村先生題字

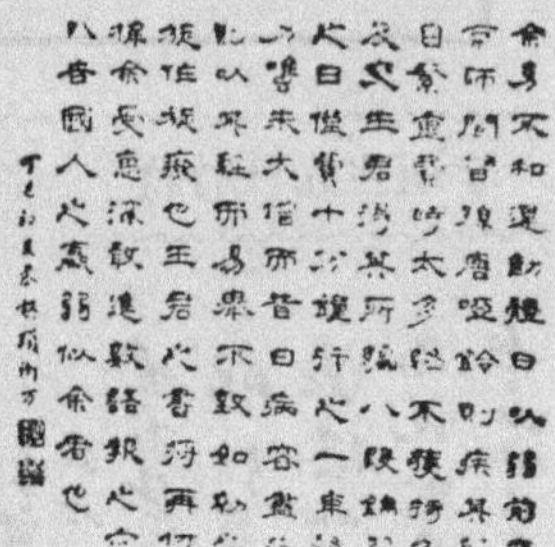

張士一先生題字

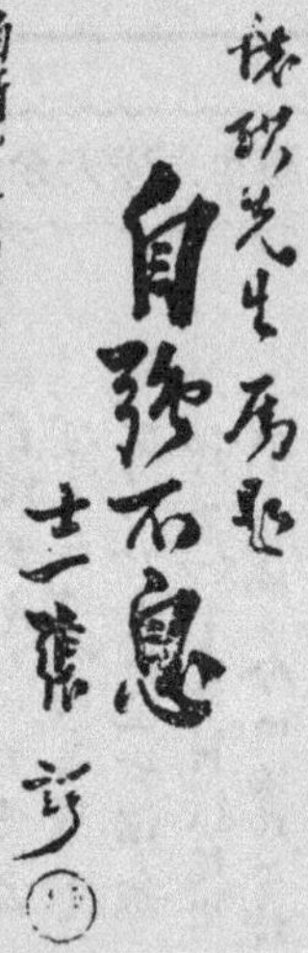

王一亭先生題字

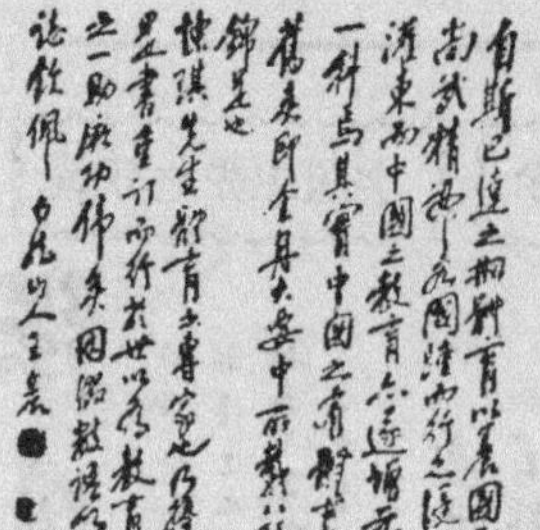

江易園先生題字

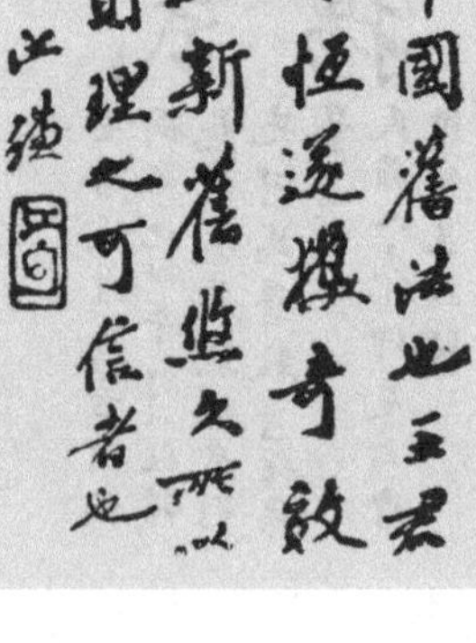

周錫三先生題字

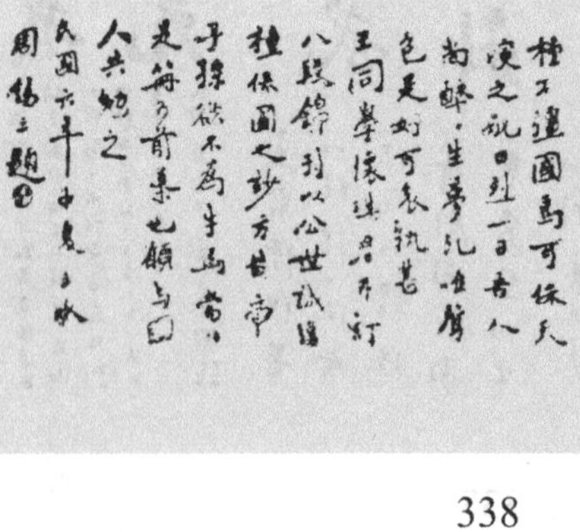

業師徐一氷先生遺筆

保存國粹

懷琪老弟手編八段錦一書苦心孤詣其實驗於茲二三載矣別開生面識體操界中得未曾有也謹贈四字以志欽遲

思仲徐一氷識

孫雨蒼學長題字

八段錦為國粹體育之一種因研究者鮮遂致湮滅不彰懷琪同學有志提倡本新學說采東方內結治一爐將然大南荒、平君者謂之為國粹體育專家誰曰不宜

民國六年六月吉同學小弟武進孫建

盧煒昌先生題字

萬法歸宗

法無今古今人所謂體操即華陀氏所謂禽獸舞也支流四溉必溯本源無南無北都為武術精研異術殊途同歸同學王懷琪君之編八段錦即本此意特誌數言俾派別得以沆瀣一氣國家不是強也

民國六年季夏香山盧煒昌識

郭汰公先生題字

遊於藝
中乎時

孔子論士曰志道據德依仁而殿之以遊藝蓋逆料周末文勝潮流所趨將在藝術故不得不以此勉天下士孟子評之曰聖之時洵至論也吳縣王思楳先生能文章精國技嘗採歐美諸柔術融貫吾國八段錦著體育教授書東南各省風氣為之一變每彙出版洛陽紙貴矣民國癸亥與余同事浙江第九中校風雨晨昏得親言教因彙六字贈之剡溪汰公郭瑛

唐蔚芝先生序

體育之不興於中國也久矣曷爲而不興也由練身之術不講也泰西各國於練身之術日益求精獨吾國則固有之術棄而不習新法茫無所知以致疾病日侵人種日弱豈不悲哉八段錦中國練身舊法也淺近易行功效宏偉其意旨與生理合其玄妙與拳術通洵練身之良法也苟人人依此而行晨夕習練施之以專持之以恆則吾國體育其庶可振興乎王君懷琪編印八段錦見贈余嘉其有强種之志爰書數言於簡端

蔚芝唐文治題

余芷江先生序

莊子吹呴呼吸吐故納新熊經鳥伸爲壽而已此爲論運動術之最古者華陀亦曰熊經鴟顧引挽腰體動諸關節以求難老意當時必有專書詳述之者而今無聞蓋體育之道不講世久矣邇年習於歐風體操運動之說始人人能言之而我國近世所傳易筋經八段錦諸書亦稍稍爲人演述八段錦尤簡單易行收效絕捷惜俗本訛謬稱重者鮮王君懷琪乃身力行出其數載之實驗訂正而刊之動靜兼賅內外交養功不知視古法奚若要足爲體育之津筏無疑也學者苟能習之以漸持之以恆由是而强其體强其種以强其國庶無負王君殷殷訂正之苦心也乎

中華民國六年七月余　沅謹識

俞鳳賓先生序

近世西學東漸士子趨新而吾華固有之拳術獨盛行於今國粹不絕非幸事歟王君懷琪以是術授弟子衍八段錦譜成書示余屬序其書宗旨都與歐美體育學相暗合既相合焉自當同生效力宜乎王君游是藝有年筋骨已轉弱爲强是書述其心得刊以公世有欲健體者乎按是册力而行之亦一道也

俞鳳賓序

葛錫祺先生序

吳縣王君懷琪體育家也在吾校執教鞭者有年歷任中學及小學各級體操半日指揮生徒以身率教俯仰進退姿勢雄峻知其研究體育有素迥非尋常作操教員可比近出所著訂正八段錦見示乞序於余余至是益恍然君之所得力者爲能集合古今中外體育之原理而融會貫通以達完全之目的吾校學生自本學期以來按晨操練無時或間筋骨强健精神活潑其功效固甚偉也嗚呼處今日弱肉强食優勝劣敗之世養成國民建全實爲當務之急此書而能風行於世也則幾共和國民庶吾能人人健全歟

民國五年六月慈谿葛祖蘭錫祺序於上海澄衷中學校教務室

丁福保先生序

吾國之有八段錦由來舊矣余竹馬之年輒喜演習顧有圖無解於其精義之所在懵如也歲甲午譯述孫唐氏之體操名曰實驗却病法迄今二十餘年矣時以不得八段錦之詳解爲憾王君懷琪習八段錦有年筋肉弛緩者日以堅栗臟器薄弱者日以強韌昔故文弱書生也一變而爲體育大家矣曾將平日所得者著爲八段錦圖解俾閱者一覽瞭然無闇中摸索之苦且喜與余譯之實驗却病法可互相發明也爰書數語於簡端

無錫丁福保識

范頤誨先生序

八段錦一卷傳自宋人晁公武郡齋讀書志入諸神仙類云不題撰人蓋吐故納新之術也馬端臨文獻通攷經籍類同其實吐故納新即今人之深呼吸而八段錦亦爲柔輭體操皆衛生之要義與神仙無預惜古人不知衛生見一淺養生家言即謂爲求神仙之術屬諸道家儒者弗取其亦誤矣頤誨素喜八段錦雖未深造有得覺於鍛鍊身體不爲無功舊傳有南北二派動作姿勢略異而殊洽同歸今讀王君懷琪所訂正者乃衍南派之傳王君未鍊八段錦時瘦瘠逾恆既鍊後肌肉堅實恍若兩人足見收效之大乃以能所著於本書詳加圖說以惠同胞並冀保存國粹與西方所傳柔輭體操之法并行而不悖焉世有欲講求運動以保健康強體魄者按圖鍊習持之以恆則此書雖小獲益則鉅

民國六年四月范禕書

余君大顯出示明高濂刻本八段錦每段一圖後附陳希夷左右睡功圖圖中人皆古裝疑此即郡齋著錄之本其所謂八段者以五言詩若干句表著之多重叶納而少操鍊且皆坐圖而非立與今世所傳七言詩八句者不合蓋七言八句固柔輭體操兼療病體操不得入諸神仙家也因題王書再附著此說以質王君

誨頤又記

編者自序

八段錦爲吾國固有之健身術法分南北兩派南派姿勢動作有立式有騎馬式方法簡單故易於學習北派則多騎馬式故複雜而難練南派有文八段武八段兩種文八段多行坐功非盡人所能學習既多偏頗之弊又不合於生理之意旨惟此武八段習之較易而運行之功能上自首端下逮趾末無不遍及以之爲鍛鍊內可健強其肺臟外能堅固其筋骨倘能按日習練不輟其收效之宏定非淺鮮初版未滿一載竟已告罄茲特再版付梓增加圖說又承 名賢寵錫題序殊爲拙著生光然編中不妥之處自知難免惟望 同志有以敎我

編者識

分級八段錦摘要

本書分初級八段錦、中級八段錦、高級八段錦、特級八段錦、四級。故名曰分級八段錦。八段錦極合於個人與學校健康鍛鍊。無論男女、老幼、身强、身弱。皆可斟酌自身能力。循級按圖練習。有益無損。

八段錦爲他種運動所不能及者有四點：

〔一〕不費時間、〔二〕不需地位。

〔三〕簡單易行。〔四〕效益宏大。

八段錦包含療病操。倣傚操。健身操。自衞技能四種。

八段錦個人練習宜于按日行練二次：

一在清晨起身之後。

一在晚間臨睡之前。

八段錦練習不懈。持可之有恆可收下列之效果：

免除疾病　隱健步武　增長氣力

幫助消化　强壯筋骨　活潑軀幹

八段錦團體便於學校與軍隊早晨會集全體人員操練。在每段之後。參加深呼吸數十次。天寒時在深呼吸前先行原地跑跳步十六動。增高學者體熱而後行之。愈有興趣。每操練一次。費時不逾十餘分鐘。而得益無限也。

八段錦初練時。宜分段練習。久後再連合行之。初練數星期內。四肢腰腹各部筋骼。難免微覺痠痛。學者萬勿因是灰心輟練。亟宜積極進行。旬日之後。自能免除。而效力亦可見矣。

八段錦練習時。面向東方靜立。心神貫一。切忌胡思亂想。時刻注意運動之部位。宜使柔軟之勁。忌用剛猛之力。若欲急求見效。非徒無益。反易受損。學者愼之愼之。

八段錦練畢。緩步數十。藉舒筋骨。再行深呼吸十數次。［呼吸法參閱拙著實驗深呼吸練習法。由上海商務書館出售］最好用温水摩擦全身。至皮膚發熱爲度。如是而行。另有一番妙趣。

八段錦練習次數。視學者程度之高下而增減之。「每段之〔一〕〔二〕〔三〕〔四〕卽爲一次」

八段錦團體敎授之口令。「丨符號爲預令其下一字爲動令。亦卽「預備」之口號。」

第一段口令。『兩手擎天理三焦丨』『一・二・三・四。二・二・三・四。三・二・三・四。四・二・三・停』

第二段口令。『左右開弓似射鵰丨』餘同。

第三段口令。『調理脾胃單舉丨手』餘同。

第四段口令。『五勞七傷望後—瞧。』餘同。

第五段口令：『搖頭擺尾去心—火。』餘同。

第六段口令。『背後七顛百病—消。』餘同。

第七段口令。『攢拳怒目增氣—力。』餘同。

第八段口令。『兩手攀足固腎—腰。』餘同。

『踏脚—走。』『原地跑步—跑。』『深呼吸—。』『吸—。』『呼—。』……

八段錦團體教授一小時（四十五分鐘）課之支配。

十五分鐘—走步—穿花跑。（參閱走步體操遊戲三段教材正補三編。上海文明書局大東書局均有出售）

十分鐘—八段錦。
五分鐘—跑圈舞或八段錦舞。(八段錦舞商務印書館出版。)
十五分鐘—遊戲或競技與球類。
高級八段錦與特級八段錦每段之要旨如下：
第一段—爲伸長運動。自頭頂以至足趾。全身諸關節無一處不運動，且能增强內臟。調理三焦之名。信不謬焉。
第一動作。兩臂由左右舉起時。應徐徐向上舉。如緩舉千斤動物。十指伸直併緊。指尖正向側方。臂肘挺直。臂舉至頭上時。卽將兩手十指相間組握。各以指端互相抵住手背。兩大

臂貼近兩耳之旁。腿挺直併緊、足跟提起時身弗搖動。注意平均心、

第二動作。兩手掌心向上翻托；儘量托起似將天擎住。足跟提至不可再提爲度。

第三動作。手指放開。掌心隨卽翻向下。兩臂由左右徐徐下垂。似將重物按壓向下。兩足跟仍提起不動。斯時胸部凸出。目注視前方。

第四動作。兩足跟輕輕落地。重則損傷腦筋。學者愼之。

第二段—術名左右開弓似射鵰。在練習時應表出騎在馬上。

第一圖

甲　乙

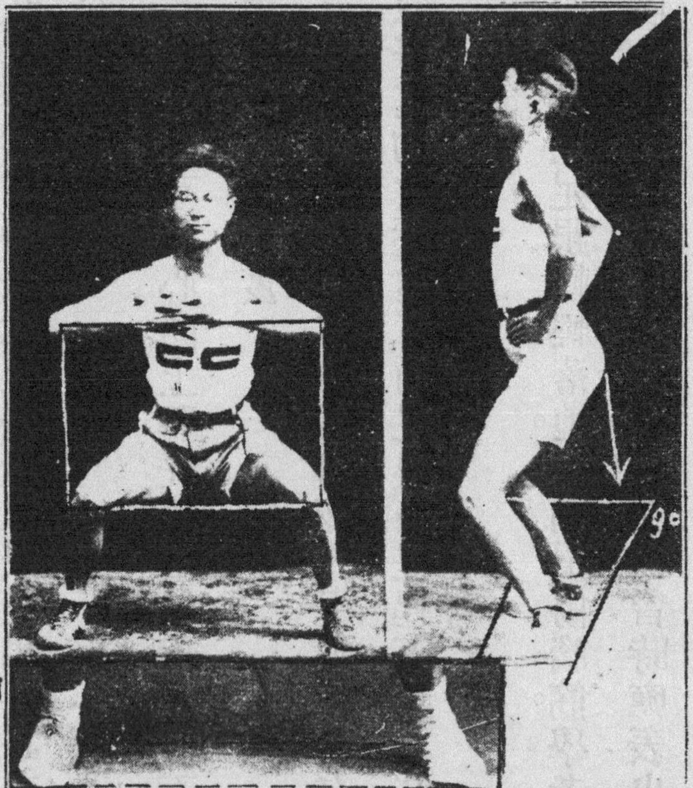

丙

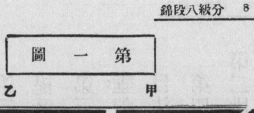

向左右開弓射鵰之狀。此段不但運動四肢與首胸。卽心神亦在鍛鍊之例。騎馬式又

名謂馬步。爲北派拳術中之術語。南派曰四平步。一名曰地盆。又名曰地盤。湘、蜀、黔、楚等處。稱曰跕蹝，

騎馬式有一字騎馬式。八字騎馬式。介字騎馬式（即川字騎馬式）之別。爲拳術中最緊要練習之動作。本編騎馬式。除初級採用八字半騎馬式外。如第一圖甲。餘均用介字騎馬式。因其姿勢端正。練習不難。且能矯正兩膝外張及八字脚步行之劣態。

騎馬式站法。兩足向左右分開一大步。同立在一線上。勿前後參差。足之中指尖。正向前方。足跟正對後方。如第一圖丙。兩足

第二圖

甲 乙

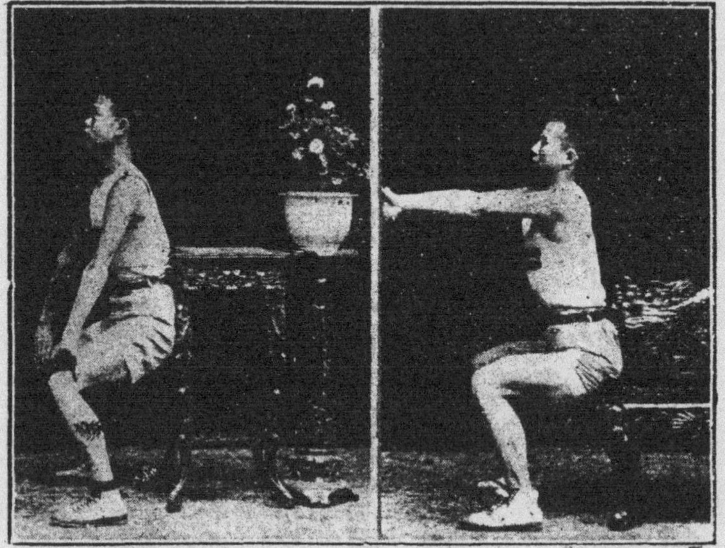

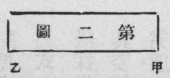

之距離視人身材之高矮略有出入。大約在二尺左右。以兩臂平屈於肩前。十指相接。臂肘與膝蓋適成一長方四點形。如第一圖乙。大腿下屈不宜過低。約由臀部至足跟成一九十度角

形。如第一圖甲之白線。膝弗傾出足尖線外。

初練騎馬式先將身背立於牆壁或書桌一步之地。然後兩足分開屈膝作騎馬式。肩背倚靠於壁上。或桌邊以支持。如第二圖乙。若立於櫈前或榻前一步之地作騎馬式。將尾骨坐於櫈之邊沿。如第二圖甲。至腿力增加後便能脫離支持物行之。

第一動作。兩足分開作騎馬式。同時兩臂平屈於肩前。左手五指張開。復用力屈握成拳。臂肘向左方儘力頂出。作握住弓弦引張滿弦勢、右手食指（俗語指人指）豎起、指尖向上。餘指屈握爲拳。大指伏貼在中指上。如第三圖甲。將拳掌正向右方

第三圖

甲　乙

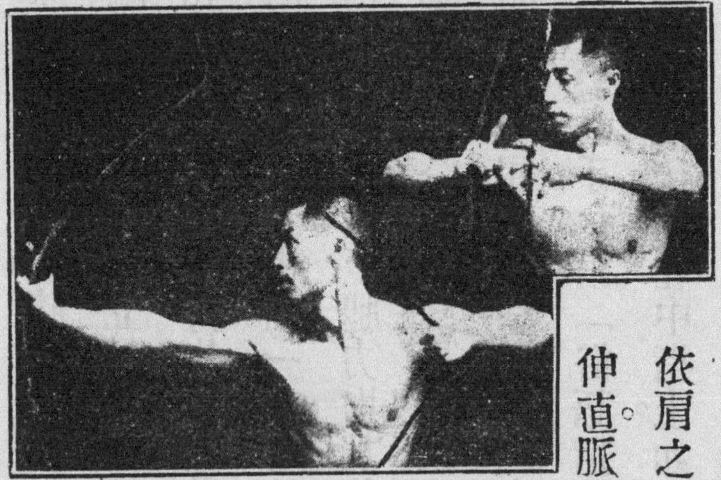

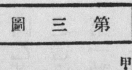

依肩之水平線徐徐推出。臂肘隨之伸直。脈腕向下。作推弓背向右勢。食指與小臂成九十度角形。如第三圖乙。目先注視左手握拳。次視右手食指向右伸。作向右射飛鵰勢。胸宜挺出。背直肩平。弗傾前。呼吸照常。切忌收氣閉住在胸中。

第二動作。右手五指在右方張開。由右方依肩水平線上收回。臂平屈於肩前。五指復用力屈握為拳。臂肘向右方頂出。

第三段｜運動肩背腕部諸筋絡。兼及腰肋之關節。臂之舉起與下垂。快慢須相等。肩背正直。胸部引起。兩臂上下交換時。掌心正向側方。臂肘用力挺直。頭與肩彿搖擺。指尖與小臂始終成九十度角形。上舉之臂。手掌向天。若將天托住。下垂之臂。手掌向地。若將地按住。

第四段｜為首胸運動。凡人伏案辦公。或安坐看書時間。頭部每易傾向前方。胸廓因之壓迫。背脊彎曲。以致姿勢不正。呼吸困難。消化障礙。曷能不病。此段運動之功效。是卽矯正以上諸弊。故名曰五勞七傷望後瞧。

頭部向左右旋轉。宜徐徐用力。切忌急猛旋轉。轉度能愈後愈佳。兩臂挺直。手掌緊貼於大腿旁。以防頭轉時相反之肩牽動引向前。胸挺頸直。

第五段—主要運動在腰脇脊柱首胸。既搖頭又擺尾。動作姿勢必複雜不易。故八段之中。以此段與第八段爲常人不易之練習。是段姿勢模倣坐獅勢。動作時前宜描模獅虎之精神。

兩手置於兩膝蓋上。肘屈成百卌度之角形。

第一第三兩動作。上體與頭儘力向側彎曲。在側屈方向之臂肘屈至小臂之上部與大臂之下部相接觸。肘向下。小臂之外部貼近小腿相反之臂用力挺直帮助體屈。

第二動作。頭與胸向後屈時。兩臂肘用力挺直。使肩部儘量向後挺。頭後屈。口宜閉合。目視上方。下肢姿勢保持原狀。

第四動作上體與頭向前屈時。弗將臂部聳起。宜以胸之全部伏對地面。腹部伏於兩大腿之上。頭頂正向前方。兩臂屈至大小臂相接近。肘頂向前。下肢姿勢不動。

第六段丨背後七顛者。猶柔軟體操中之跳躍運動也。其功效能養其全身之彈力性。發達腿部諸肌肉。增進呼吸力。足尖併緊。兩膝挺直。足跟提起一寸。是爲預備姿勢。如第四圖甲。每一動作頭向上頂。兩足跟再儘力提起。如第四圖乙。或至足尖離地。然後還復預備式。如第四圖乙。兩手背伏於背後臀部上。胸宜挺出。使身之重點平衡。則足跟提高時。上體不致搖動。足跟推起全憑足尖用勁。

第四圖

甲

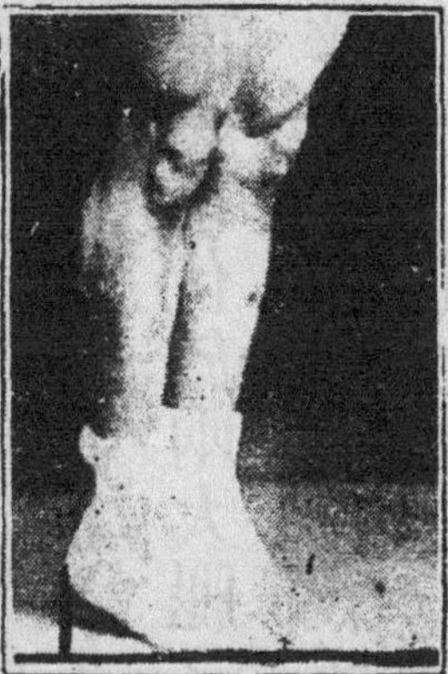

乙

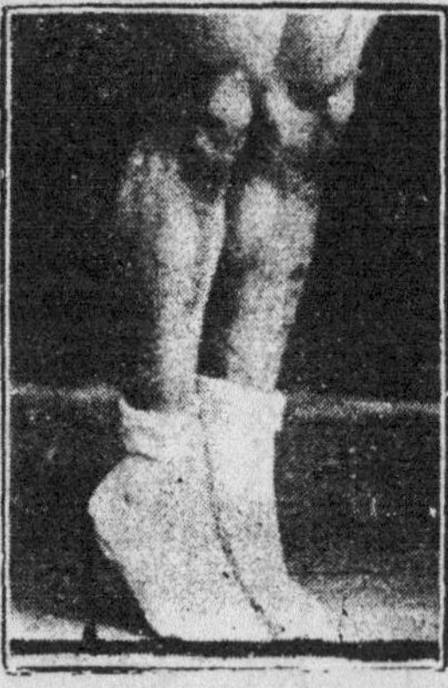

第五圖

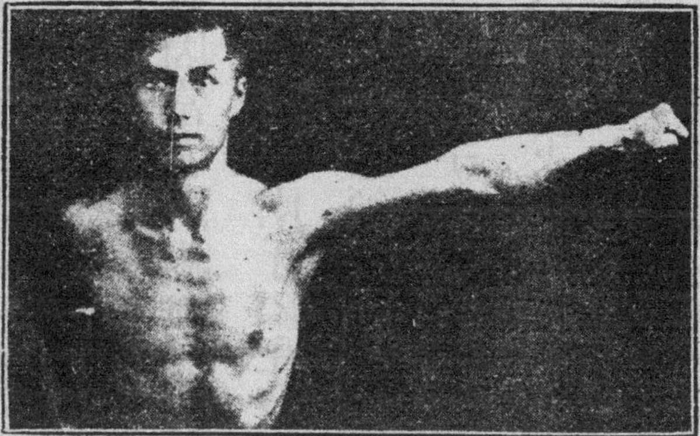

第七段—攢拳怒目增氣力。怒目係練目力者也。故練習此段目須突出虎視前方如第五圖。呼吸宜照常。氣弗閉禁。臂之伸屈。貴於緩柔而有力。切忌用力猛速。伸臂與屈臂快慢須相應。伸拳時應先以掌心向上。次由肩之平線上伸出。至臂將伸直拳背旋向上。拳置於腰間時。小指緊貼於肋下。兩肩須

平正。臂向前伸時。肩弗引出。頸宜直。胸凸出。

第八段｜主要運動、腹腔、肌、膝蓋韌帶等。初練習此段。動作難以正確。因常人兩膝關節多彎曲。而缺少向前伸長之機會。故上體前屈。膝直兩手攀住足尖。初時必不易爲。習久不難如願。上體前屈。膝須挺直。足指翹起。俾便兩手握住。上體後屈時臂肘向後。兩手大指在上抵住脊柱。使腹部儘量凸出。小指邊緊接。八指在下抵住臀部。以維持體之後彎。如第六圖甲。初練此段。兩手攀不到足尖。或握住小腿骨或脚踝或以指端觴地。惟膝須挺直不稍彎。習久背腹腿膝諸筋絡亦靈動手自

第六圖

乙

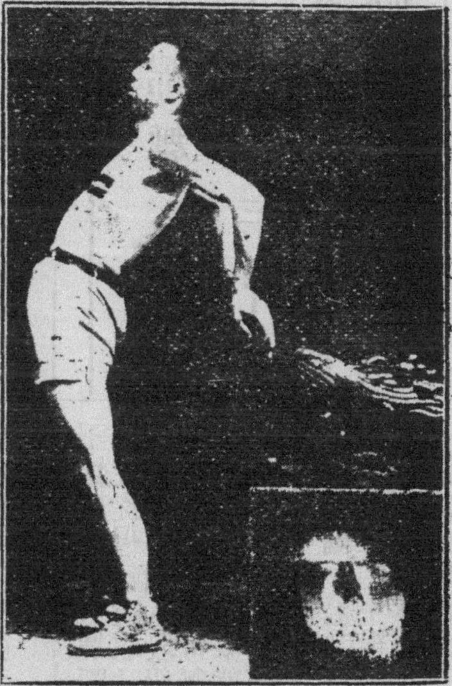

三

能攀住足尖上體後屈。初練用兩手撐住欖背或桌邊行之。如第六圖乙是亦支持後屈之一法。上體之前彎與後屈爲兩數行一動作。

中國體操

易筋經廿四式圖

一幅洋一角半

吳縣王懷琪編 此種體操共有三部每部八式故又名曰神勇八段錦因其法有八曰提曰舉曰推曰拉曰摩曰[illegible]曰墜是也相傳爲後魏明帝太和年間僧人達摩所倡功效宏大人所共知編製是圖便於學者懸掛壁間面圖習練猶似面聆編者之指授

中國舞蹈

八段錦舞

一冊三角

王懷琪等編 舞蹈一術原爲吾因之提倡轉致取法異邦編者等有鑒於國粹此搜集中國八段錦舞五種殿以跑圈舞於一種輯成是書每舞逐段詳加說明並附清晰照片舞時姿態可以一目了然極便教學 商務印書館發行

女子機巧運動

堆砌圖案

一冊六角

王懷琪編 編制以圖爲主說明輔之分上中下三編上編各女校表演成績中編解釋堆砌案圖各種部位下編說明各種圖式之堆砌法 商務印書館發行

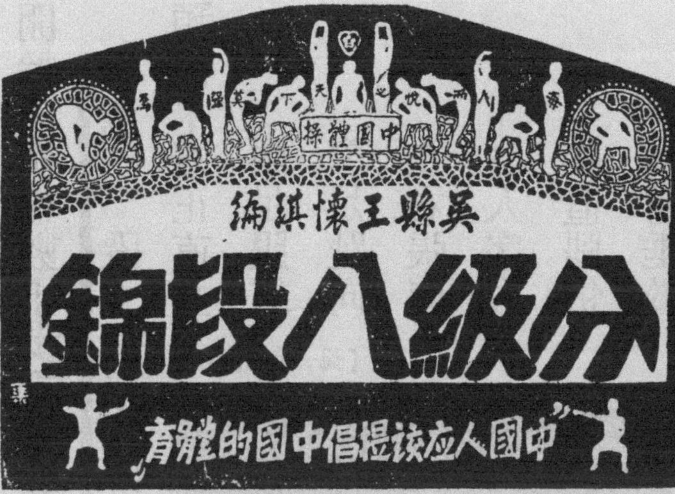

初級八段錦

本級與中級均於中華民國第一丙寅年五月八日。上海愛國女學校與東亞體育專門學校。舉行聯合運動會於西區公共體育場。由愛國女學校體育科一年級生表演兩級圖式。亦係該級同學演攝。

思梅附識

開始—緩行數十步。急行數十步。踏足數十下。

第一段 兩手擎天理三焦

預備—端正直立。兩足跟靠緊。足趾向左右張開如人字形。膝直腿併。兩臂垂於

【初級第一圖】

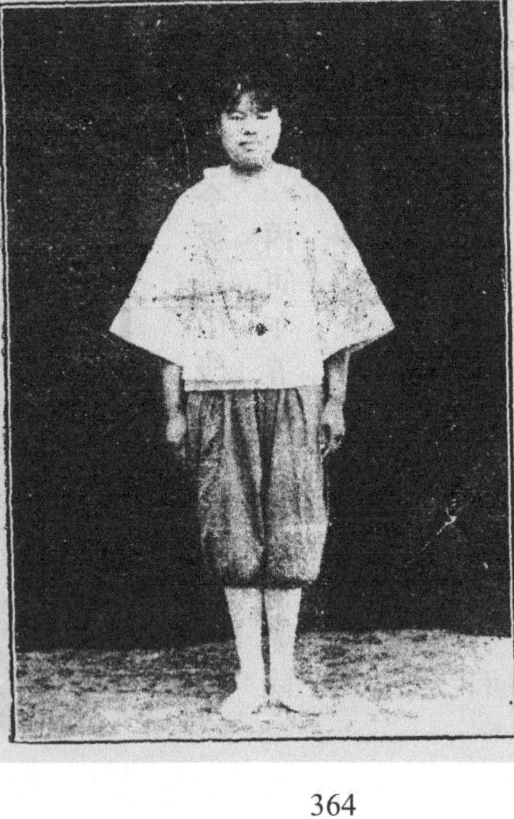

身之兩旁兩肩微向後張。頭正胸挺目視前方。全身肌肉雖注意而仍舒鬆、面呈笑容。如第一圖。

操法—〔一〕兩臂向左右平舉。掌心向下。如第二圖。

【初級第二圖】

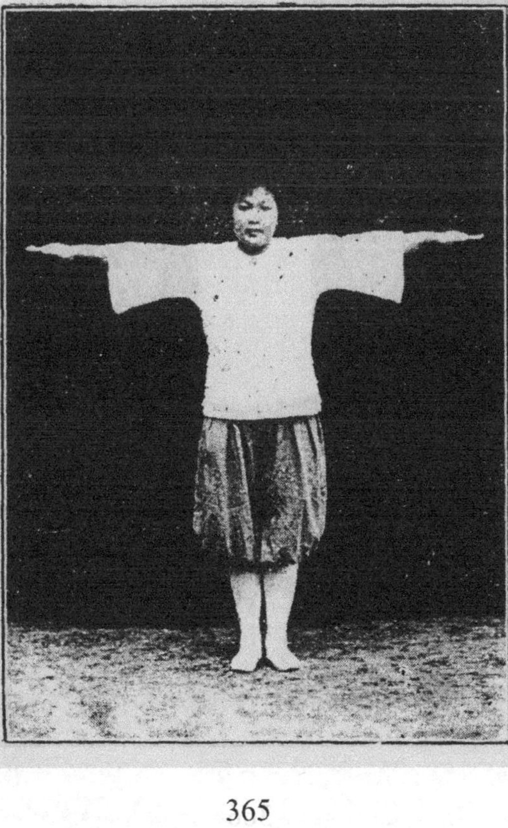

［二］兩臂向上高舉。兩手十指相間組握。如第三圖。

［三］兩手十指仍相握。掌心翻向上。托如第四圖。

【初級第三圖】

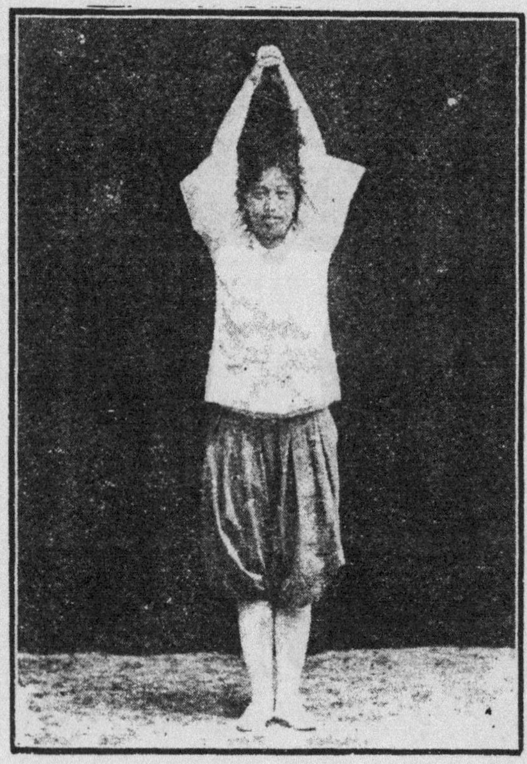

〔四〕兩臂由左右下垂。復第一圖之姿勢。

【初級第四圖】

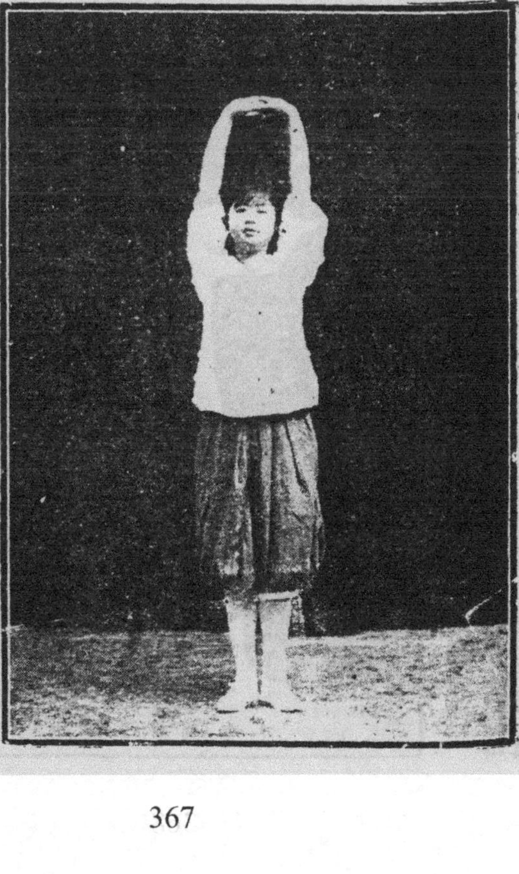

如斯再行三次或五次。

第二段　左右開弓似射鵰

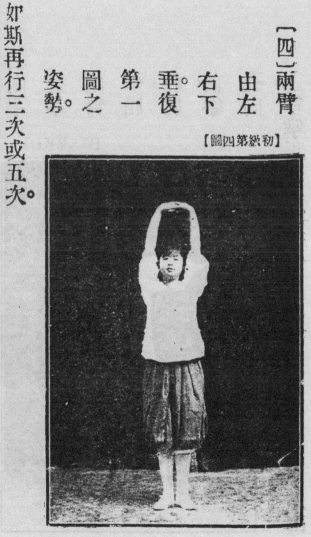

預備—立正。如第一圖。

操法—〔一〕兩手握拳。兩臂平屈於肩前。拳孔向上。拳掌正對兩肩之關節。同時右足向右側方踏出

【初級第五圖】

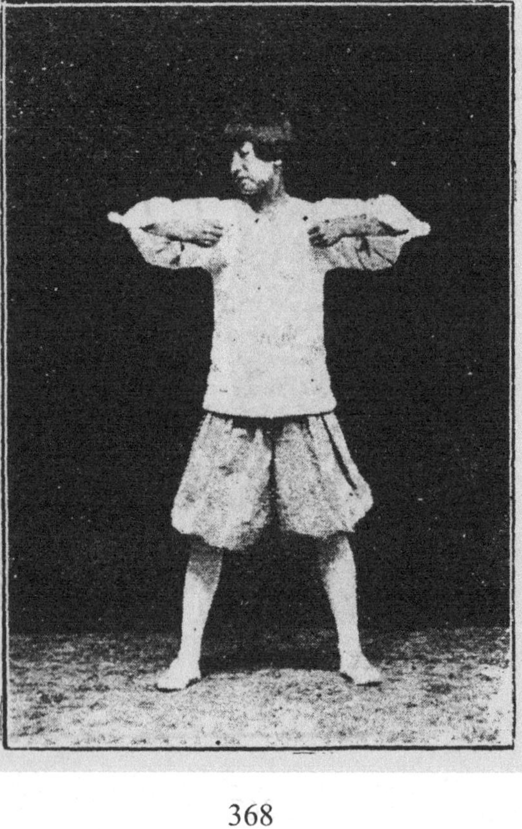

一步。如第五圖。

〔二〕兩足跟拂離地。兩膝雖屈身略向下蹲如坐櫈狀。同時右拳食指豎起。臂向右平伸拳孔

【初級第六圖】

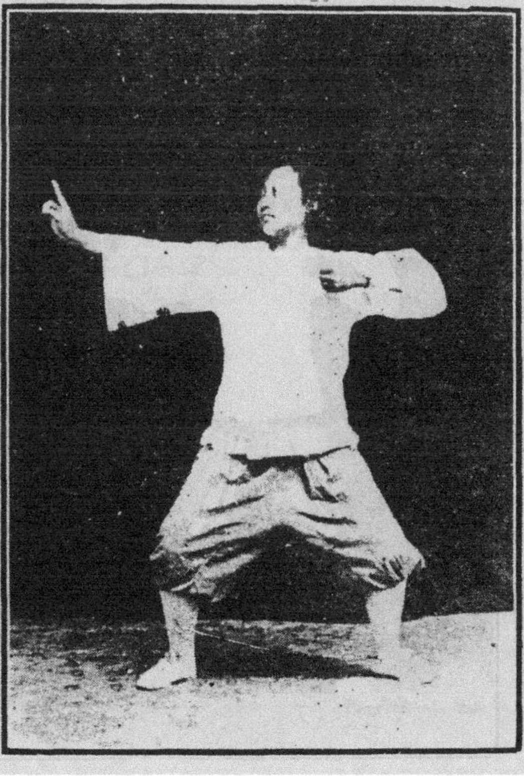

向前掌心向右作握住弓背向右推出勢，右臂仍平屈於肩前。作握住弓弦勢。頭向右轉。目注視右拳食指。加第六圖。

【初級第七圖】

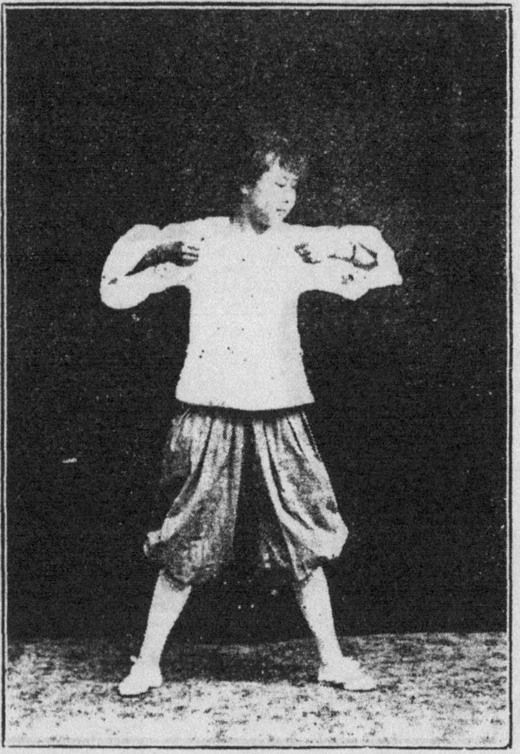

〔三〕復〔一〕之姿勢。如第五圖。

〔四〕兩拳放開。兩臂下垂。同時右足收回靠於左足旁。復立正姿勢。

【初級第八圖】

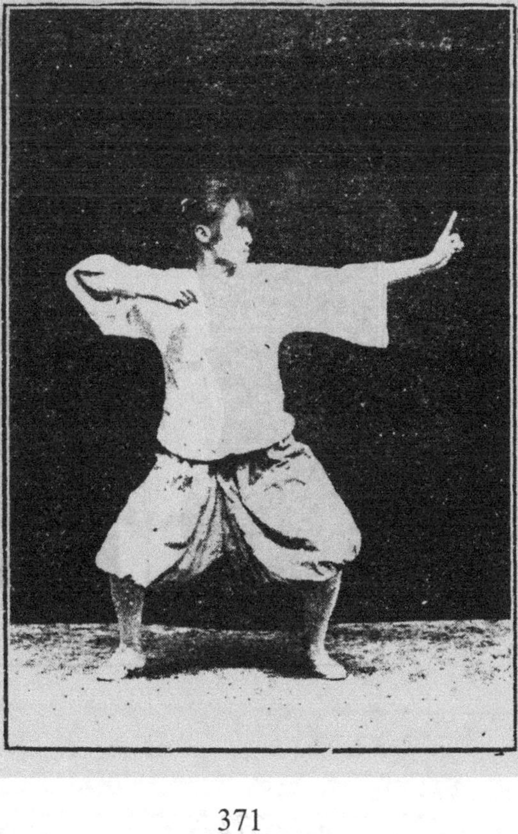

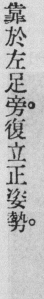

〔一〕〔二〕〔三〕〔四〕同。惟相反向左行之，如第七第八兩圖。

如斯再行二次或四次。

【初級第九圖】

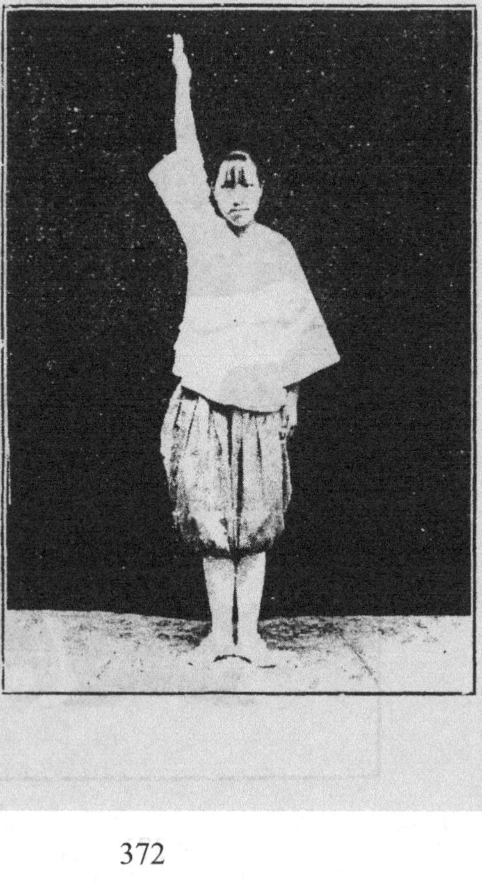

第三段　調理脾胃單舉手

預備—立正如第一圖。

操法—〔一〕右臂由右向上高舉掌心向右如第九圖。

【初級第十圖】

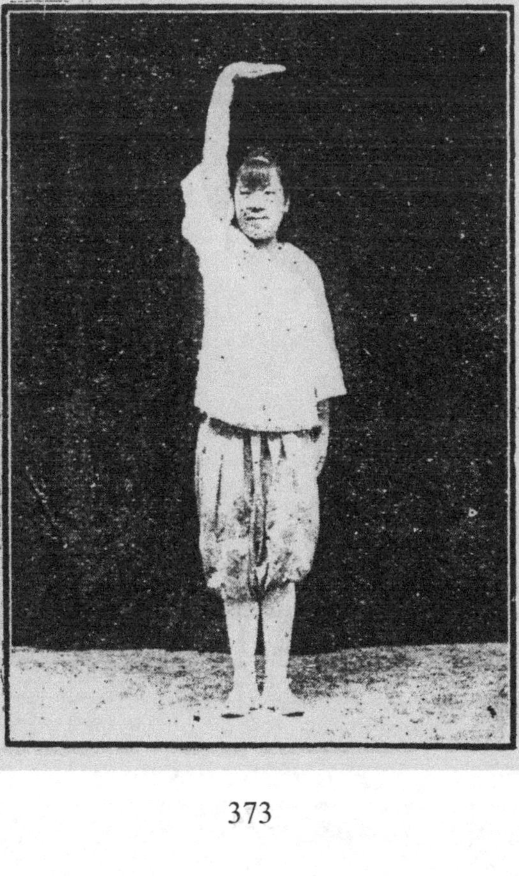

〔二〕右臂不動，將脈腕儘力彎曲，掌心翻向上。指尖向左方。如第十圖。

〔三〕復〔一〕之姿勢，如第十圖。

【初級第十圖】

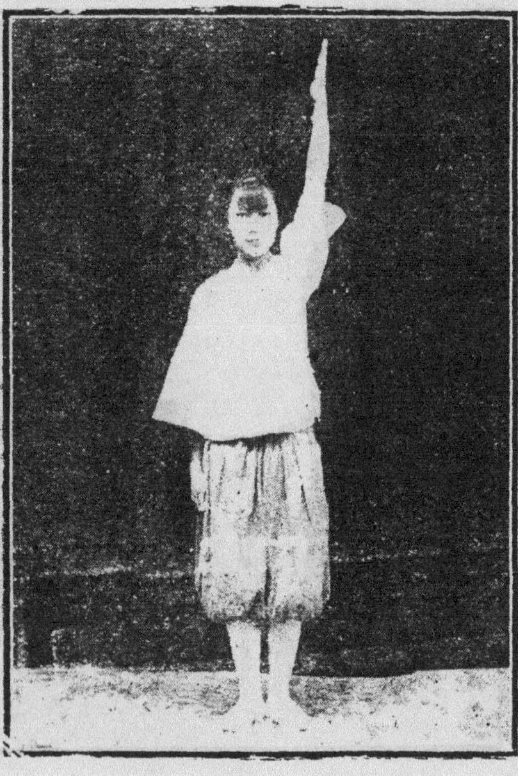

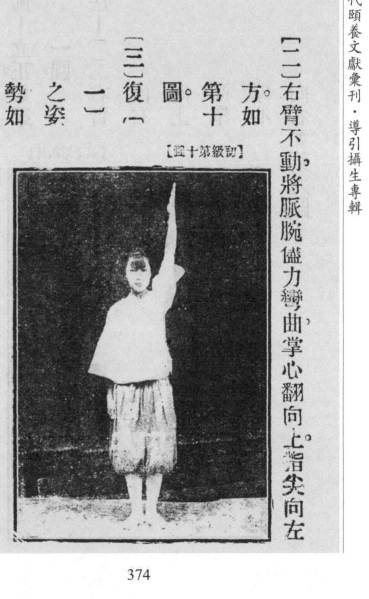

〔四〕右臂由旁下垂。如第十一圖。

〔二〕〔二〕〔三〕〔四〕同。惟相反換左臂行之。如第十一第十二兩圖。

【初級第十二圖】

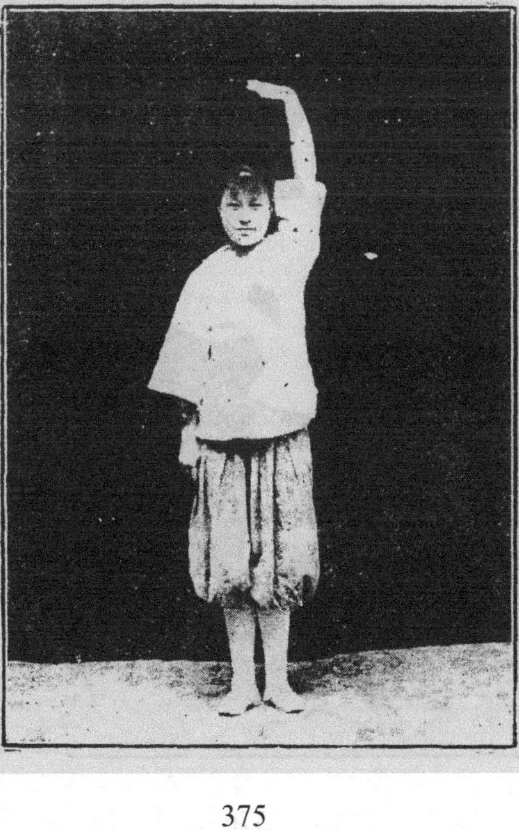

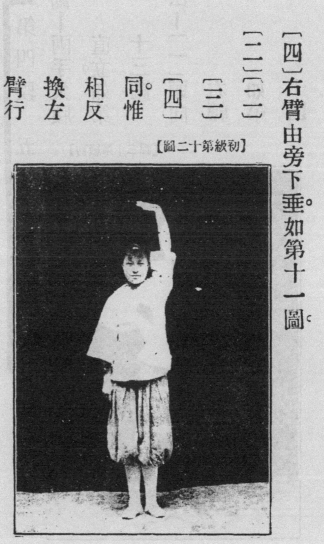

如斯再行二次或四次。

第四段　五勞七傷望後瞧

預備—兩手叉腰直立。如第十三圖。

操法—〔一〕頭向右轉如第十四

【初級第十三圖】

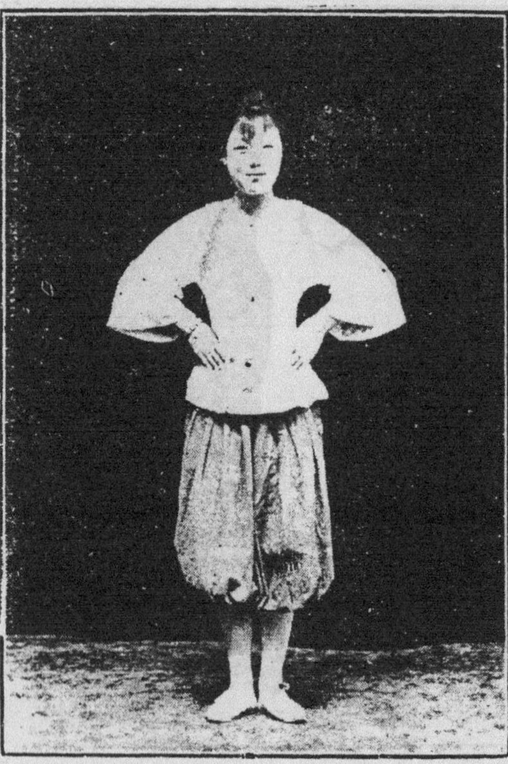

圖。

〔二〕頭復正。復第十三圖之姿勢。

〔三〕頭向左轉。如第十五圖。

〔四〕頭復正。

【初級第十四圖】

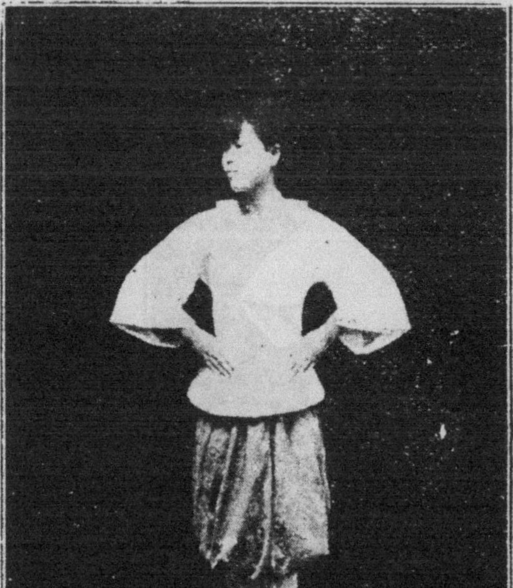

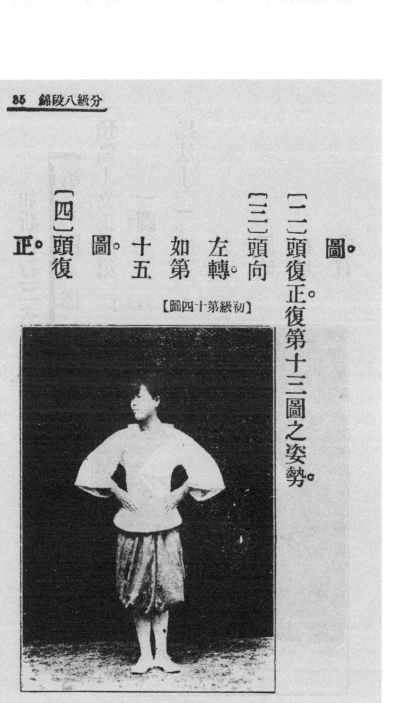

如斯再行三次或五次。

第五段 搖頭擺尾去心火

預備—立正如第一圖。

操法—〔一〕兩手叉腰同時右足向右

【初級第十五圖】

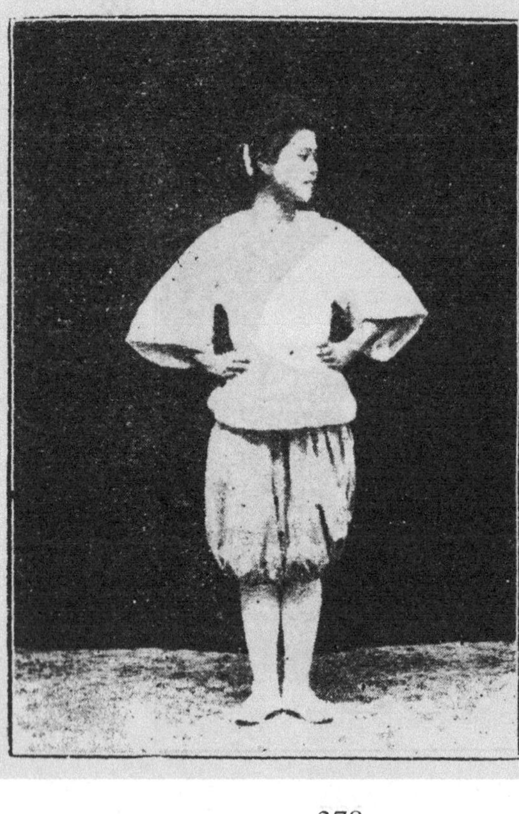

側方踏出一步。如第十六圖。

〔二〕兩足跟弗離地。兩膝微屈。身略向下蹲如坐櫈狀。同時頭向右屈。如第十七圖。

【初級第十六圖】

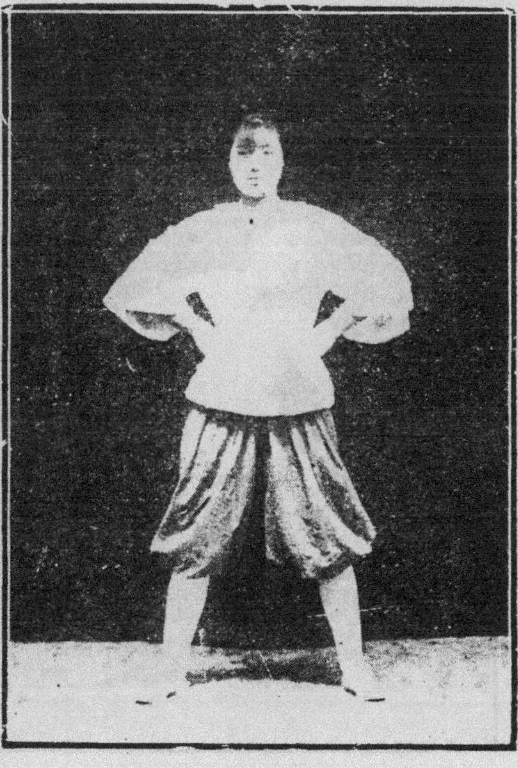

〔三〕復〔二〕之姿勢。如第十六圖。

〔四〕兩手下垂。右足收回併上。復立正姿勢。如第一圖。

【初級第十七圖】

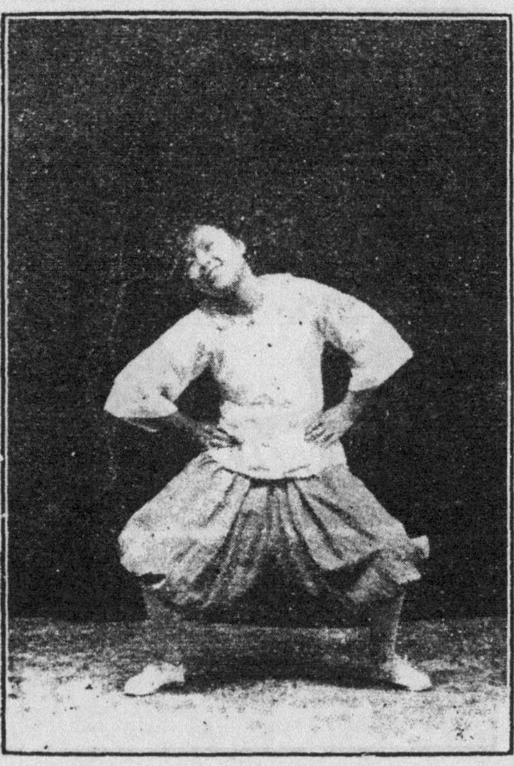

〔二〕〔二〕

〔三〕

〔四〕

同。惟

相反

向左

行之。

如第十六十八兩圖。

如斯再行二次或四次。

【初級第十八圖】

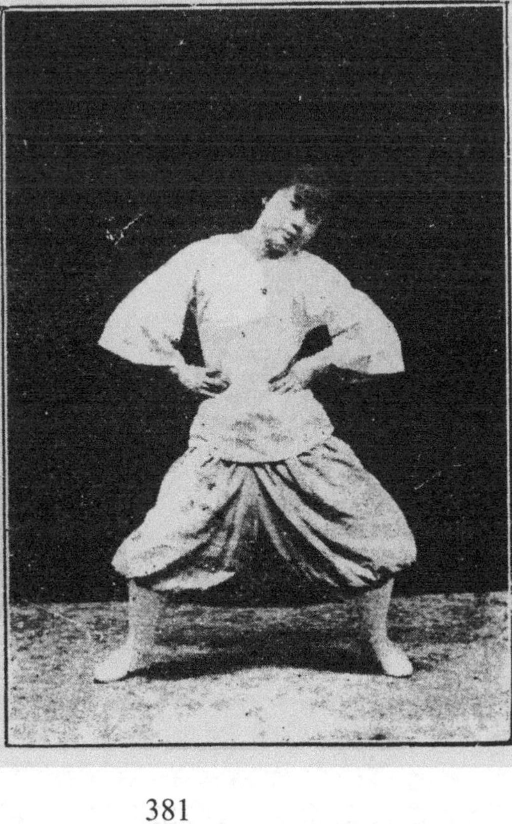

第六段 背後七顛百病消

預備—兩手叉腰。足跟併緊。足尖分開如人字形。如第十九圖。

操法—〔一〕兩足跟離地提起即放下落地。先如第二十圖次復第十九圖。

【初級第十九圖】

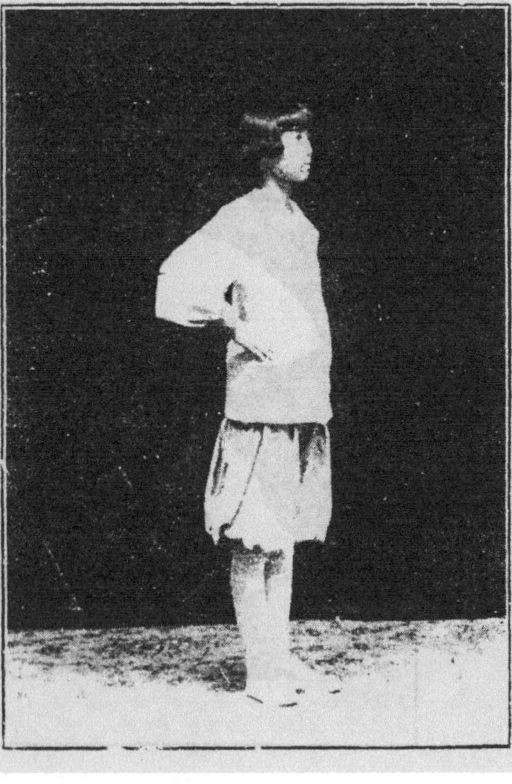

如斯行至十六數或二十四數止。

第七段　攢拳怒目增氣力

預備—立正如第一圖。

操法—〔一〕兩臂手握拳屈於身旁。拳

【初級第二十圖】

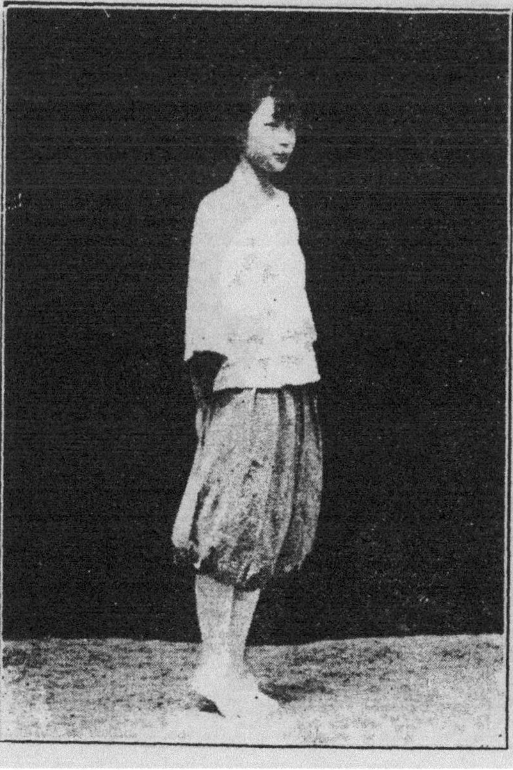

之小指一邊貼於腰間。臂肘引向後。同時右足向右側方踏出一步。如第二十一圖。

【初級第二十一圖】

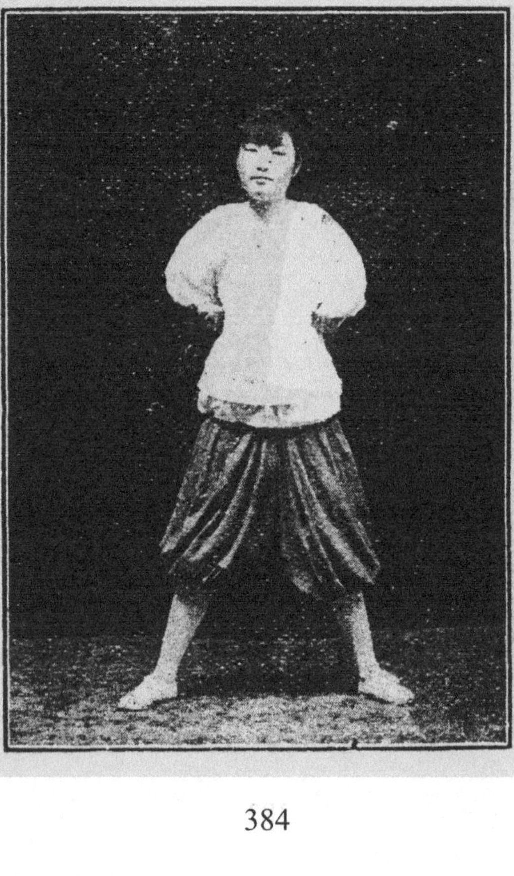

〔二〕兩足跟弗離地。兩膝微屈。身略向下蹲如坐櫈狀。同時右

臂向右平伸出。拳掌向下。目虎視前方。如第二十二圖〔三〕復〔一〕〔二〕之姿勢。如第二十一圖。

【初級第二十二肺】

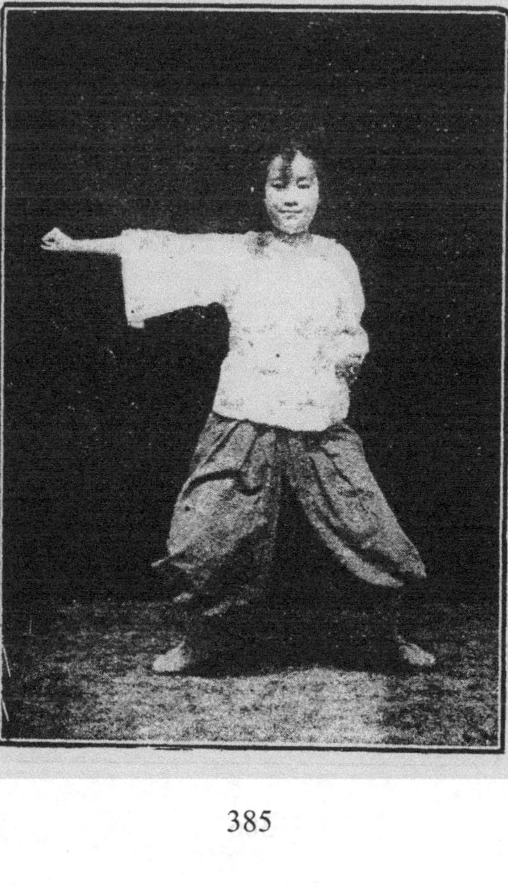

〔四〕兩拳放開。兩臂下垂。同時右足收回靠於左足旁。復立正姿勢。

〔二〕〔二〕〔四〕〔三〕同。惟相反向左行之。如第二十一第二十三兩圖。

【初級第二十三圖】

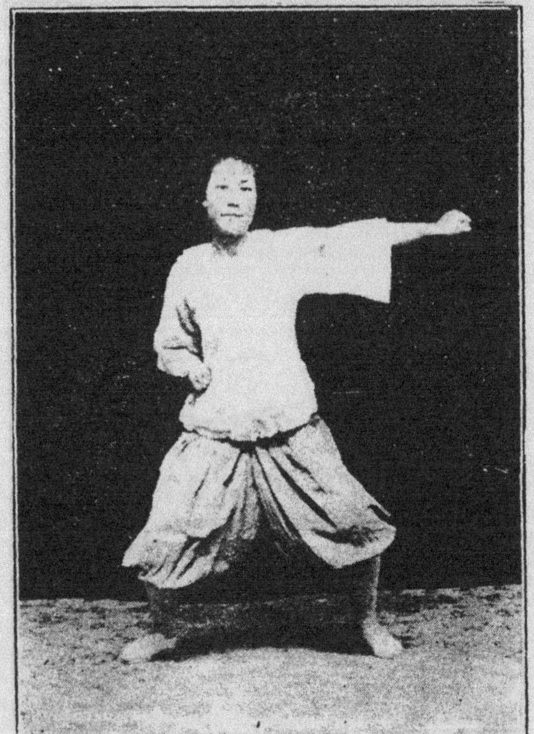

如斯再行二次或四次。

第八段 兩手攀足固腎腰

預備—兩足向在右分開一步。如第二十四圖。

操法—〔一〕上體向前屈。兩

【初級第十四圖】

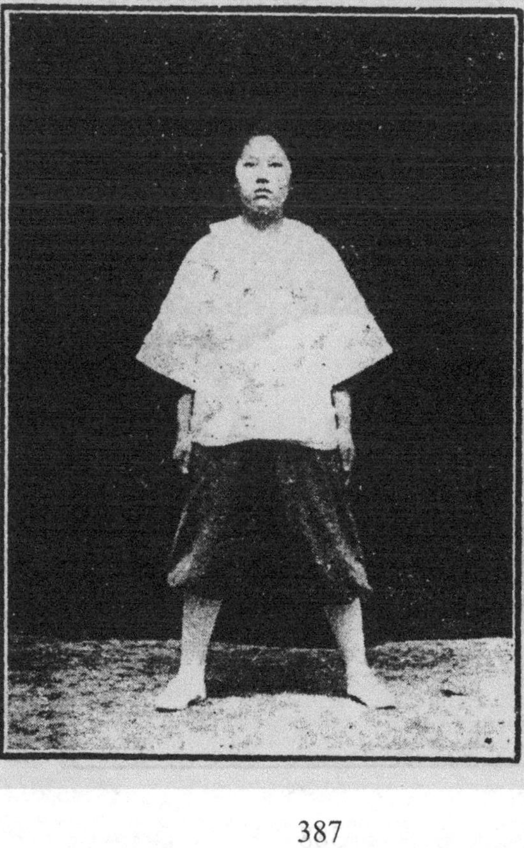

臂向足尖前下伸。手指與足趾相接近。掌心向後。如第二十五圖。

〔二〕休止。

〔三〕上體復正唱數。

〔四〕休止唱數。

【初級第二十五圖】

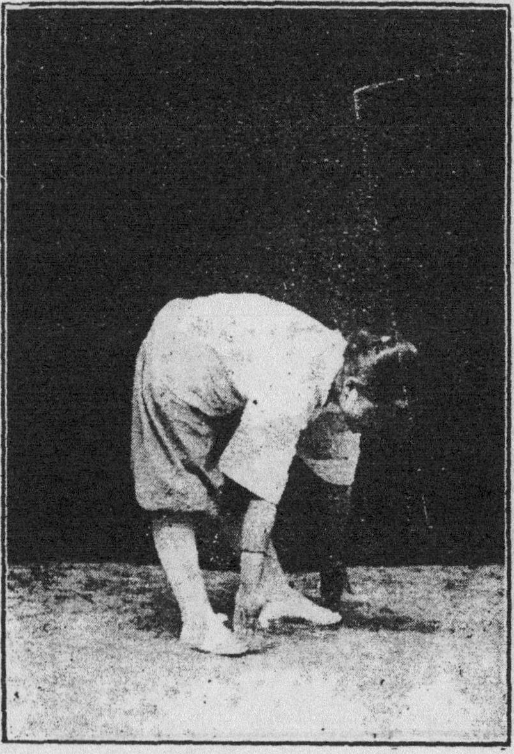

如斯再行三次或五次。

結束—快慢踏足各數十下。或快步慢步數十步。然後立於清靜所在。行深呼吸十餘次。〔深呼吸方法。參閱拙著實驗深呼吸練習法。書由上海商務印書館出版。〕

——初級八段錦完——

教育部審定

■王懷琪編■

實驗深呼吸練習法

本書先深呼吸生理學上的說明。次深呼吸各種法則及效驗。後附女子深呼吸法。各種動作姿勢。均有精圖表示。

每冊定價大洋四角。上海商務書館出售。

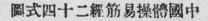

中國體操易筋經二十四式圖

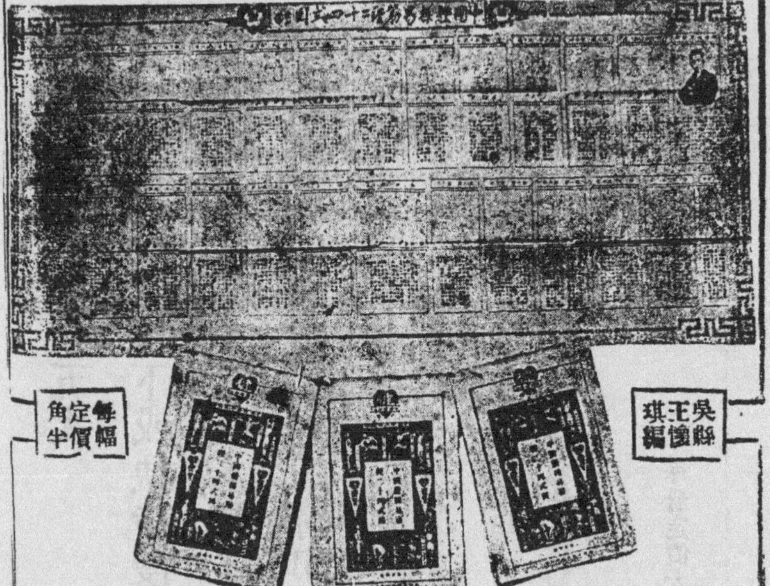

吳縣汪懷琪編

每幅定價半角

此種體操共有三部。每部八式故又名曰神勇八段錦、因其法有八。曰提。曰舉。曰推。曰拉。曰抓。曰按。曰盪。曰墜是也。相傳爲後魏明帝太和年間僧人達摩所倡。功效宏大。人所共知。編製是圖。以便學者懸掛壁間。面圖習練。猶如面聆汪君之指授也。

中華書局文明書局大東書局寄售

中級八段錦

第一級 兩手擎天理三焦

預備—立正。

操法—〔一〕兩臂挺直。由身之兩旁舉至頭上。兩手十指相間組握。如第一圖。

〔二〕十指仍相組握。兩手掌心翻向上托。同時兩足跟離地提起。如第二圖。

〔三〕十指放開。兩臂挺直由身之兩旁下垂。兩足跟放下落地。

〔四〕休止唱數。

【中級第一圖】

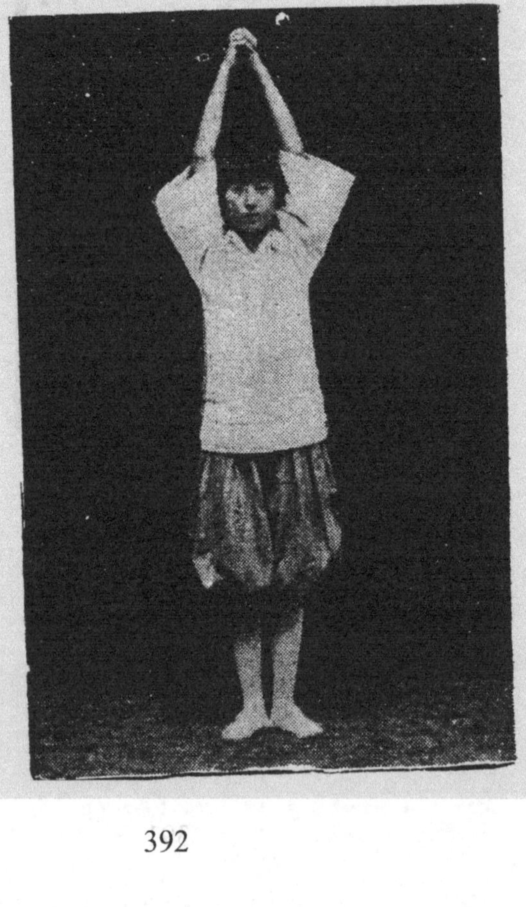

如斯再行三次或五次。

第二段 左右開弓似射鵰

預備—兩臂垂於身旁。兩手握拳。兩足尖併合。如第三圖。

操法—(一)右足向右

【中級第二圖】

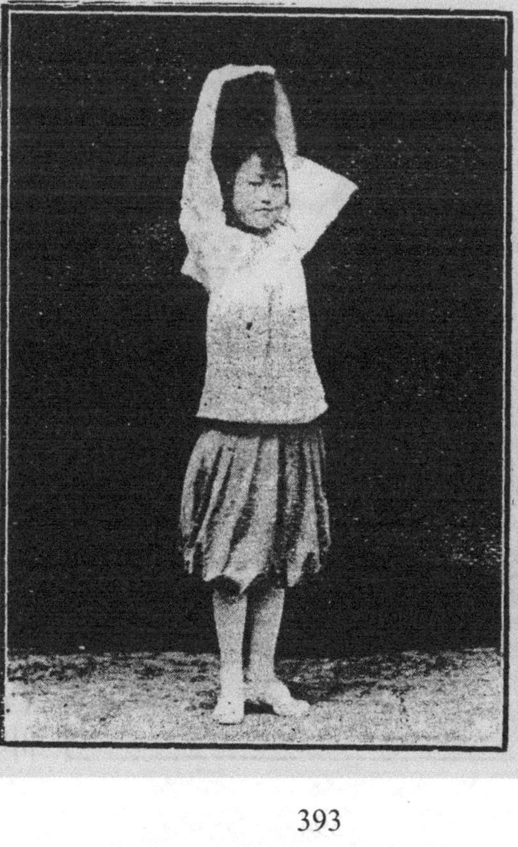

進一步。兩膝屈作騎馬式。右拳食指翹起。臂向右伸出。手心向右。左臂平屈於左肩前。手心向內。頭向右轉。目視右拳食指。如第四圖。

【中級第三圖】　圖中兩手未提掌

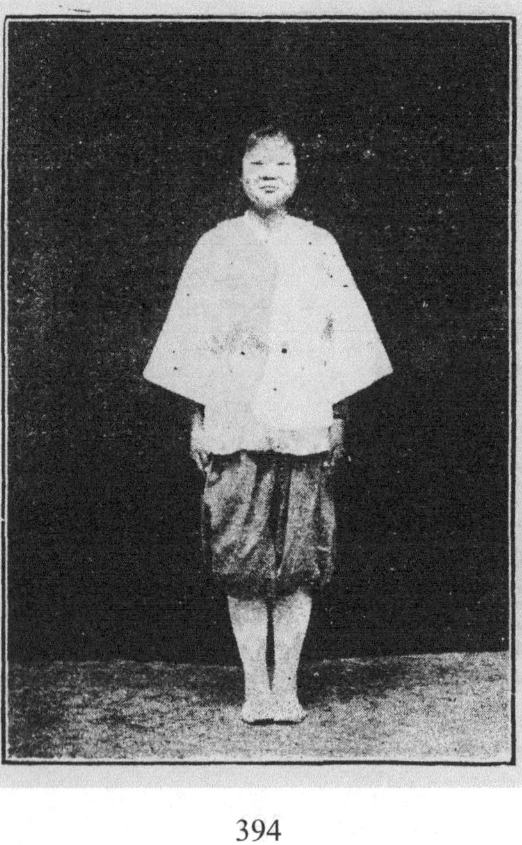

〔二〕兩腿不動。右拳食指屈。由右收回臂平屈於右肩前。手心向內。左拳食指翹起向左伸出。手心向左。頭由右徐向左轉，目視左手食指。如第五

【中級第四圖】

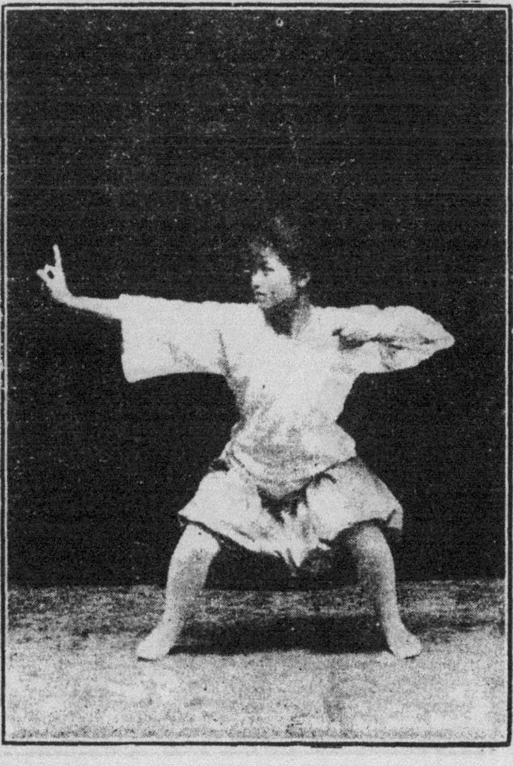

圖。〔三〕復〔一〕之姿勢。如第四圖。〔四〕兩腿伸直。左足收回併上。兩臂拳垂下。如第三圖。

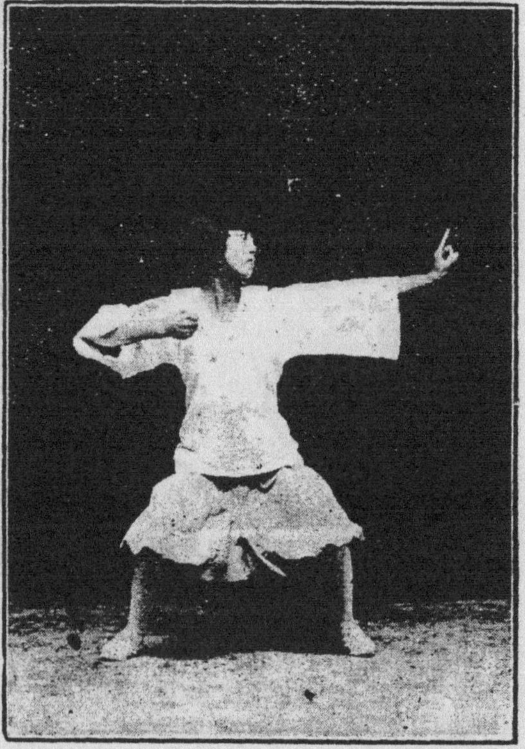

【中級第五圖】

〔二〕〔二〕

〔三〕

〔四〕同。惟先向左爲之。

如斯左右再各行二次或四次。

第三段 調理脾胃單舉手

【級級第六圖】

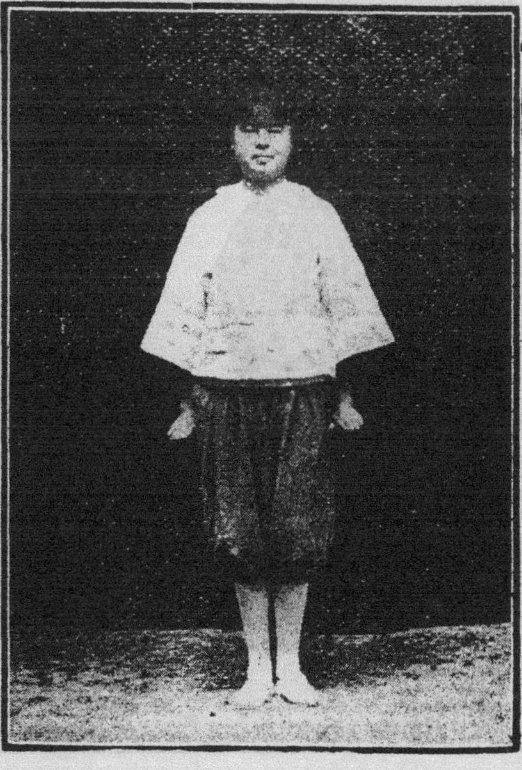

預備—兩臂垂於身之兩旁。將兩手脈腕彎曲、指尖向上。手心向下。如第六圖。

操法—〔一〕右臂由右向上舉。脈腕仍彎曲手心向上。指尖向左。如第七圖。

【中級第七圖】

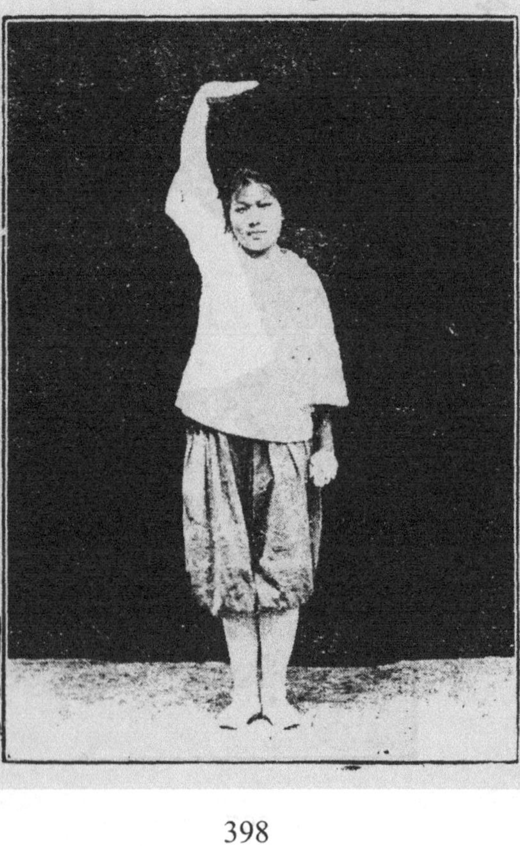

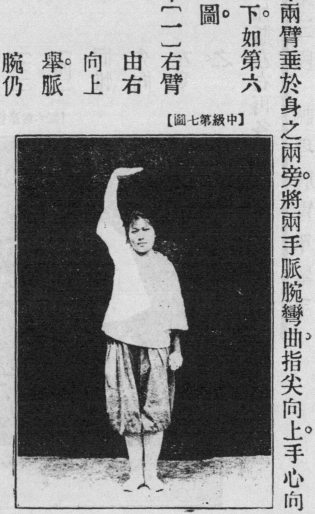

[二]右臂由右下垂。復預備之姿勢。如第六圖。

[三]換左臂為之。如第八圖。

[四]與[一][二]同。

【中級第八圖】

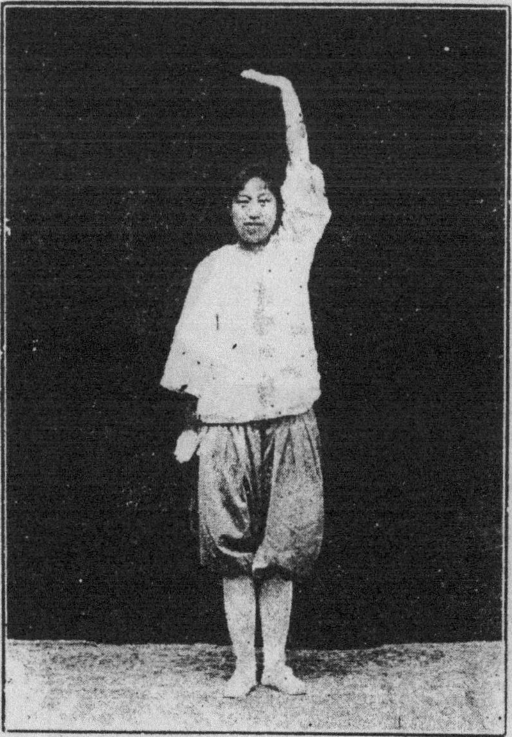

如斯再行三次或五次。

第四段　五勞七傷望後瞧

預備—立正。

操法—〔一〕頭向右轉。如第九圖。〔二〕頭復正。

【中級第九圖】

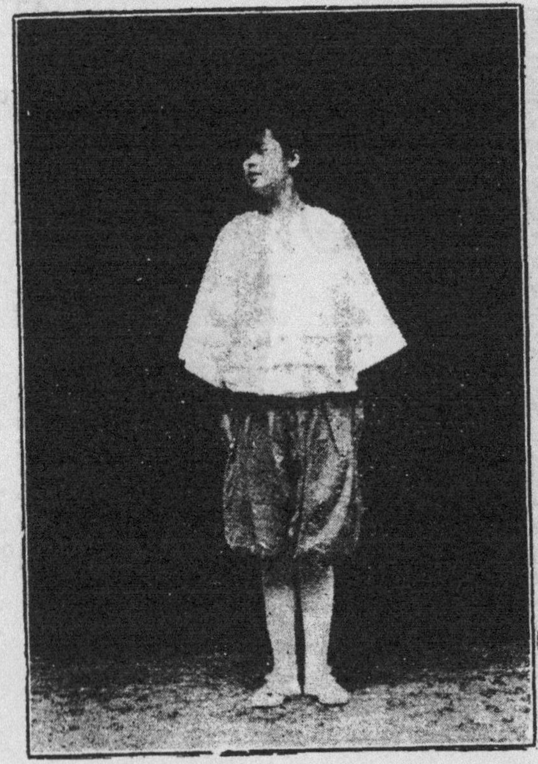

〔三〕頭向左轉如第十圖。

〔四〕頭復正。

如斯再行三次或五次。

第五段　搖頭擺尾去心火

【中級第十圖】

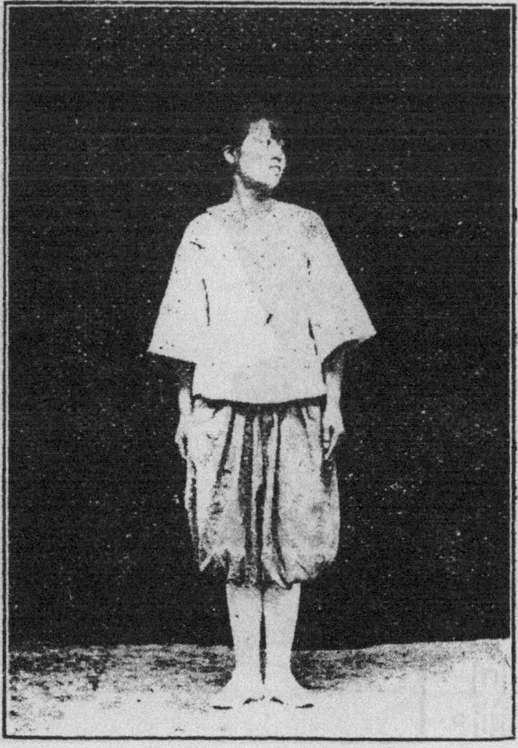

預備—兩足尖緊併。如第十一圖。

操法—〔一〕右足向右踏出一大步。兩膝屈作騎馬式。兩手叉於兩膝蓋上。虎口向內。臂肘微屈向前。

【中級第十一圖】

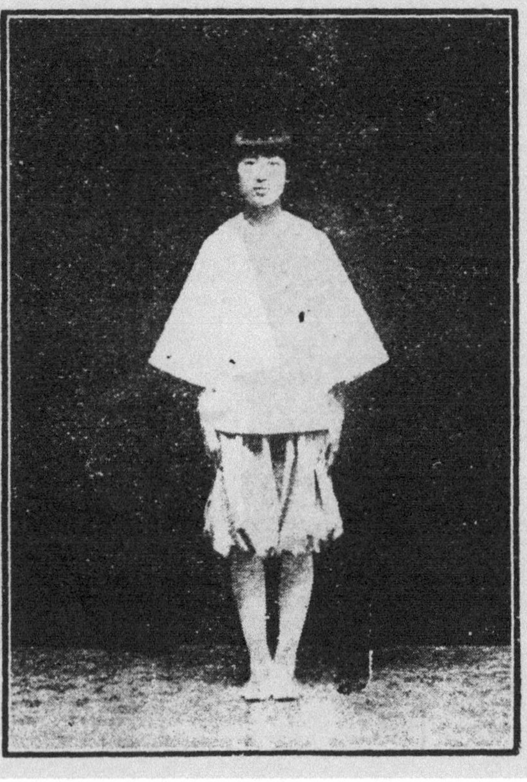

頭向右深屈。如第十二圖。

〔二〕兩腿仍作騎馬式不動。頭向後屈如第十三圖。

〔三〕頭向右深屈如第十四圖。

【中級第十二圖】

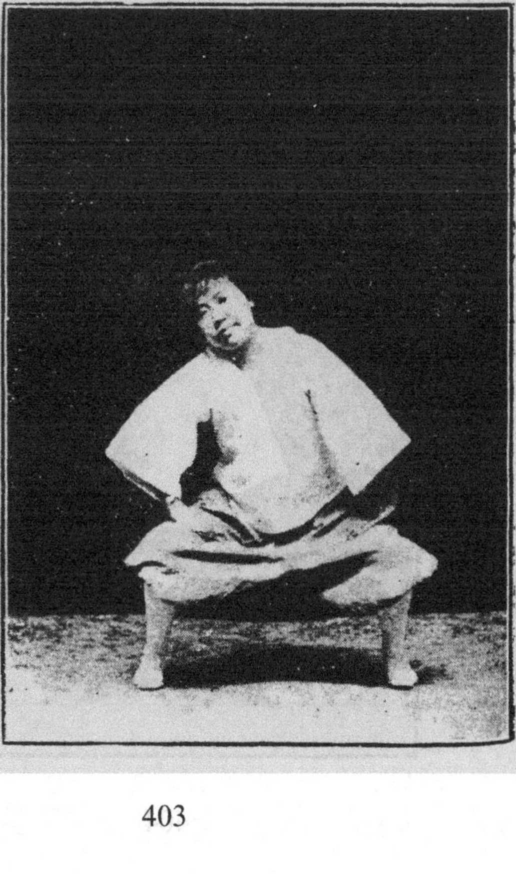

〔四〕頭復正兩腿伸直右足收回靠於左足旁兩手下垂。復預備時之姿勢。如第十一圖。

【中級第十三圖】

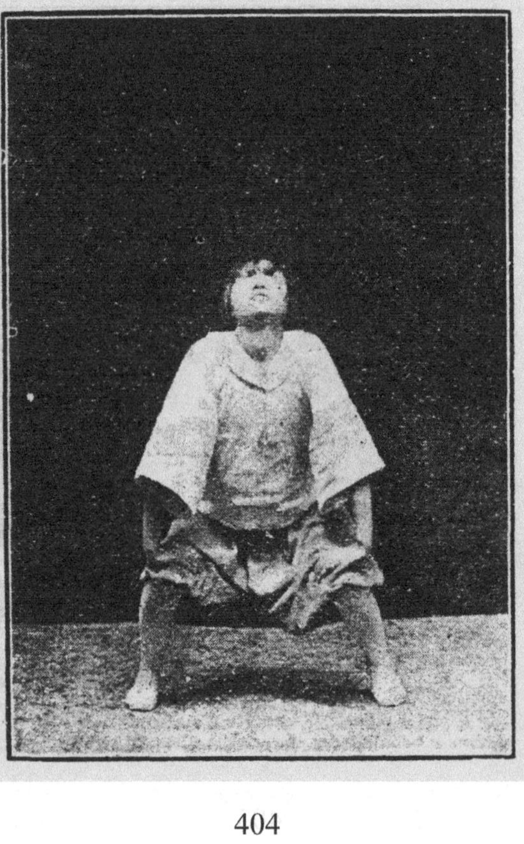

〔一〕〔二〕〔三〕〔四〕同。惟相反行之。

如斯左右再各行一次或三次。

第六段　背後七顛百病消

預備——兩足尖併緊。兩手手背貼於背後臀部上。如第十五圖。

操法——每一數字。

【中級第十四圖】

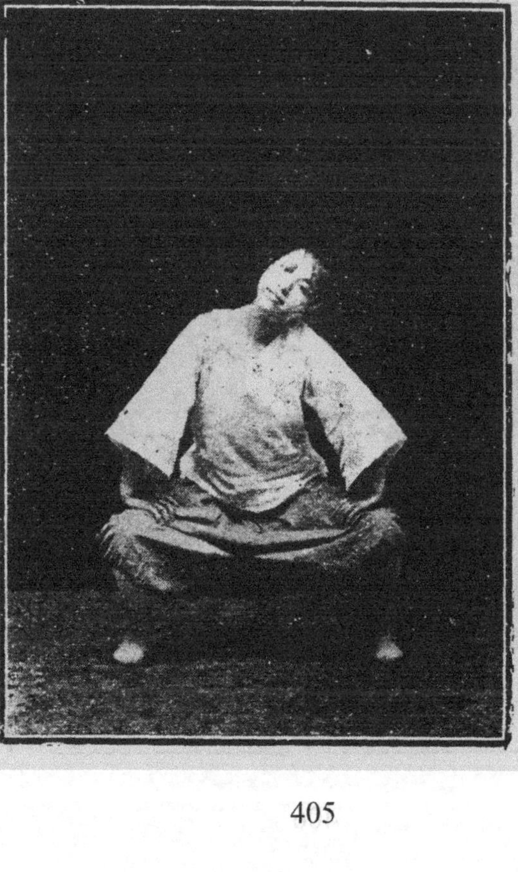

兩足跟提起。隨卽輕輕放下。先如第十六圖。次復第十五圖。如斯行至十六數或二十四數止。

懷琪按此段預備姿勢在訂正八段錦本中。兩手掌心係貼伏於兩大腿之前。中華民國

【中級第十五圖】

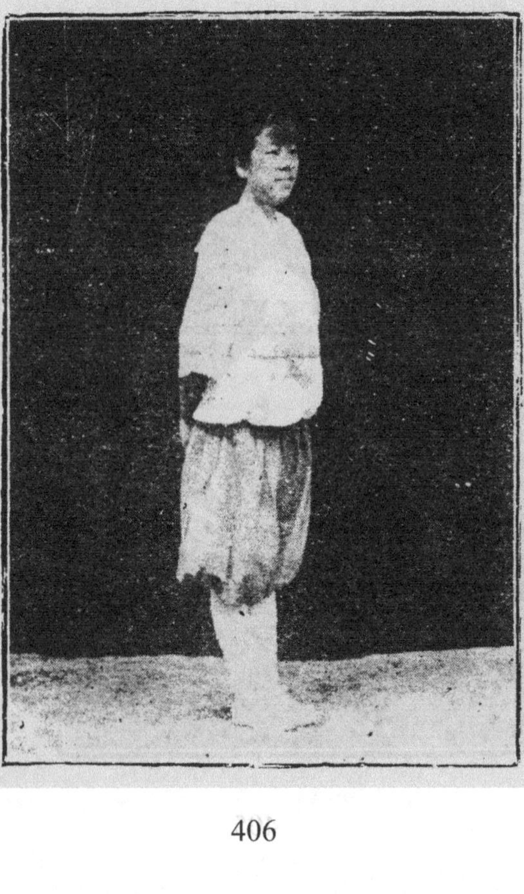

十二年春。上海舉行全國武術運動大會。懷琪代表浙嚴中師兩校。參與斯會。在滬北車站。得晤沈信卿先生。談及八段錦。先生在少年時深喜練習。頗有心得。並述是段預備姿勢。兩手手

【中級第十六圖】

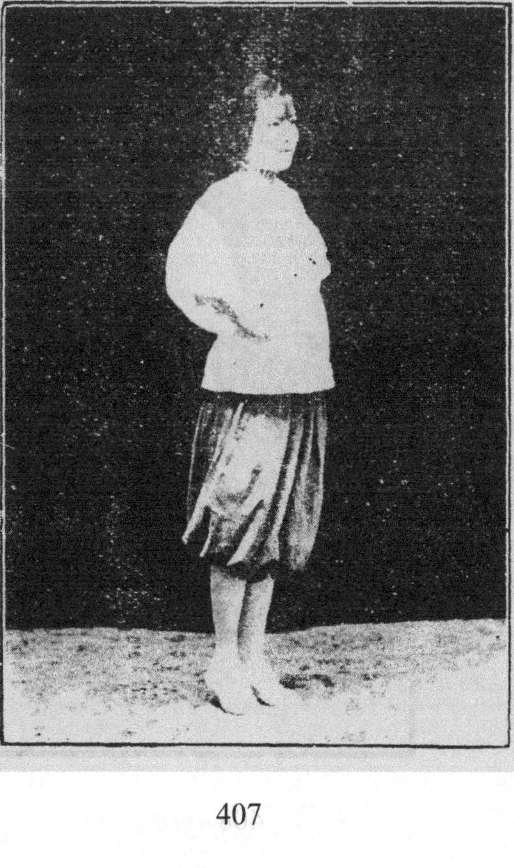

背應伏於背後。方合術語之意義、言殊有理。茲遵先生之教。用特更正於斯。故與訂正本則不同也。

【中級第十七圖】

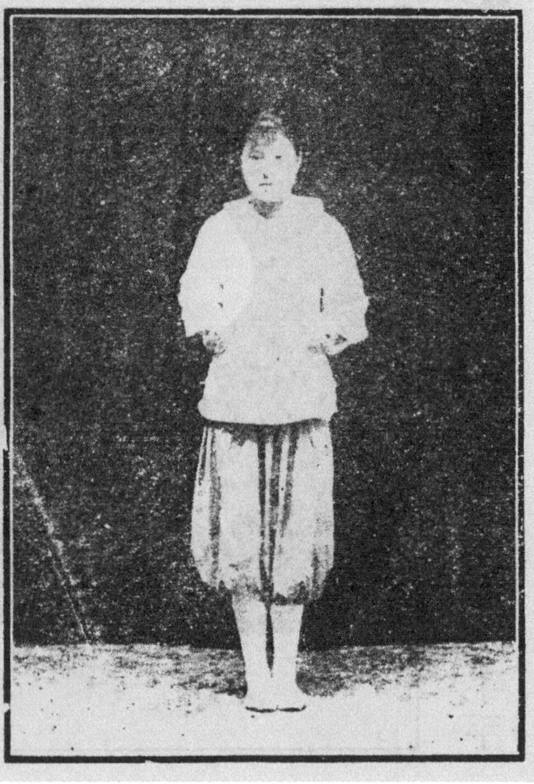

第七段 攢拳怒目增氣力

預備——兩手握拳臂屈於身旁。拳置於腰間。肘引向後。拳孔向側。兩足尖併緊。如第十七圖。

操法——（一）右足向右踏出一大步。兩膝屈作騎馬式。右拳向右平伸出。拳掌向下。左

【中級第十八圖】

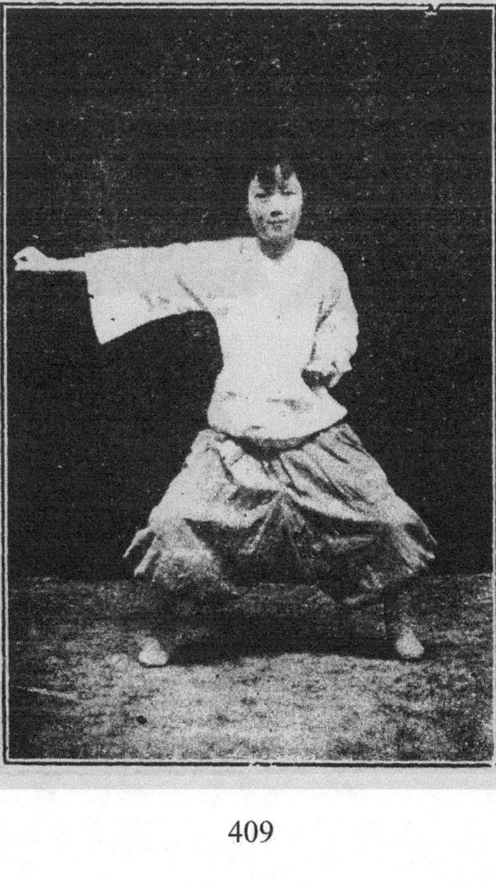

拳不動。如第十八圖。

〔二〕兩腿仍作騎馬式不動。左拳向左平伸出。同時右拳收回拳屈於身旁。如第十九圖。

【中級第十九圖】

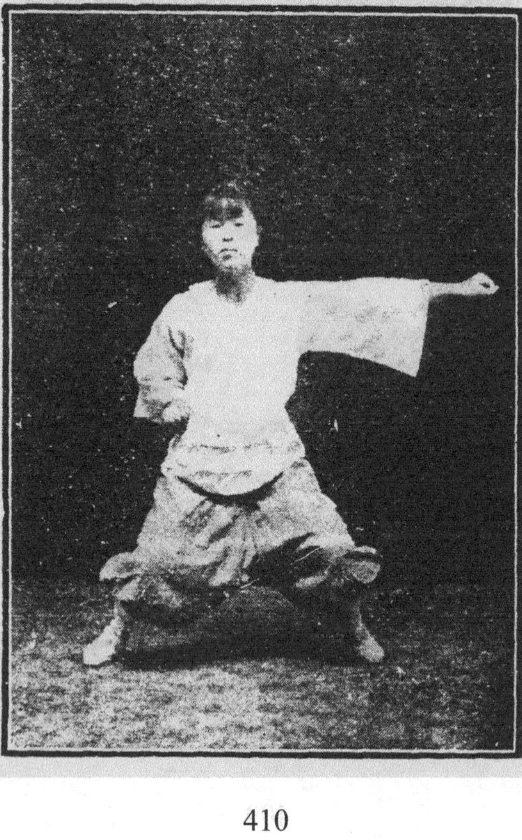

〔三〕右騎向右平伸。左拳收回。復〔一〕之姿勢。如第十八圖。

〔四〕右拳收回屈於身旁。兩腿伸直。同時右足收回。靠於左足旁。復預備時之姿勢。如第

【中級第二十圖】

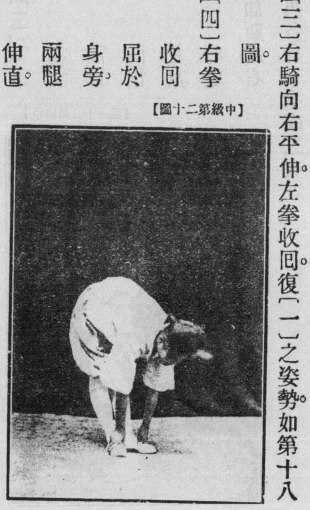

十七圖。

〔二〕〔二〕

〔三〕

〔四〕

同。惟相反行之。

如斯左右再各行一次或三次。

【中級第二十一圖】

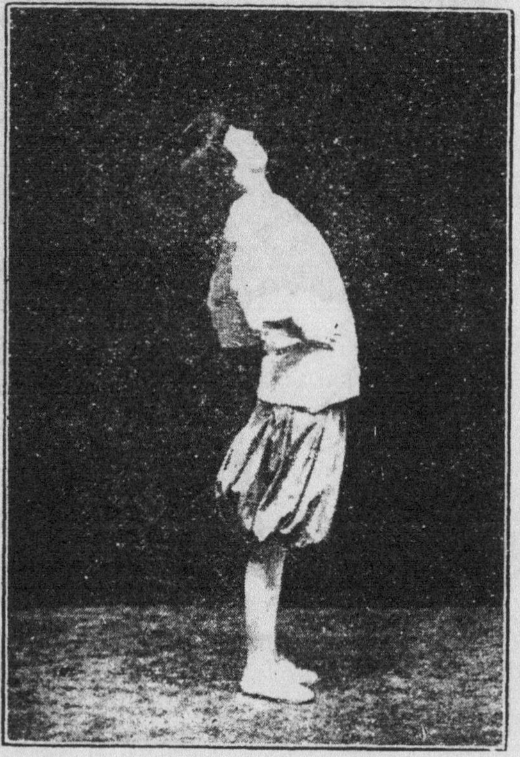

第八段 兩手攀足固腎腰

預備—立正。如第一圖。

操法—（一）上體向前深屈。兩臂下垂。兩手握住小腿之下部。頭微抬起。如第二十圖。

（二）上體與兩臂均還原。

（三）兩手叉腰。上體向後屈。頭隨體下。如第二十一圖。

（四）上體與兩手均還原。

如斯再行三次或五次。

——中級八段錦完——

各界人士不可少之健康鍛鍊用書

易筋經廿四式圖

一幅 一角半

吳縣王懷琪編　此種體操共有三部每部八式故又名曰神勇八段錦因其法有八曰提曰舉曰推曰拉曰摩曰盪曰墜是也相傳爲後魏明帝太和年間僧人達摩所倡功效宏大人所共知編製是圖便於學者懸掛壁間面圖習練猶似面聆編者之指授

體育測驗法

一冊 實洋四角

王懷琪鄒法魯合編　是書內容分球類測驗運動測驗體操測驗體格測驗體育分數計算法分組法田徑賽運動球類體操體格分數表三十餘種中小學校體育分數如欲公開評定應備此書

寄售處　文明書局　中華書局　商務書館　大東書局

發售處　上海虹口塘山路澄衷中學校中國健學社

高級八段錦

上海澄衷中學校學生演式

第一段 兩手擎天理三焦

預備——立正姿勢。如第一圖甲。

操法——〔一〕兩臂挺直。由身之兩旁舉至頭上。兩手十指相間組握。同時足跟提起。如第一圖乙。

〔二〕十指仍組握。兩手掌心翻向上托。兩足跟儘量提起。如第二圖甲。

高級第一圖

乙　　　　甲

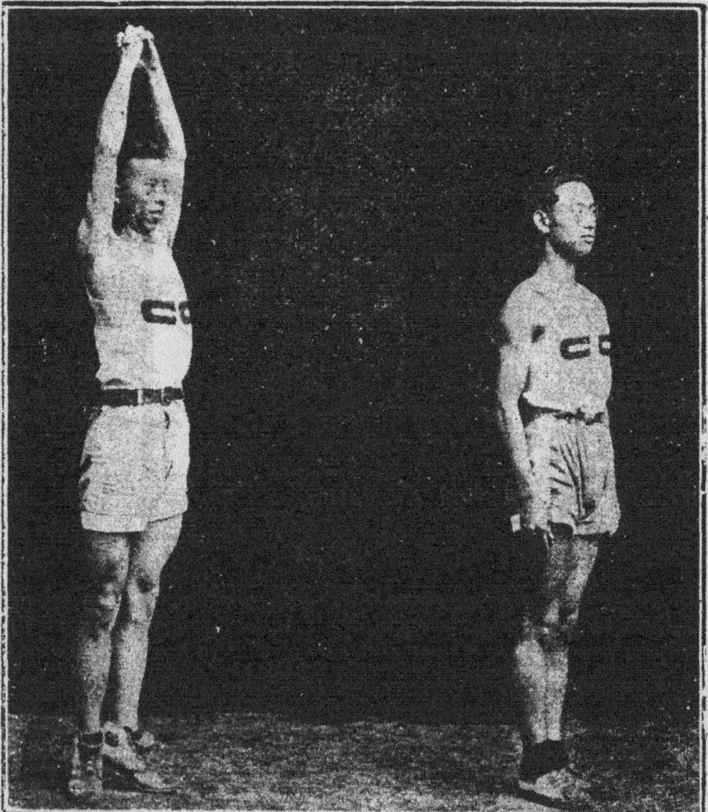

〔三〕十指放開。兩臂挺直由身之兩旁下垂，胸部挺

高級第二圖

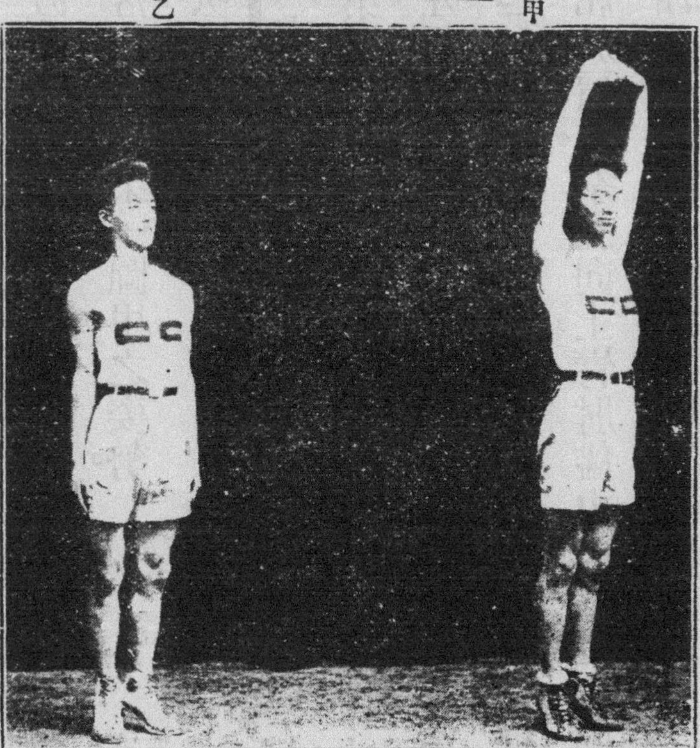

出。足跟仍提起不動。如第二圖乙。

〔四〕兩足跟落地。還復第一圖甲之姿勢。

如斯再行三次或五次。

第二段 左右開弓似射鵰

預備—兩足併緊。如第三圖甲。

操法—〔一〕兩足向左右跳開一步。兩膝屈作騎馬式。右手握拳食指翹起向上。如第三圖乙。掌心向右伸出。左手握拳臂平屈於肩前。拳孔向上。臂肘儘力向右挺。頭向右轉。目注視右手食指。如第三圖丙。

〔二〕兩腿仍作騎馬式不動。右拳五指用力張開。臂由右方收囘平屈於肩前。五指仍屈握爲拳。臂肘儘力向右挺。同時左拳食指翹起向上。如第

高級第三圖

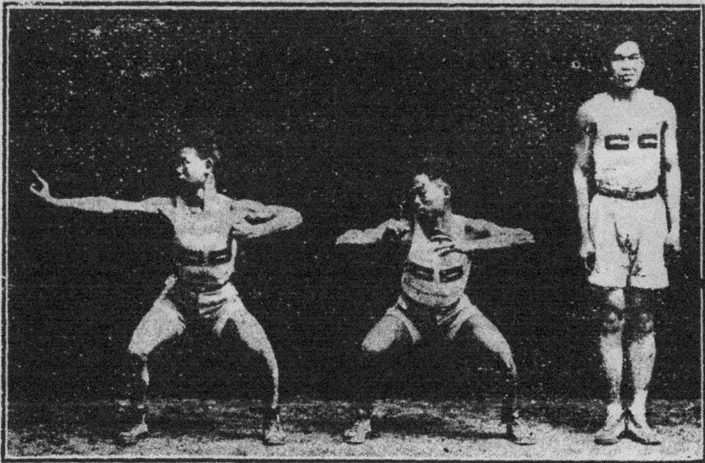

四圖甲。拳心向左推出。臂隨之伸直。頭向左轉。目注視左手食指。如第

高級第四圖

甲 乙

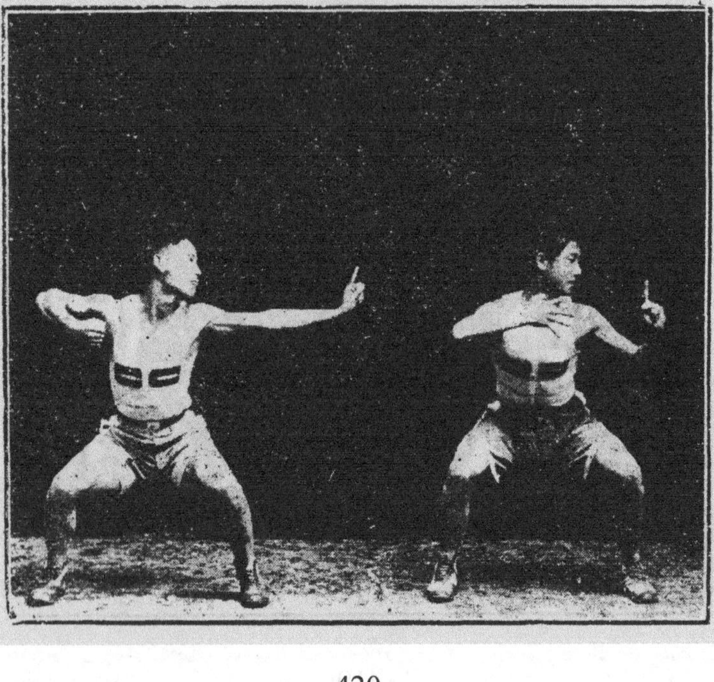

四圖乙。

〔三〕〔四〕與〔一〕〔二〕同。

如斯再行三次或五次。

第三段　調理脾胃單舉手

預備——兩足跳攏立正。兩臂垂於身旁。兩手手指拳緊。指尖翹起向前。掌心向下。手指與小臂成九十度角形。大指貼於大腿旁。如第五圖甲。

操法——〔一〕右臂由右旁向上高舉。掌心向上。五指仍併緊。指尖向左。右手掌儘量向上托。左手掌儘力向下按。如第五圖乙。

〔二〕右臂由右旁下垂。掌心向下按。左臂由左旁向上高舉。掌心向上托、指尖向右。手指

高級第六圖

甲　乙　丙

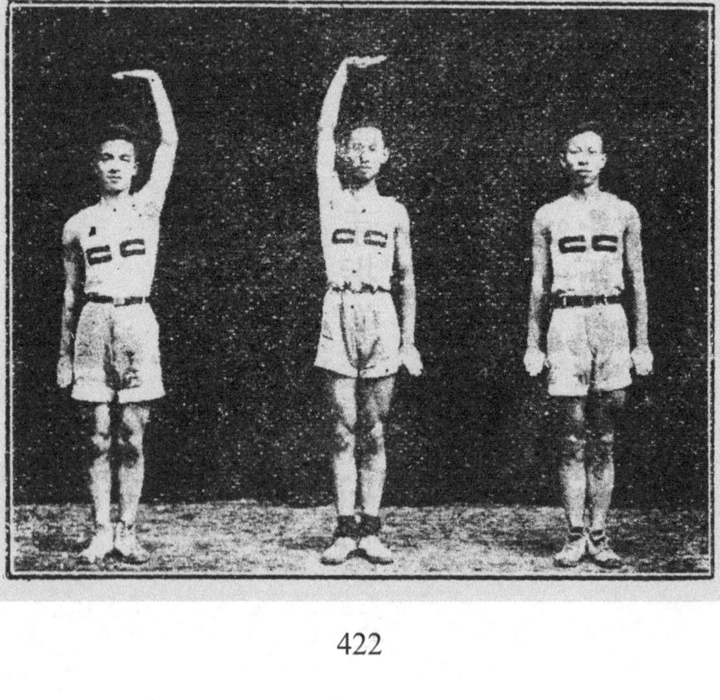

均併緊。如第五圖丙。

〔三〕〔四〕與〔一〕〔二〕同。

如斯再行三次或五次。

第四段　五勞七傷望後瞧

預備—左臂下垂。兩手掌心緊貼於兩大腿之旁。如第六圖甲。

操法—〔一〕兩肩向後挺，頭徐徐儘量旋向右方。如第六圖乙。

〔二〕兩肩復原狀。頭轉向前方。還復第六圖甲之姿勢。

〔三〕〔四〕與〔一〕〔二〕同。惟頭轉向左方。如第六圖丙。

如斯再行三次或五次。

第五段　搖頭擺尾去心火

預備—兩足尖併緊。如第七圖甲。

操法——〔一〕兩足向左右跳開一步。兩膝屈作騎馬式。兩手乂於兩膝蓋上。虎口向內。右臂屈肘向右

高級第六圖

甲 乙 丙

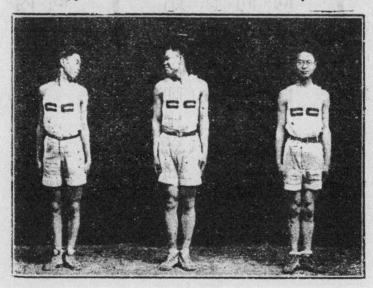

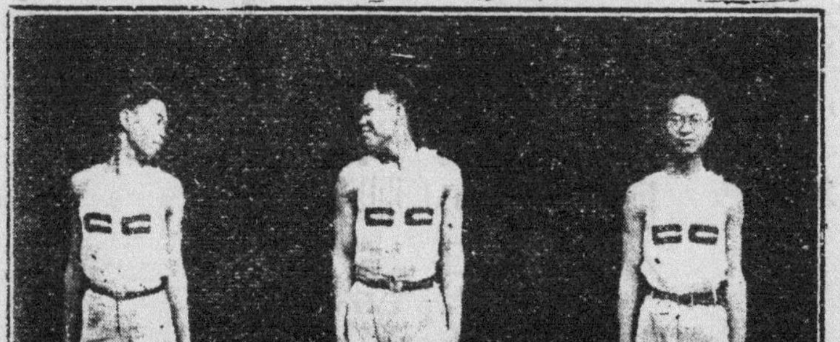

下壓。上體及頭向右屈臂部向左攏出左臂挺直。如第七圖乙。

〔二〕兩腿仍作騎馬式不動。兩挺臂直。上體及頭由右繞向後屈臂部復原。如第七

高級第七圖

甲　乙　丙

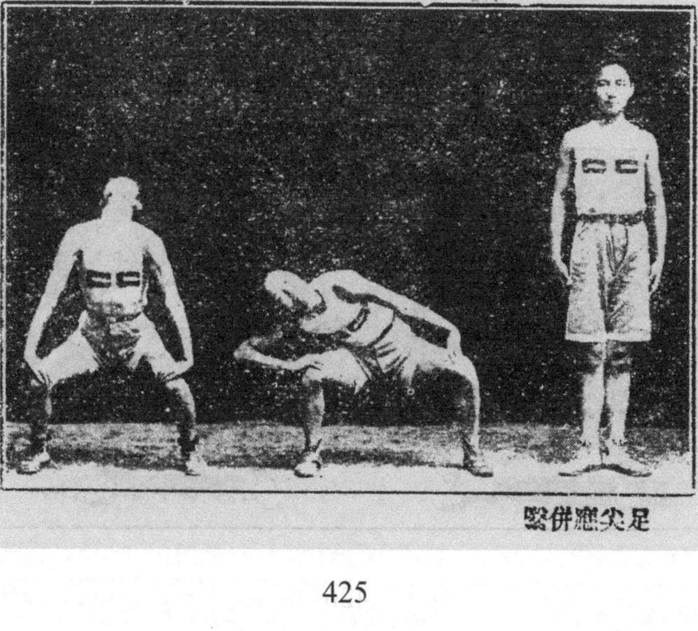

足尖應併緊

圖丙。

〔三〕兩腿不動。上體及頭由後繞向左屈。臀部向右擺出。左臂屈肘向左下壓。右挺臂直。如第八圖甲。

〔四〕上體及頭由左繞向前屈。兩臂屈肘挺向前。如第八圖乙。

高級第八圖

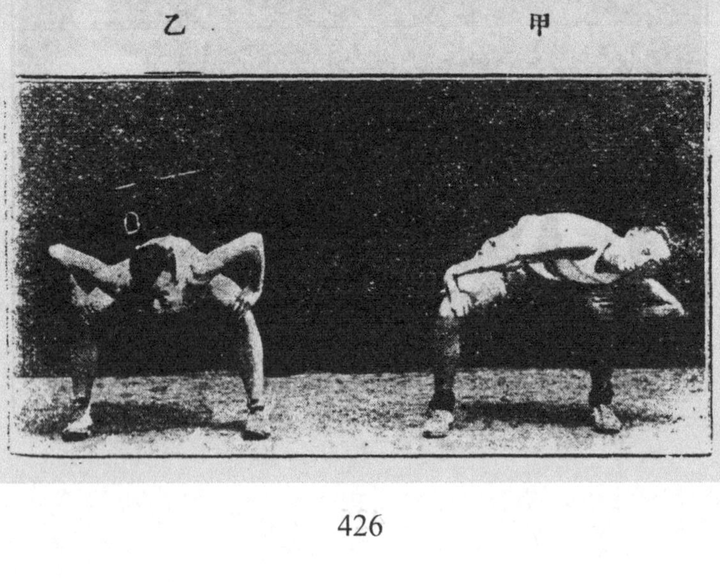

如斯再行三次或五次。

第六段 背後七顛百病消

預備——兩足跳攏。足尖足跟併緊。兩臂垂於身後。兩手手背伏於臀後。胸部挺出如第九圖甲。

操法——〔一〕兩足跟提起離地寸許。如第九圖乙。

〔二〕膝仍挺直。頭向上頂。兩足跟再提起一二寸後。或使足尖離地跳起。卽還復〔一〕之姿勢。先如第九圖丙。次復第九圖乙。

〔三〕〔四〕與〔一〕〔二〕同。

如斯再行三次或五次。

第七段 攢拳怒目增氣力

預備—兩足跟落地。如第十圖甲。

操法—〔一〕兩足向左右跳開一大步。兩膝屈作騎馬式。右手握拳

高級第九圖

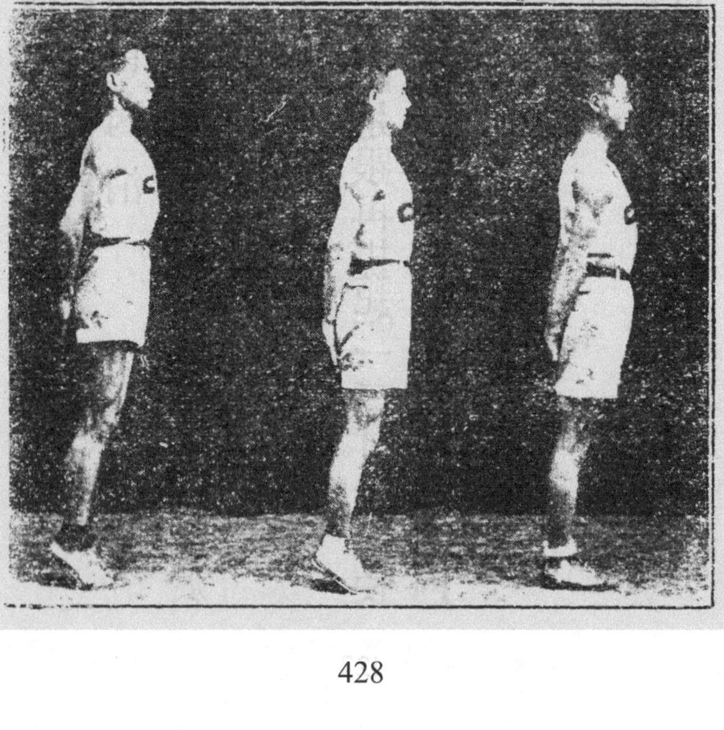

向右伸出拳掌。旋向下。左手握拳臂屈於腰間。怒目虎視前方。如第十圖乙。

【二】兩腿仍作騎馬式不動。右拳由右收回腰間。左拳卽向左伸出。

高級第十圖

甲　乙　丙

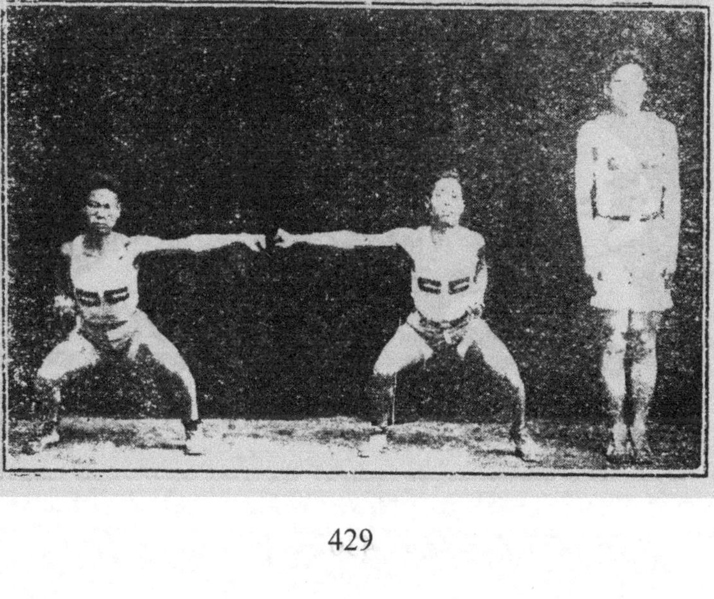

目仍虎視前方。如第十圖丙

〔三〕兩腿不動。左拳由左收回腰間。右拳即向前平伸目仍虎視前

高級第十一圖

乙　甲

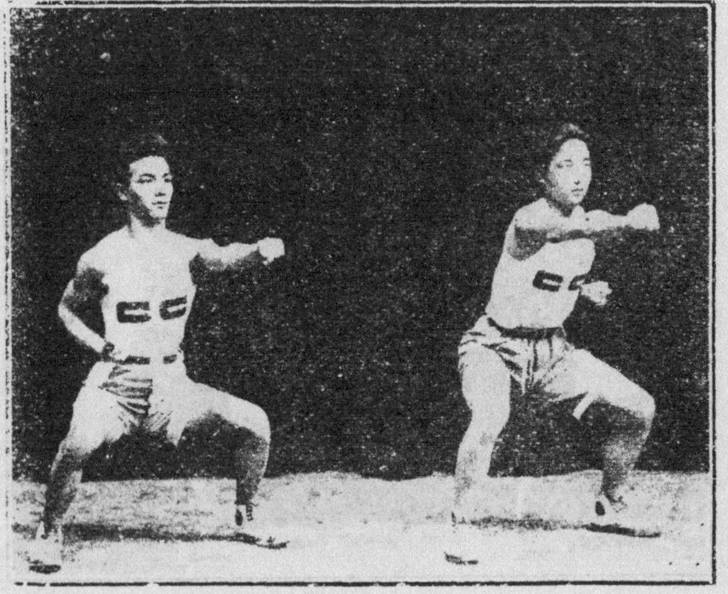

方。如第十一月甲。

〔四〕兩腿不動。右拳由前收回腰間左拳向前平伸。目仍虎視前方。如第十一圖乙。如斯再行三次或五次。

高級第十二圖

甲　乙　丙

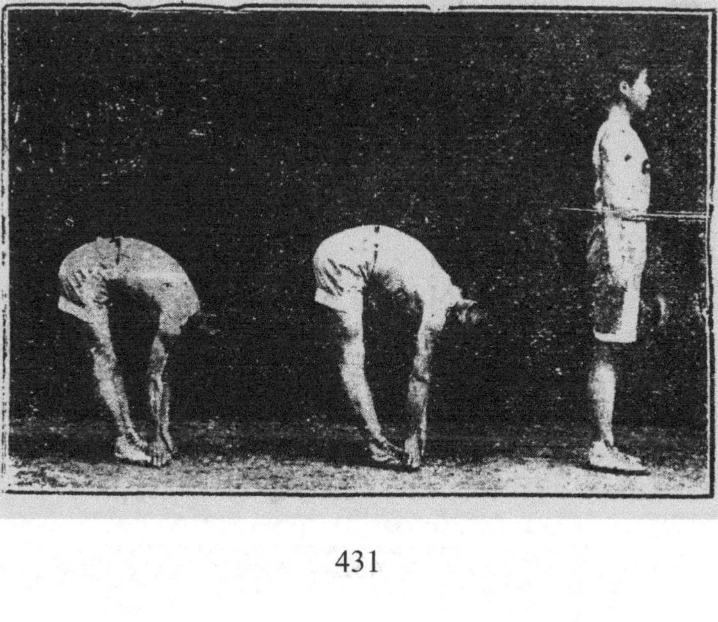

第八段 兩手攀足固腎腰

預備—兩足跳攏。足跟併緊。足尖分開如人字形。兩臂垂於身旁。如第十二圖甲。

操法—〔一〕上體向前深屈。膝弗屈。兩臂下垂。兩手握住兩足尖。頭略抬起。如第十二圖乙。

〔二〕休止。或上體再向前下屈。如第十二圖丙。

〔三〕上體起。向後屈。兩手叉於背後。頭隨體下。如第十三圖中。

〔四〕休止。或上體再向後屈。如第十三圖乙。

如斯再行三次。或五次。

高級八段錦完

高級第十三圖

甲 乙

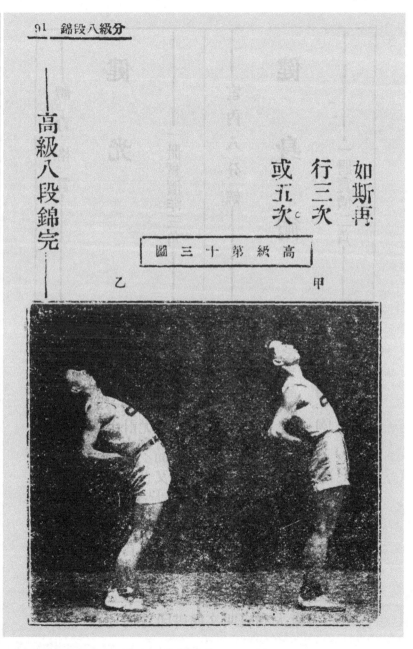

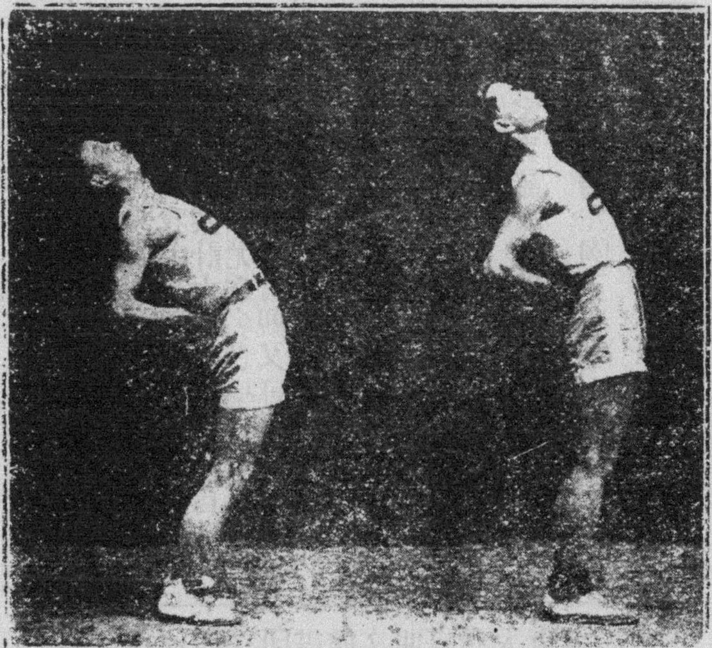

體育格言

健光

一冊實價洋三角

王懷琪編

體育格言向無專書今編者蒐集中外古今名人關於體育上格言六百餘則彙刊一冊題名「健光」蓋取健康之光普照我中華同胞之意義每則格言附有插圖共計六十餘幅均出自當代名畫家之手筆尤為名貴學校與家庭置備此書既可作格言觀又可作演說作文引證之參考書

室內八分鐘

健身術

一冊實價二角

王懷琪譯編

是術方法簡單練習容易費時八分鐘即能操練一次原書係美國體育家克羅密氏所著全書插圖十餘幅為名畫家楊左陶王一樂之手筆每圖筆法不同在健身書籍中實不易多得者

上海及各地商務印書館文明書局大東書局出售

特級八段錦

第一段　兩手擎天理三焦

預備——立正姿勢。

操法——〔一〕兩臂挺直由身之兩旁向上高舉。兩手十指相間組握。兩足跟提起。同時儘量吸氣。

〔二〕兩手掌心翻向上。繼續吸氣。

〔三〕〔四〕吸氣既滿。即行呼氣。兩手十指放開。兩臂由身之兩旁下垂。足跟放下。

如斯二吸二呼。行至十六數爲止。

第二段 左右開弓似射鵰

預備——兩足向左右各分開一大步。屈膝作騎馬式。

操法——〔一〕右手握拳食指翹起。掌心向右徐徐推出。臂伸直。同時儘量呼氣。左手握拳臂平屈於肩前。臂肘儘力向左挺。

〔二〕右拳五指用力張開。臂由右經前方收回平屈於肩前。五指仍屈握爲拳。同時吸氣。

〔三〕吸氣既滿。卽行呼氣。左手食指翹起。掌心向左。臂徐向左推出。右拳仍平屈於肩前。臂肘儘力向右挺出。

〔四〕右拳五指用力張開。臂由左經前方收回平屈於肩前。五指仍屈握爲拳。同時吸氣。

如斯二吸二呼。行至十六數止。

第三段　調理脾胃單舉手

預備—立正。兩臂垂於身旁。兩手指併緊。指尖翹起向前。掌心向下。大指貼於大腿旁。

操法—〔一〕右臂由右向上高舉。手心向上。指尖向左。同時儘

量吸氣。〔注意右肺葉收氣。〕
〔二〕吸氣既滿。卽行呼氣。同時右臂由右旁垂下。
〔三〕呼吸既畢。左臂由左旁向上高舉。手心向上。指尖向右。同時儘量吸氣。〔注意左肺葉收氣。〕
〔四〕吸氣既滿。卽行呼氣。同時左臂由左旁垂下。
如斯二吸二呼。行至十六數止。

第四段　五勞七傷望後瞧

預備—立正。兩手掌貼於大腿之旁。
操法—〔一〕頭向右轉。同時呼氣。

〔二〕頭向前轉。胸部提氣。即行吸氣。
〔三〕吸氣既滿。即行呼氣。同時頭向左轉。
〔四〕頭向前轉。胸部提起。即行吸氣。
如斯二吸二呼。行至十六數止。

第五段　搖頭擺尾去心火

預備—兩足向左右分開一步。屈膝作騎馬式。兩手置於兩膝蓋上。虎口向內。

操法—〔一〕上體及頭向右屈。左臂肘挺直。左手虎口略離左膝。同時將左胸部抬起吸氣。〔注意左肺葉收氣。〕

〔二〕吸氣既滿。卽行呼氣。同時上體及頭由右繞向後屈。兩臂均挺直。將肩後向後傾。

〔三〕上體及頭由後繞向左屈左臂肘屈。右手虎口略離右膝。同時將右胸抬起吸氣。（注意右肺葉收氣。）

〔四〕吸氣既滿。卽行呼氣。同時上體及頭由右繞向後屈。兩臂肘均屈向前。肩亦向前傾出。

如斯二吸二呼。行至十六數止。

第六段　背後七顛百病消

預備——立正。兩手背伏於臀後。足尖併緊。足跟提起。

操法——此段動作爲跳躍運動。不宜行深呼吸。在舉踵時將身儘力向上聳起。膝蓋挺直。弗少屈。足尖能離地愈高愈妙。跳二十下或四十下。

第七段 攢拳怒目增氣力

預備——兩足向左右分開一大步。屈膝作騎馬式。

操法——〔一〕兩手握拳置於腰間。掌心向上。肘向後挺。同時吸氣。

〔二〕吸氣既滿。卽行呼氣。右拳徐向右平伸出。

〔三〕呼氣畢。再行吸氣。右拳由右收回腰間。

〔四〕吸氣既滿。卽行呼氣。左拳徐向左平伸出。

〔五〕呼氣畢。再行吸氣左拳由左收囘腰間。

〔六〕吸氣既滿。卽行呼氣右拳徐向前平伸出。

〔七〕呼氣畢。再行吸氣。右拳由前收囘腰間。

〔八〕吸氣既滿。卽行呼氣。左拳徐向前平伸出。

如斯再行四吸四呼。

第八段　兩手攀足固腎腰

預備—立正。

操法—〔一〕兩腿倂緊挺直。上體徐向前深屈。兩手握住足尖。同時呼氣。

〔二〕上體徐徐起立。兩肩向後挺。兩手叉腰。同時吸氣。

〔三〕兩手移後。叉於背後。上體向後屈。同時呼氣。

〔四〕上體徐徐復正。同時胸部提起吸氣。

如斯二吸二呼。再行三次。

——特級八段錦完——

分級八段錦完

再版增訂
中國體操

華佗五禽戲

一冊實洋四角

中國體操

分級八段錦

一冊實洋五角

吳縣王懷琪編　是術爲三國時神醫華佗所發明華氏云五禽之戲亦除疾兼利蹏足體有不快起作一禽之戲怡然汗出身體輕便而欲食足見此種運動之價值再版增刊編者創作五禽戲新體操開國操之先聲

吳縣王懷琪編　八段錦爲吾國舊有之強身法有強壯筋骨穩健步武增長氣力免除疾病幫助消化之功效爲歐美體操所不能及者有四點1不費時間2不需地位3簡單易行4效力宏大是書內容較訂正八段錦尤爲詳盡照相銅圖百餘幅分初級中級高級特級四級無論男女老幼均可循級按圖自能習練收效極易誠健身之寶筏

上海及各地商務印書館文明書局大東書局出售

中國體操

八段錦

一冊實洋四角

吳縣王懷琪編　這本八段錦是訂正八段錦的修改本內容較訂正本格外詳細有腹呼吸及編者六歲時照片數幀每段有口令練法要旨矯正等均爲編者近年之心得閱之不啻面聆編者的講演

家庭體操

兒女强身法

一冊實洋四角

王懷琪吳洪興譯編　諺云三歲之癆到老勿會好故兒女身體易可忽略在昔家庭均輕視體育試觀歐美兒女無一個不活潑潑地較諸吾國大相懸殊編譯此書旨在謹告有兒女諸君兒女的體育萬弗輕視育兒勿迷信藥品與食物足可强健兒女之身體兒女體操與遊戲實不可缺是書確爲兒女强身第一福音

上海及各地商務印書館文明書局大東書局出售

王一樂編

健身之寶

一冊實洋二角

吳縣王懷琪編

圓陣遊戲大全

一冊實洋八角

中國健學社爲促進民衆體育起見商請一樂先生編纂此寶內容如延年却病各種長壽法養生訣等並有插圖十餘幅如讀此寶一遍勝獲無數珍寶對於身心上有無窮的利益

學校操場不廣教授遊戲殊多困難惟有圓陣排列之遊戲可免是弊編者有鑒於斯特於課餘之暇蒐集圓陣排列類遊戲百廿餘種材料新穎均經實驗確爲中小學校及幼稚園需要之遊戲書籍

上海及各地商務印書館文明書局中華書局出售

吳縣王懷琪編

徒手遊戲三百種

一冊實洋二元

常聞經費不充裕設備不完全的學校選用遊戲教材諸多困難此書行世對於是種困難即能迎刃而解編者將廿載教授心得成此徒手遊戲三百種均經反復實驗一種遊戲有一種的興味非與面壁虛搆千篇一律者可比材料豐富方法新穎是書當之無愧

女子跳舞掛圖

女子疊羅漢圖

女子體育吾國近年來大有進步本社爲宣傳女子體育起見不惜犧牲編此二圖用雙色銅鋅版套印設色精雅印刷精美富有藝術化無論學校與家庭用作壁間掛圖不但一室增美且可促進子女注意體育之一大助力　每幅實價大洋五角

上海及各地商務印書館文明書局大東書局出售

吳縣王懷琪
武進鄒法魯 合編

鞭打遊戲

一册實洋六角

此種遊戲應人類追逐鞭擊之天性集編四十種經編者實驗有久確爲中小學最有興趣的遊戲教材用具簡單又不需佈置遊戲教材書中之創作

中國疊羅漢

一册實洋八角

王懷琪編　全書銅圖六十餘幅均用潔白銅版紙精印內容分徒手木棍跳箱雙槓雙梯六種疊式新穎教授疊羅漢之心得一文讀之猶而聆編者講解無論何人皆可領會中小學校暨體育團體不可不備之參考書

星球規則

一册實洋三角

王懷琪編　孫揆校　星球即小橡皮足球因其球小似星故以名之凡設備與規則等是書無不備載熱心小足球運動內地各學校咸宜手置一册

上海及各地商務印書館文明書局大東書局出售

中初

柔軟體操教材

一冊實洋五角

吳[illegible]明編王懷琪校　坊間柔軟體操教材書本不易多見是書教材曾經浙江處州中學暨浙西第二高中師校實驗爲現代初中最適用之柔軟體操教材全書分三學級六學期計有操法二十四部每部均按序編制如田徑賽倣傚操球類動作準備操啞鈴木棒棍棒各種操法應有盡有洵體操教材書中不可多得之善本

王懷琪鄒法魯合編

體育測驗法

一冊實洋四角

是書內容分球類測驗運動測驗體操測驗體格測驗體育分數計算法分組法田徑賽運動球類體操體格分數表三十餘種中小學校體育分數如欲公開評定應備此書

上海及各地商務印書館文明書局大東書局出售

實驗深呼吸練習法

王懷琪編

本書先深呼吸生理學上的說明次深呼吸各種方法及效驗後附女子深呼吸法各種動作姿勢均有精圖表示欲謀健全身體者不可不備一冊

一冊四角　商務印書館發行

業餘運動法

王懷琪編

一冊二角

商務印書館發行

五禽戲體操圖

王懷琪編　葉元珪繪圖

一幅二角半

商務印書館發行

八段錦教授掛圖

王懷琪編武次山繪圖

本圖計分八幅，每幅表明八段錦之一段動作。各圖畫法顯明，姿勢正確。並附有口令，極便於教授之用。

一套一元二角　商務印書館發行

中華民國十五年九月初版
中華民國二十年十月四版

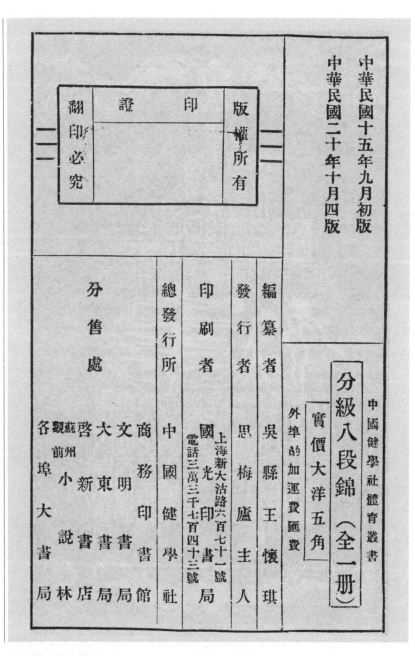

中國健學社體育叢書
分級八段錦（全一册）
實價大洋五角
外埠酌加運費匯費

版權所有
印證
翻印必究

編纂者　吳縣王懷琪
發行者　思梅廬主人
印刷者　國光印書局　上海新大沽路六百七十一號　電話三萬三千七百四十三號
總發行所　中國健學社
分售處　商務印書館　文明書局　大東書局　啓新書店　蘇州觀前小說林　各埠大書局

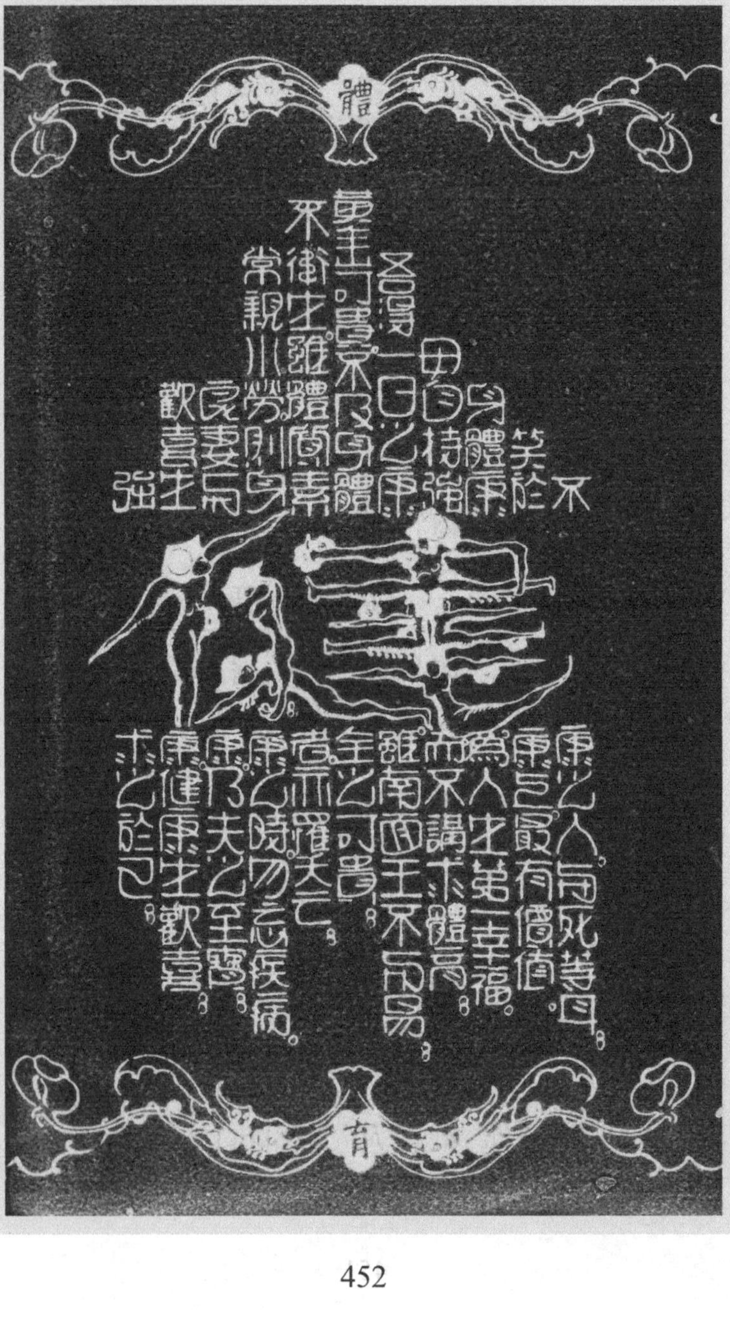
體
不
笑於
身體康
毋自恃強
吾須一日之康
黃金可貴不及身體
不衛生雖體簡素
常親小勞則身
良妻氣
歡喜生
強
康之人，與死等耳。
康已最有價值。
為人生第一幸福。
而不講求體育。
雖南面王不與易。
全之可貴。
者亦羅夫之。
康之時勿忘疾病。
康乃夫之至寶。
康健康生歡喜。
求之於己。
育

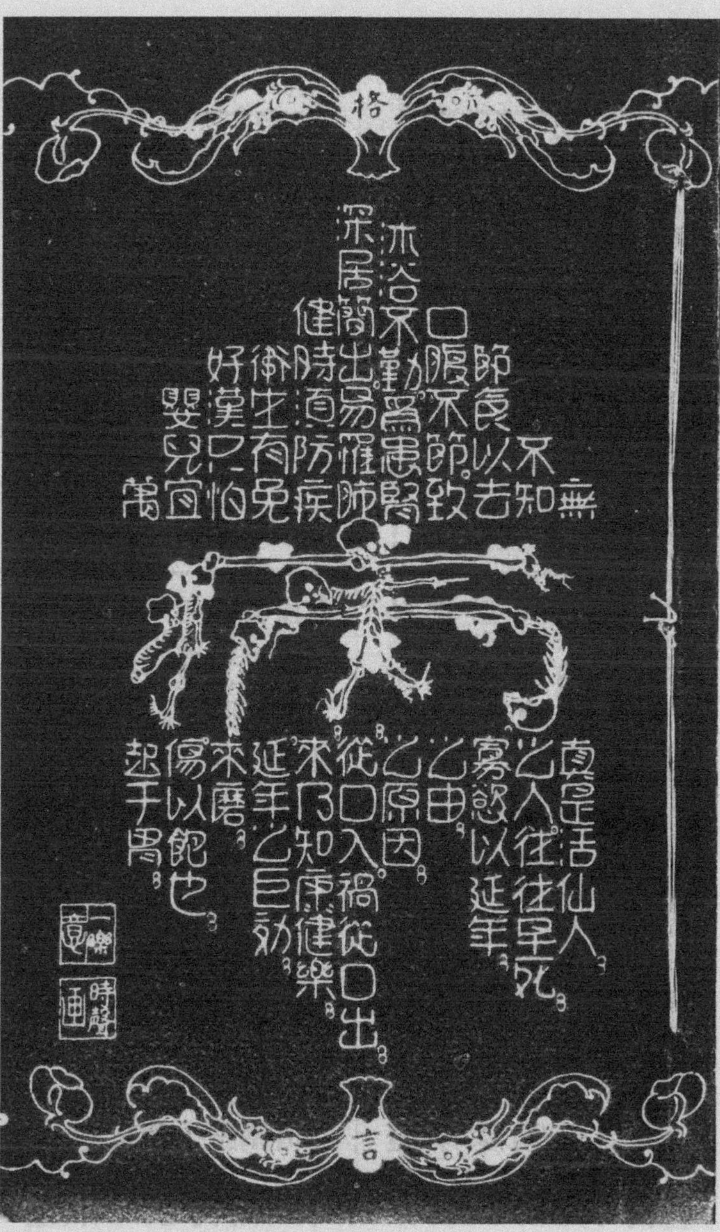

格言
無
不知
節食以去
口腹不節致
沐浴不勤爲患醫
深居簡出易罹肺
健時須防疾
衛生有免
好漢只怕
嬰兒宜
病
真是活仙人。
之人往往早死。
寡慾以延年。
之由。
之原因。
從口入。禍從口出。
來乃知康健樂。
延年之巨効。
來磨。
傷以飽也。
起手罵。

王懷琪編

體育界空前之傑作

走步 體操 遊戲

三段教材

正編

體育敎師之好伴侶

是書爲編者十餘年歷任各省專門及中學師範小學體操敎授之結晶關於體育方法應有盡有稱堪體育方法大全猶文學界之辭源全書六百餘頁插圖八百餘幅書厚二寸許布面金字洋裝銅圖三十餘幅若購是書正補二編勝比購他種體育書數十冊凡當中小學體育敎師及學校圖書館等不可不備之書　每冊實價大洋三元五角

王懷琪編

體育敎材之乾坤百寶囊

走步 體操 遊戲

三段教材

補編

備之永無缺乏敎材之慮

是書之作乃補正編之不足關於學校體育需要之敎材罔不廣搜博載除走步穿花跑百餘種體操四十餘種遊戲八十餘種外尙有擺槓運動木馬運動攀槓運動數十種末附以球類運動處州中學師範兩部之體育實施法及各種應用表格等尤爲可貴　每冊實價大洋二元四角

上海及各地商務印書館文明書局大東書局出售